SPLINE IMPLANT

スプライン インプラントシステム
臨床マニュアル

共著
林　揚春
荒垣一彦
桜井保幸
田中　攸
森田耕造
吉竹弘行

クインテッセンス出版株式会社　2007

Tokyo, Berlin, Chicago, London, Paris, Barcelona, Istanbul, Milano, São Paulo, Moscow, Prague, Warsaw, New Delhi, Beijing, and Bukarest

■執筆者紹介 （五十音順）

荒垣一彦（Kazuhiko Aragaki）

荒垣歯科医院 院長（兵庫県神戸市）
・大阪SJCDベーシックコースインストラクター
・ジンマーデンタル公認インストラクター

桜井保幸（Yasuyuki Sakurai）

有限会社ファイン代表取締役（奈良県生駒市）
・大阪SJCDインストラクター
・Ivoclar社C＆Bインストラクター

田中　收（Osamu Tanaka）

バイオインプラントアカデミー主宰
東京医科歯科大学客員臨床教授
・日本顎顔面インプラント学会理事
・日本口腔機能水学会理事
・日本補綴歯科学会
・日本口腔インプラント学会
・International Congress of Oral Implantologist（Diplomate）

林　揚春（Yoshiharu Hayashi）

医療法人秀飛会 優ビル歯科医院理事長（東京都新宿区）
日本大学客員教授
・日本顎咬合学会指導医
・日本顎咬合学会副理事長
・ジンマーデンタル公認インストラクター

森田耕造（Kozo Morita）

森田歯科医院 院長（大阪府大阪市）
・大阪SJCDベーシックコースインストラクター
・ジンマーデンタル公認インストラクター
・日本口腔インプラント学会

吉竹弘行（Hiroyuki Yoshitake）

吉竹歯科医院 院長（兵庫県尼崎市）
・米国歯内療法学会
・日本歯内療法学会理事
・大阪SJCD

序文

　今日，インプラント治療が欠損補綴のひとつの手段として広く認識されるようになった．しかし，インプラント治療を行う場合，患者側の気持ちを考えると，痛みや腫脹などが伴う外科処置であること，治療期間が長期に渡ることなどが，インプラント治療に対して躊躇する要因のひとつとして挙げられる．インプラント埋入処置後，術後疼痛や腫脹を招いたりして苦痛を与えたとき，治療自体の中断や変更を招く結果となりやすい．治療計画を順調に遂行するために侵襲の少ない方法を選ぶことは重要なことである．

　筆者自身，スプラインHAインプラント（MP-1）を使用して10年以上経過し，骨伝導性のあるHAインプラントを使用しての有効性を実感し，長期的な術後経過は良好である．経験上，本書の中での症例に生体不活性なチタンインプラントを使用した場合，症例によっては複雑な術式を選択しなければならない．その結果，それに伴うリスク，患者への多大な侵襲，長期の治療期間など多くの問題点を抱え込む結果となる．インプラント治療は欠損補綴治療の手段であって目的ではないということを考えれば，行ったインプラント治療の結果が，患者にとって何が有用か，何が利益をもたらすのかという点についても考えなければならない．症例によってはHAインプラントを使用することにより，患者に対して優しいシンプルなインプラント治療に変更する考え方も必要であろう．

　本書では，スプライン インプラントシステムについてできるだけ臨床例を提示しながら，スプラインHAインプラントの特徴から使用する手順と注意点を治療計画からインプラント埋入処置，補綴処置，メインテナンスまでわかりやすく述べられている．

　本書の中でそれぞれの著者は，HAインプラントの有効性について認識し，患者中心のインプラント治療の考えが根底にあり，その考え方に同意するのであれば本書は有効な手引き書になるに違いない．そして将来，HAインプラントの有効性が読者の方々とともに分かち合えることを願いつつ序文の一端としたい．

2007年10月

著者を代表して　林　揚春

刊行にあたって

　いよいよHAコーティング"スプライン"インプラントのマニュアルが発刊される運びとなった．スプライン インプラントは発売以来10年を経過するから，やや遅まきながらの感はあるが，その分，単なる基礎的な埋入術式のマニュアルにとどまらず，HAの利点を生かした「上顎への対応」「即時性への対応」「審美インプラント」など，現在のインプラント臨床が要求する基本的術式のほぼすべてを満たす充実した内容になった．

　かつて，HAコーティングインプラントは数々のバッシングを受けてきたが，それらは稚拙なコーティング技術による一部の製品の失敗が原因であった．しかし，1985年に最初に世に送り出されたCalcitek社（現Zimmer社）製HAコーティングインプラント"インテグラル"は，極めて安定した成績で市場を拡大し，1997年からは"スプライン"シリーズとなって以後10年を経過する．その結果，さらに広い適応症と長期に安定した成績とが評価されてユーザーをさらに拡大し，HAコーティングインプラントの代名詞として市場のリーダーシップをとってきた．私自身も日本での治験開始以来，15年で6000本を超えるインプラントを埋入してきたが，製品への信頼性と適応症の範囲は拡大する一方である．

　HAコーティングインプラントと骨との結合はバイオインテグレーションと定義される「骨と生化学的な直接結合」であり，チタンと骨のそれとは異なるメカニズムである．そのため，骨との隙間がある症例や，初期固定が得られない症例などでも適応できるなど，チタンインプラントとは異なる優れた特性を示す．近年ではこの優れた材料学的特性を生かした臨床テクニックが優れた臨床家たちによって開発され発展し，HAコーティングインプラントの信頼性と応用範囲がさらに拡大している．すなわち，優れた材料学的特性が優れた臨床家を育て，その優れた臨床家たちによってますますHAコーティングインプラントの臨床応用価値が高まってきているのが現状である．

　本書の充実した内容は，インプラント初心者の第1歩にはもちろん，アドバンスなレベルを目指す臨床家にとっても，HAコーティングインプラントの優れた特性を学び，幅広いインプラント臨床へ飛躍するための大きな手助けとなるはずである．

2007年10月

バイオインプラントアカデミー
東京医科歯科大学客員臨床教授
田中　收

SECTION I　スプライン インプラントシステムとは

CHAPTER 1　HAコーティングインプラントの基礎知識／10　　　　（田中　收）

はじめに　　　　　　　　　　　　　　　　　　　　　　　　　　　　10
1. HAコーティングインプラントとは　　　　　　　　　　　　　　10
2. なぜHAコーティングインプラントが使われるのか　　　　　　　11
3. HAコーティングインプラントへの疑問？　　　　　　　　　　　13
4. HAコーティングインプラントの長期成績　　　　　　　　　　　14
まとめ　　　　　　　　　　　　　　　　　　　　　　　　　　　　14

CHAPTER 2　スプライン インプラントシステムの特徴／16　　　（林　揚春）

はじめに　　　　　　　　　　　　　　　　　　　　　　　　　　　　16
1. HAコーティングインプラント（MP-1）　　　　　　　　　　　　17
2. インプラント‐アバットメント回転防止維持機構の問題点　　　21
3. スプライン回転防止維持機構の優位性　　　　　　　　　　　　23
4. 患者中心のインプラント治療とは？　　　　　　　　　　　　　26

CHAPTER 3　スプライン インプラントシステムの構成／28　　　（荒垣一彦）

1. フィクスチャーの種類　　　　　　　　　　　　　　　　　　　28
2. 外科パーツ　　　　　　　　　　　　　　　　　　　　　　　　29
3. 補綴パーツ　　　　　　　　　　　　　　　　　　　　　　　　33

SECTION II　スプライン インプラントシステムの臨床

CHAPTER 4　診査・診断・治療計画／38　　　　　　　　　　　　（吉竹弘行）

はじめに　　　　　　　　　　　　　　　　　　　　　　　　　　　　38
1. 術前・術後管理　　　　　　　　　　　　　　　　　　　　　　38
2. 診断・治療計画　　　　　　　　　　　　　　　　　　　　　　45

CHAPTER 5　外科術式の基本／52　　　　　　　　　　　　　　　（荒垣一彦）

はじめに　　　　　　　　　　　　　　　　　　　　　　　　　　　　52
1. 切　開　　　　　　　　　　　　　　　　　　　　　　　　　　52
2. 剥　離　　　　　　　　　　　　　　　　　　　　　　　　　　54
3. 縫　合　　　　　　　　　　　　　　　　　　　　　　　　　　55
4. 結　紮　　　　　　　　　　　　　　　　　　　　　　　　　　58

CHAPTER 6　外科術式の実際／60　　　　　　（荒垣一彦／森田耕造／林　揚春）

1. 模型による外科術式：成熟側埋入　　　　　　　　　　　　　　　　　60
2. 模型による外科術式：リッジエキスパンジョン　　　　　　　　　　　71
3. フラップレスによる狭小な歯槽堤でのインプラント処置　　　　　　　73
4. 模型による外科術式：上顎左側中切歯抜歯即時埋入　　　　　　　　　76
5. 前歯部抜歯即時埋入症例　　　　　　　　　　　　　　　　　　　　　79
6. 模型による外科術式：ソケットリフト　　　　　　　　　　　　　　　83
7. コッシのサイナスリフティングバーを用いた抜歯待時埋入　　　　　　87
8. オステオトームを用いた抜歯待時のソケットリフト症例　　　　　　　90
9. Platform switchingを用いた下顎臼歯部抜歯即時埋入・早期埋入　　　92

CHAPTER 7　インプラント周囲組織のティッシュマネージメント／96　（森田耕造）

1. インプラント周囲の角化歯肉の必要性　　　　　　　　　　　　　　　96
   症例：1回法埋入／2回法埋入／抜歯即時埋入

CHAPTER 8　印象採得／106　　　　　　　　　　　　　（荒垣一彦／林　揚春）

1. 印象採得　　　　　　　　　　　　　　　　　　　　　　　　　　　106
2. 印象採得の実際　　　　　　　　　　　　　　　　　　　　　　　　107
   症例：少数歯／多数歯

CHAPTER 9　補綴処置／112　　　　　　　　　　　　　　　　　（桜井保幸）

　はじめに　　　　　　　　　　　　　　　　　　　　　　　　　　　　112
　外科処置から補綴処置までの流れ　　　　　　　　　　　　　　　　　114

CHAPTER 10　メインテナンス／122　　　　　　　　　　　　　（吉竹弘行）

　はじめに　　　　　　　　　　　　　　　　　　　　　　　　　　　　122
　メインテナンスの実際　　　　　　　　　　　　　　　　　　　　　　122

索　引　　　　　　　　　　　　　　　　　　　　　　　　　　　　　　126

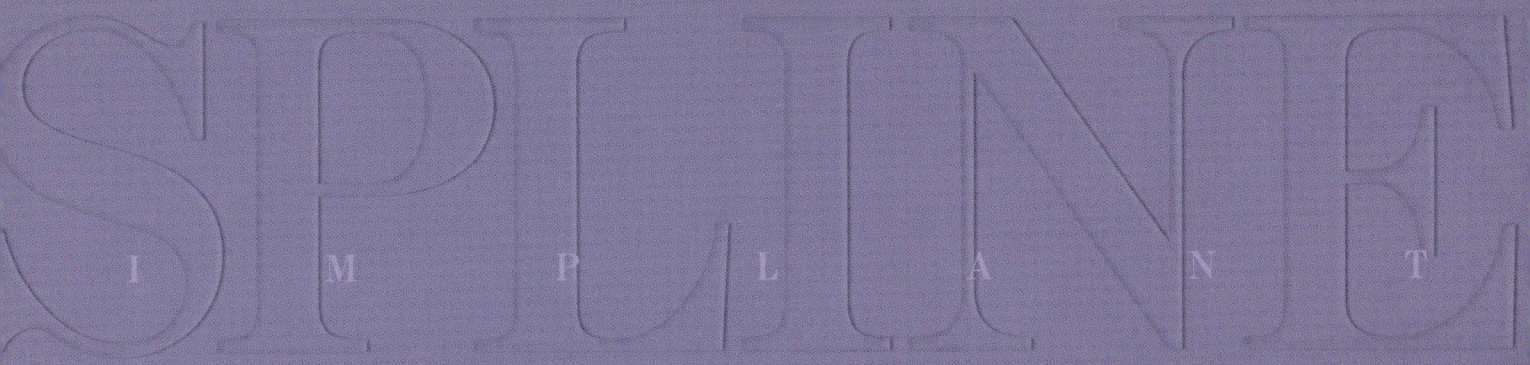

SECTION I

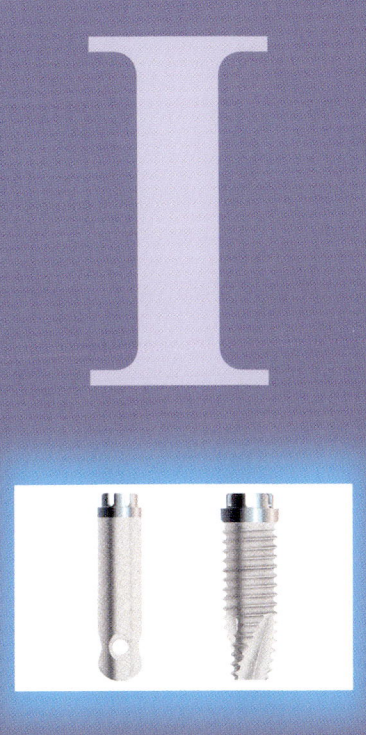

スプライン インプラントシステムとは

HAコーティングインプラントの基礎知識

はじめに

　プラズマ溶射による世界初のHAコーティングインプラントは1985年米国Calcitek社(現Zimmer社)から製品名「インテグラル」として発売され，さらに1995年にはHA結晶率を97％に向上させインターフェースに回転防止機構を備えた「スプライン」に引き継がれて現在に至っている．

　その間，HAコーティングインプラントへの否定的見解も一部でみられたが，すでに20年を経過する現在では多数の論文および臨床実績からその有用性，信頼性が高く評価され，日本でもインプラント市場で高い占有率を獲得するに至っている．

　マニュアルの冒頭に当たり，このHAコーティングインプラントの特徴について基礎的知識を文献データによるエビデンスでまとめてみた．

1. HAコーティングインプラントとは

　ハイドロキシアパタイト($Ca_{10}(PO_4)_6H_2O$)(以下HAと略)は歯や骨など硬組織を構成する成分であり生体安全性，親和性，骨伝導能が明らかとなっている．これをチタン芯材にコーティングする研究はJarcho[1]，Key[2,3]，Cook[4,5]らによって行われ，世界初のHAプラズマコーティングインプラントが1985年Calcitek社から発売された．初期の臨床的研究は，Golec[6,7]やLouisiana州立大学のKent[8]，Block[9-11]，Meffert[12]らを中心として行われ，以来多くの論文が発表されてきた．

〔アパタイトと骨の結合〕

　HAコーティングインプラントと骨との結合様式はチタンのそれとは異なっている(図1a, b)．HAコーティングインプラントと周囲骨との間にはカルシウムが沈着し，骨と生化学的に結合する．この結合は，電顕レベルでも直接結合であり，Biointegrationと定義されて，チタンインプラントとの骨結合(Osseointegration)とは，明らかに区別される[3,4,8]．HAコーティングインプラントの意義はまさしくこのBiointegrationによるものと考えられる．

〔プラズマ溶射技術とは〕

　プラズマ溶射とは，約12000℃の高温，マッハ1～2の超高速でハイドロキシアパタイト粉末をチタン芯材に瞬間的に焼き付ける手法で，数十ミクロン程度のアパタイトの薄層がチタン表面にコーティングされるものである(図2)[1-5]．しかし，このコーティングは使用するアパタイト粉末粒子の大きさや量，コーティングの温度などコントロールされるべきさまざまな条件があり，これらの設定条件が製品の品質の差[1-5]となっており，初期には稚拙なコーティングメーカーによる製品が市場に出回り，HAコーティングインプラントへの不信につながった．

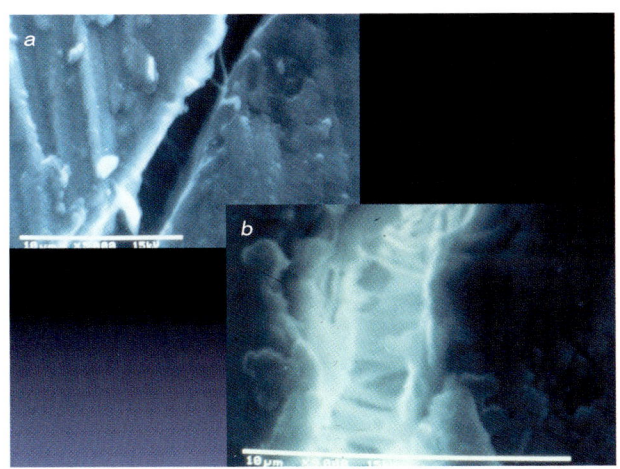
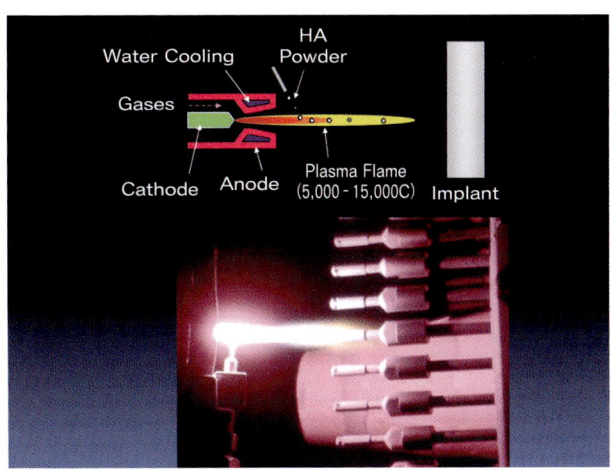

図1a, b　a：チタン-骨界面の電顕像．両者はムコ多糖体タンパクを介してギャップが存在し，ミクロレベルでは完全に接触していない．b：HAと骨の界面にはCaが沈着し，両者は生化学的に直接骨結合する．これが"Biointegration"である．HAコーティングインプラントの特性はまさしくこのBiointegrationによるものと考えられる[27]．

図2　プラズマ溶射．約12000℃の高温，マッハ1〜2の超高速でハイドロキシアパタイト粉末をチタン芯材に瞬間的に焼き付ける手法で，数十ミクロン程度のアパタイトの薄層がチタン表面にコーティングされる．

〔結晶率の向上＜MP-1＞〕

　Calcitek社は，プラズマコーティングの工程後に"MP-1"と呼ばれる特殊な熱処理を行いHAの結晶率をそれまでの77％から96％に向上させ，アモルファス成分を21％から4％に減少させることに成功し，これを「スプライン」インプラントに応用した[13]．これにより，高い生体適合性を保ったまま，in vivoで溶解に対してさらに高い抵抗性を獲得した[3,14]．このMP-1のスプラインインプラント8,130本の5年の成功率は，Pikosらの報告によれば99.3％と極めて高い[15]．

2．なぜHAコーティングインプラントが使われるのか

〔動物による基礎実験〕

　開発初期には，多数の動物実験が行われ，HAコーティングインプラントの優れた特性が報告されている．それは，「骨との結合速度」「骨接触面積」「骨結合強度」などにおいて，チタンに比べてHAが優れていることである[4,5,10,11,12,16]．

〔臨床的な利点〕

　1）埋入時のインプラントの初期固定は必ずしも必要でない「GAP効果」

　埋入時に初期固定が得られない場合であってもHAコーティングインプラントでは，粘膜下で安静を保ちさえすれば高い確率で骨結合が獲得される[17,18,19,20]（図3）．言い換えれば，初期固定はそれほど必要な要素ではなく，したがって術者のテクニック依存性も低い，ということである．実験的には，チタンではインプラントと周囲の骨に0.3mm以上の隙間（GAP）が存在すると骨結合は得られないとされるが，HAコーティ

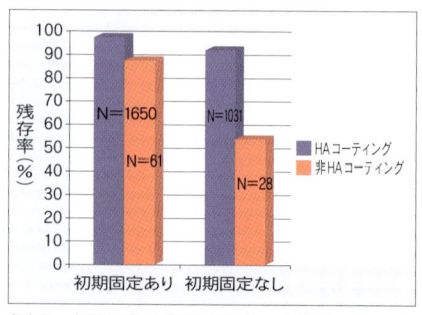

図3 埋入時の初期固定の有無によるインプラントの成功率(36か月)[20].

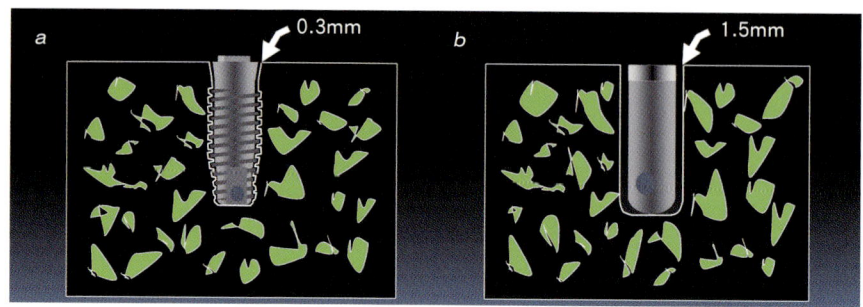

図4a, b　a：Titanium Screw, b：HA-Coating Cylinder. チタンではインプラントと周囲の骨に0.3mm以上の隙間(GAP)が存在すると骨結合は得られないとされるが，HAコーティングインプラントでは周囲に1.5mmのGAPがあっても骨結合が期待できる[17](GAP効果).

ングインプラントでは周囲に1.5mmの間隙があっても骨結合が期待できる(図4a, b)[17]. この点は，初期固定を最も重要視するチタンインプラントの埋入手術とは根本的に異なるといえよう．

また，この「GAP効果」のため，近年盛んになってきた抜歯即時埋入術式においても，HAコーティングインプラントにより高い成功率が得られることが報告されており[21-23]，即時性を追及するインプラント臨床においてもHAコーティングが有効なインプラント材料であることが理解されよう．

2) 二次手術時の脱落・失敗はきわめて少ない(高い骨結合率)

HAコーティッドインプラントでは二次手術時における失敗率(骨結合を獲得できなかった率)は1～2％前後であり失敗はきわめて少ない[24-26]．前項に述べたように，骨伝導能を有するHAコーティングインプラントでは，周囲の骨形成が明らかに優れているからにほかならない．

3) 骨質が不良な部位でも高い成功率が得られる

Meffert[27]が強調するように，HAコーティングインプラントの最大の利点は，骨質の不良な部位，とくに上顎大臼歯部でも下顎とほとんど変わらない高い成功率が得ら

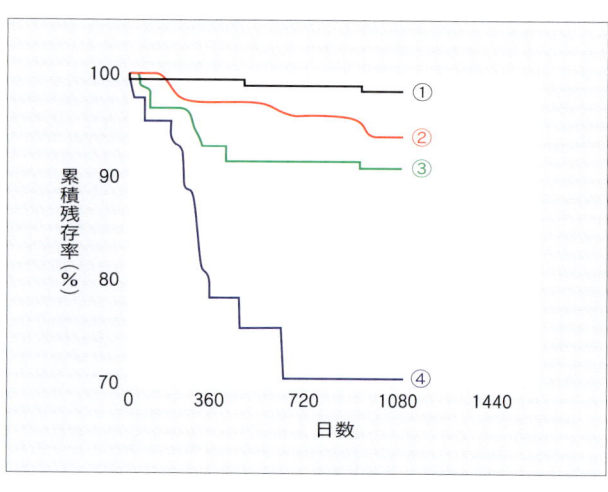

図5 骨質によるインプラントの成績比較[28]．① HAコーティング(骨質Ⅰ)，② HAコーティング(骨質Ⅳ)，③非HAコーティング(骨質Ⅰ)，④非HAコーティング(骨質Ⅳ)．

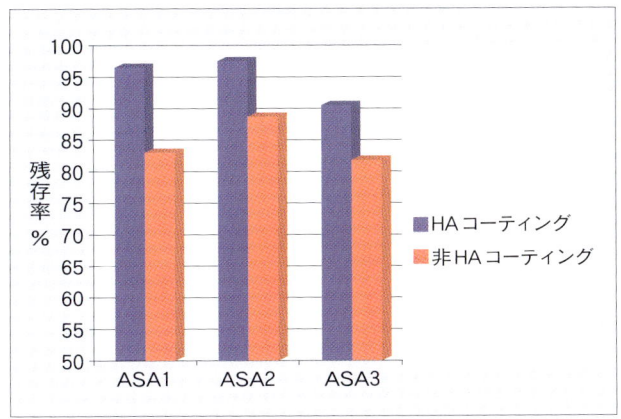
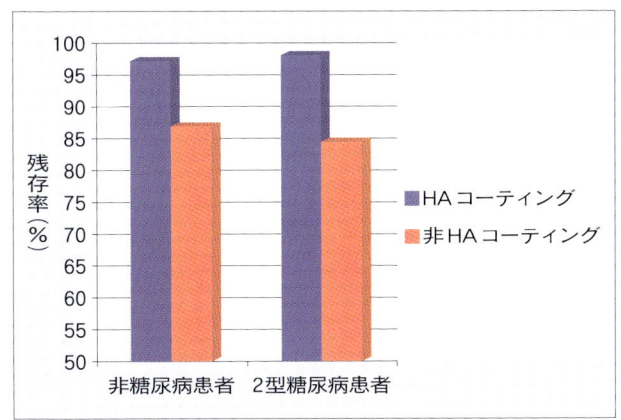

図 6a 全身健康状態とインプラントの成績（36か月）[29,30].
ASA1＝正常な健康患者，ASA2＝軽度の全身疾患患者，ASA3＝重度の全身疾患患者．

図 6b 糖尿病の有無とインプラントの成績[31].

れる点である．すなわち，骨質を選ばない．従来のチタンインプラントでは慎重にならざるを得なかった骨質不良な Type IV の部位や症例において，インプラント材料として骨伝導能を有するハイドロキシアパタイトの特性がきわめて有効に発揮される[28]（図5）．

4）全身疾患，糖尿病，喫煙などの影響が少ない

全身の健康状態（図6a）[29,30]や，糖尿病（図6b）[31]どの疾患や，喫煙の有無[24,30]などがインプラントの成功率に及ぼす影響は，チタンインプラントより HA コーティッドインプラントのほうが少ないと報告されている．

喫煙者の成功率は HA コーティングインプラントで95.5％に対してチタンインプラントでは83.8％との報告もある[32].

3．HA コーティングインプラントへの疑問？

初期には HA コーティングに対して，「剥がれる？」「溶解する？」「感染しやすい？」などの疑問点がさかんに取りざたされ，その結果として長期安定性に対する疑問の声も聞かれた[33].

それらの疑問に対する最も的確な解答としては，「発売以来20年以上を経過する Zimmer の HA コーティングインプラントは，多数のユーザーの支持を受けてインプラント市場に確固たる地位を築き，さらにそのシェアを拡大している」という事実であろう．どんな文献よりも現場の臨床ニーズがすでに答えを出していると思われる．

「剥がれる？」「溶解する？」という疑問に対する文献的エビデンスとしては，Trisi P ら[34]が，10年間の咬合機能後，患者死亡により撤去された2本の下顎前歯部 HA コーティングインプラント（シリンダータイプ　Integral　ϕ 4 mm ×15mm ）を観察し，骨接触率はそれぞれ86.2％，70.7％であり，HA の吸収率は23.5％，22.0％であったこと，

また吸収してチタンが露出した部位は骨とチタンが直接接触していたこと，を報告している．すなわちHAは年間1〜2％吸収するが，吸収してチタンが露出したとしても骨結合は失われない，という事実である．MP-1のスプラインインプラントでは，溶解率はこれよりもさらに低いものと考えられる．Proussaefsら[35]も同様な臨床観察報告をしている．

「感染しやすい？」という問いに対しては，Tillmannsら[36]が，イヌを使った実験でプラークによる感染を比較したが，HAコーティングインプラントとチタンインプラントに感染性にまったく差がなかったことを報告している．

いずれにせよ，以前のHAコーティングインプラントへのこのような疑問は，初期に発売されたHAプラズマコーティングインプラント製品には，プラズマ溶射技術が未熟で不完全なコーティングが少なくなかったためである．

4．HAコーティングインプラントの長期成績

Zimmer社のHAコーティングインプラントの長期臨床成績はすでに多数発表されており，初期にはGolecら[6,7]，Kentら[8]，Blockら[9]，Stultzら[25]，Lozadaら[37]，Guttenberg[26]，McGlumphyら[38]が93.2％〜100％の残存率を報告している．近年では「歯科インプラント研究グループ(DICRG)[19]」のMorrisら[39]がシリンダータイプ98.7％，スクリュータイプ93.7％，Artziらが96％の成功率を報告している．

Pikosら[15]の多施設での8130本(5年間)の残存率が99.3％であったとの報告は，HAコーティングインプラントの高い信頼性を示している．

まとめ

歯科インプラント臨床の歴史の中で20数年を経過するHAコーティングインプラントは，チタンインプラントとは異なる「骨との直接結合」"Biointegration"であり，その骨伝導能によりインプラントと骨の隙間を埋める能力「GAP効果」を発揮するため，「埋入時に初期固定が不要」，「適応症例の選択に骨質を選ばない」など臨床的に優れた点が多く，近年ますますその臨床応用の範囲が広がっている．

本マニュアルに書かれているように，正しい診断と外科術式，補綴処置，メインテナンスが総合的に行われるならば，HAコーティングインプラントは長期にわたって安定し高い成功率が得られることが明らかであり，その特徴から臨床上の有効性は大きいと思われる[40]．

(本稿では紙面の関係で参考文献のみの紹介にとどまるものも多い．文献引用の参考にしていただければ幸いである)

引用文献

1. Jarcho M. Retrospective analysis of hydroxyapatite development for oral implant applications. Dent Clin North Am 1992；36（1）：19-26.
2. Kay JF, Golec TS, Riley RL. Hydroxyapatite-coated subperiosteal dental implants : design rationale and clinical experience. J Prosthet Dent 1987；58（3）：339-343.
3. Kay JF. Calcium phosphate coatings for dental implants : current status and future potential. Dent Clin North Am 1992；36（1）：1-18.
4. Cook SD, Kay JF, Thomas KA, Jarcho M. Interface mechanics and histology of titanium and hydroxylapatite-coated titanium for dental implant applications. J Oral Maxillofac Implants 1987；2（1）：15-22.
5. Cook SD. Hydroxyapatite-coated total hip replacement. Dent Clinics North Am 1992；36（1）：235-238. 2）Zablotsky M. Hydroxyapatite coatings in implant dentistry. Implant Dent 1992； 1（4）：253-257.
6. Golec TS. Three year clinical review of HA coated titanium cylinder implants. J Oral Implantol 1988；14（4）：437-454. imaging. J Oral Implantol 1987；13（2）：282-296.
7. Golec TS, Krauser JT. Long-term retrospective studies on hydroxyapatite-coated endosteal and subperiosteal implants. Dent Clin North Am 1992；36（1）：39-65.
8. Kent JN, Finger IM, Larsen H. Biointegrated hydroxylapatite-coated dental implants : 5-year clinical observations. J Am Dent Assoc 1990；121（1）：128-134.
9. Block MS, Kent JN, Finger IM. Use of the Integral implant for overdenture stabilization. Int J Oral Maxillofac Implants 1990； 5（2）：140-147.
10. Block MS, Kent JN, Kay JF. Evaluation of hydroxylapatite-coated titanium dental implants in dogs. J Oral Maxillofac Surg 1987；45：601-607.
11. Block MS, Finger IM, Fontenot MF, Kent JN. Loaded hydroxylapatite-coated and grit-blasted titanium implants in dogs. Int J Oral Maxillofac Implants 1989； 4（3）：219-225.
12. Meffert RM, Block MS, Kent JN. What is osseointegration? Int J Periodontics Restorative Dent 1987；7（4）：9-21.
13. Chang Y-L, Lew D, Park JB, Keller JC. Biomechanical and morphometric analysis of hydroxyapatite-coated implants with varying crystallinity. J Oral Maxillofac Surg 1999；57（9）：1096-1108.
14. Maxian SH, Zawadshy JP, Dunn MG. Mechanical and histological evaluation of amorphous calcium phosphate and poorly crystallized hydroxyapatite coatings on titanium implants. J Biomed Mater Res 1993；27（6）：717-728.
15. Pikos MA, Cannizzaro G, Korompilas L, Arevalo Turrillas E, El Askary AES, Rao W, Carusi G, Lauverjat YMP. International retrospective multicenter study of 8130 HA-coated cylinder dental implants : 5-year survival data. International Magazine of Oral Implantology 2002； 1（3）： 6-15.
16. Weinlaender M, Kenney EB, Lekovic V, Beumer J III, Moy PK, Lewis S. Histomorphometry of bone apposition around three types of endosseous dental implants. Int J Oral Maxillofac Implants 1992；7（4）：491-496.
17. Soballe K, Hansen ES, Brockstedt RH et al : Gap healing enhanced by hydroxyaptite coating in dogs. Clin Orthop 1991；272：300-307.
18. Strnad Z, Strnad J, Povysil C, et al : Effect of plasma-sprayed hydroxyapatite coating on the osteoconductivity of commercially pure titanium implants. 2000；15：483-490.
19. Morris HF. Introduction, methodology, and summary of results for the Dental Implant Clinical Research Group studies. Ann Periodontol 2000； 5（1）： 1-5.
20. Orenstein IH, Tarnow DP, Morris HF, Ochi S. Three-year post-placement of implants mobile at placement. Ann Periodontol 2005； 5（1）：32-41.
21. Block MS, Kent JN. Placement of endosseous implants into fresh tooth extraction sites. J Oral Maxillofac Surg 1991；49：1269-1276.
22. Yukna RA. Clinical comparison of hydroxyapatite-coated titanium dental implants placed in fresh extraction sockets and healed sites. J Periodontol 1991；62（7）：468-472.
23. Evian CI, Cutler SA. Direct replacement of failed CP titanium implants with larger-diameter, HA-coated Ti-6Al-4V implants: report of five cases. Int J Oral Maxillofac Implants 1995；10（6）：736-743.
24. Lambert PM, Morris HF, Ochi S. Positive effect of surgical experience with implants on second-stage implant survival. J Oral Maxillofac Surg 1997；55(Suppl 5)：12-18.
25. Stultz ER, Lofland R, Sendax VI, Hornbuckle C. A multicenter 5-year retrospective survival analysis of 6,200 Integral implants. Compend Contin Educ Dent 1993；14（4）：478, 480, 482 passim.
26. Guttenberg SA. Longitudinal report on hydroxyapatite-coated implants and advanced surgical techniques in a private practice. Compend Contin Educ Dent 1993；Suppl 15：S549-S553.
27. Meffert RM. Maxilla vs Mnadible : Why use HA? : Compend Contin Educ Dent 1993；Suppl 15：S533-S538.
28. Truhlar RS, Morris HF, Ochi S. Implant surface coating and bone quality-related survival outcomes through 36 months post-placement of root-form endosseous dental implants. Ann Periodontol 2000； 5（1）：109-118.
29. Artzi Z, Carmeli G, Kozlovsky A. A distinguishable observation between survival and success rate outcome of hydroxyapatite-coated implants in 5-10 years in function. Clin Oral Impl Res 2006；17（1）：85-93.
30. Morris HF, Ochi S. Hydroxyapatite-coated implants : a case for their use. J Oral Maxillofac Surg 1998；1303-1311.
31. Morris HF, Ochi S, Winkler S. Implant survival in patients with type 2 diabetes: placement to 36 months. Ann Periodontol 2000；55（1）：157-165.
32. Lambert PM, Morris HF, Ochi S. The influence of smoking on 3-year clinical success of osseointegrated dental implants. Ann Periodontol 2000； 5（1）：79-89.
33. Jonson BW.HA-coated dental implants : long term consequences. J Calif Dent Assoc 1992；20（6）：33-41.
34. Trisi P, Keith DJ Jr, Rocco S. Human histologic and histomorphometric analyses of hydroxyapatite-coated implants after 10 years of function : a case report. Int J Oral Maxillofac implants 2005；20（1）：124-130.
35. Proussaefs P. Histological Evaluation of HA-Coated Root-Form Implants, Retrieved after 7 Years in Function:A Case Report. Int J Oral Maxillofac implants 2000；15：438-443.
36. Tillmanns HWS, Hermann JS, Cagna DR, Burgess AV, Meffert RM. Evaluation of three different dental implants in ligature-induced peri-implantitis in the beagle dog. Part I. Clinical evaluation. Int J Oral Maxillofac Implants 1997；12（5）：611-620.
37. Lozada JL, James RA, Boskovic M. HA-coated implants: warranted or not? Compend Contin Educ Dent 1993；Suppl 15：X539-S543.
38. McGlumphy EA, Peterson LJ, Larsen PE, Jeffcoat MK. Prospective study of 429 hydroxyapatite-coated Omniloc implants placed in 121 patients. Int J Oral Maxillofac Implants 2003；18（1）：82-92.
39. Morris HF, Ochi S. Survival and stability（PTVs）of six implant designs from placement to 36 months. Ann Periodontol 2005； 5（1）：15-21.
40. Tanaka O. A review of Zimmer HA-coated dental implants. Dental Asia 2007；37-44.

CHAPTER 2

スプライン インプラントシステムの特徴

はじめに

　スプライン インプラントシステムは，1997年に日本で発売されて，今年で10年目を迎える．大きな仕様変更もなく完成度の高いインプラントであり，そのフィクスチャーとアバットメントの接合様式はスプライン構造と呼ばれるユニークな構造を有し，従来の外側性回転防止維持機構の欠点であるアバットメントの回転やスクリューの緩みに対して優れた防止効果を発揮する[1]．また，インプラントの表面処理は，MP-I[2,3]と呼ばれる新しいHAコーティング処理がなされている．

　Zimmer社のHAコーティングインプラントは，1985年にはじめてCalcitek社より発売され，現在ではMP-1と呼ばれる新しいコーティング技術により，アパタイトの結晶率は96％まで高められ，他社のHAコーティングインプラントの結晶率より優位に高く，信頼性のあるインプラントである．

　また，HAの溶着強度が強いため，抜歯即時埋入などの症例ではツイストタイプを使用することにより，セルフタップでインプラントが埋入できるので，優れた初期安定性を示す．

〔スプライン インプラントの形状〕

　スプライン インプラントシステムには，図1に示すように形状の異なる2つのタイプがある．

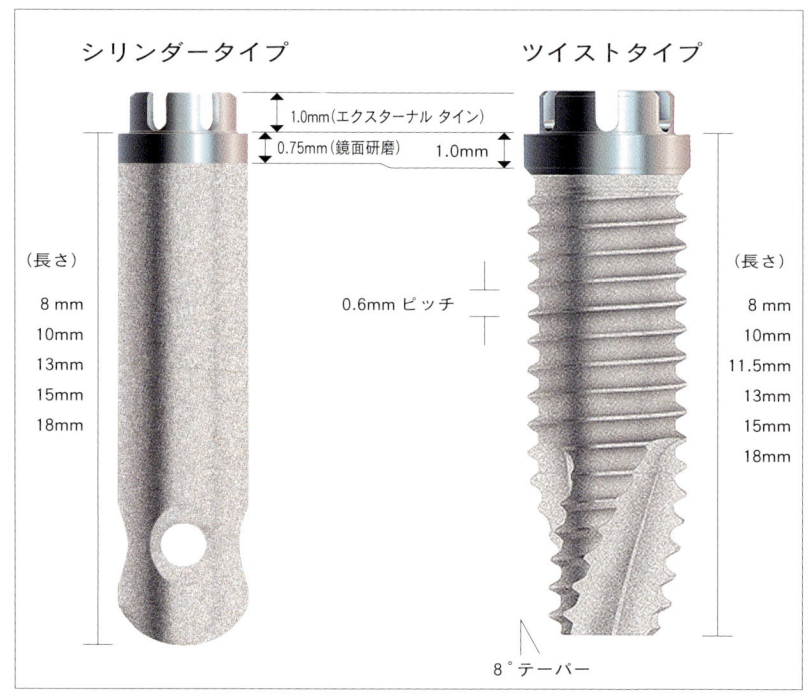

図1　スプライン インプラントの形状．

1．HAコーティングインプラント(MP-1)

　HAコーティングインプラントは，チタンインプラントとは違い，骨とカルシウムブリッジにより直接生化学的に結合することで，Biointegrationと定義されている．この結果，インプラント周囲と骨界面において，より早く，より強い結合力で，より多くの骨形成が期待できる．

　HAコーティングインプラントがチタン系インプラントに比べて優れている点は，①必ずしも初期固定を必要としない，②インプラント自体の骨伝導性による抜歯窩などのスペースに左右されない許容性，③骨質を選ばない(骨質タイプⅣに有効)，④早期の骨結合，などである．

　しかし，過去に他社の製品において，チタン表面にコーティングされたHAが剥がれてバイオインテグレーションが破壊され，感染によって早期に骨吸収が進むという問題点を指摘された時期があった．これはHAコーティングインプラントのすべてが同じ品質ではなく，製造各社それぞれがコーティング技術，結晶率，HA層の厚み，溶着強度など製品間に差があることを示しており，より信頼性のある製品を選ぶ必要がある．しかし適応症の選択，無理のない補綴設計，口腔内環境の整備を行ったうえでのMP-1のような信頼性のあるHAコーティングインプラントの使用は，長期的にも安定し，患者にとって優しいインプラントであるといえる．

〔HAコーティングインプラント(MP-1)の適応症〕
1）上顎骨など骨質が不良な場合：
　　(骨質タイプⅣ)⇒症例1
2）ソケットリフト：
　　(垂直骨量5 mm≧)⇒症例2
3）抜歯即時埋入：
　　(インプラントと抜歯窩のギャップが2 mm≦，初期固定が取れない場合)⇒症例3
などが挙げられる．

　このような症例に，HAコーティングインプラントを使用することにより，従来のチタンインプラントではなしえなかった症例に対して，侵襲が少なく，より短期間に治療を終えることが可能となった．

　本章では，以上の症例を供覧し，HAコーティングインプラントの有効性について症例を通して解説する．

症例1：上顎骨など骨質が不良な症例（骨質タイプⅣ）

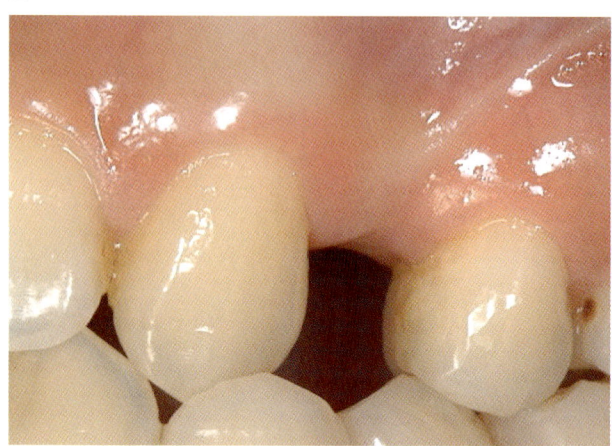

図2a 術前．上顎第一小臼歯欠損．近遠心的歯冠幅径が狭いが，両隣在歯が健全歯の場合，インプラント処置の適応となる．

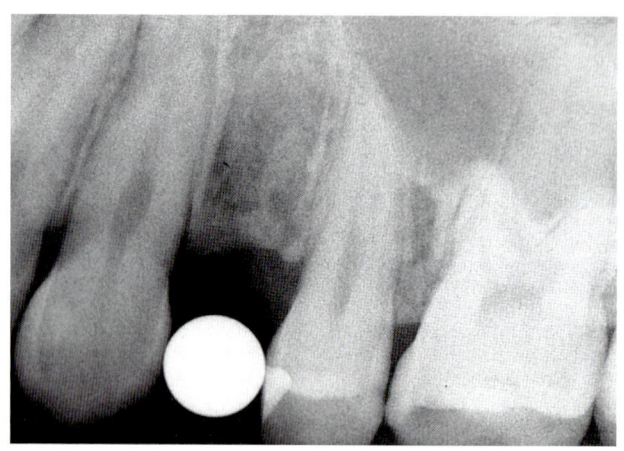

図2b 術前のエックス線写真．両隣在歯間の幅径が狭いため，隣接面の形態修正を行い，フラップレスでの埋入処置を計画した．

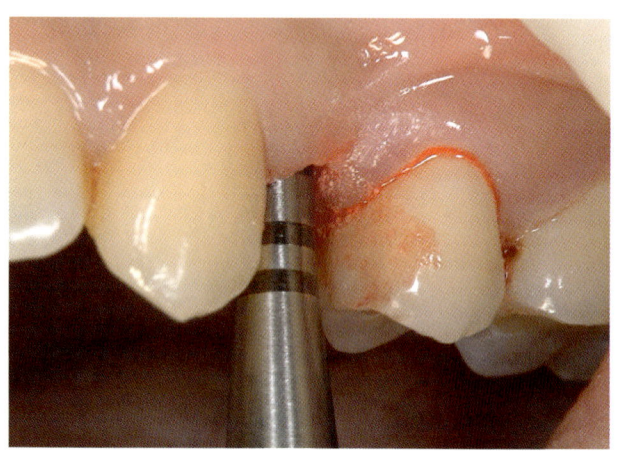

図2c 骨質が不良なため，オステオトームを用いてインプラント窩の圧縮と拡大を行った．

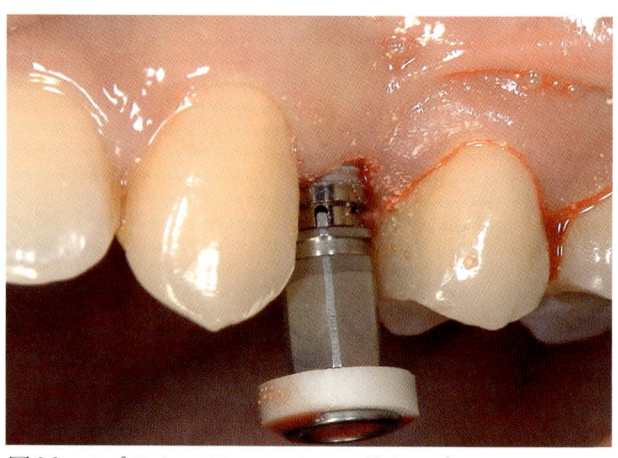

図2d スプラインHAコーティングインプラントツイストタイプ径3.75mmを埋入トルク値35Ncmに設定し，セルフタップで植立した．

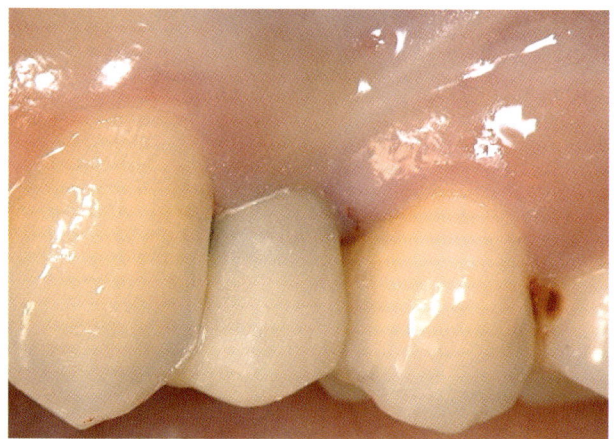

図2e 術直後．セルフタップにより十分な初期固定が得られたので，即時にプロビジョナルレストレーションを装着した．

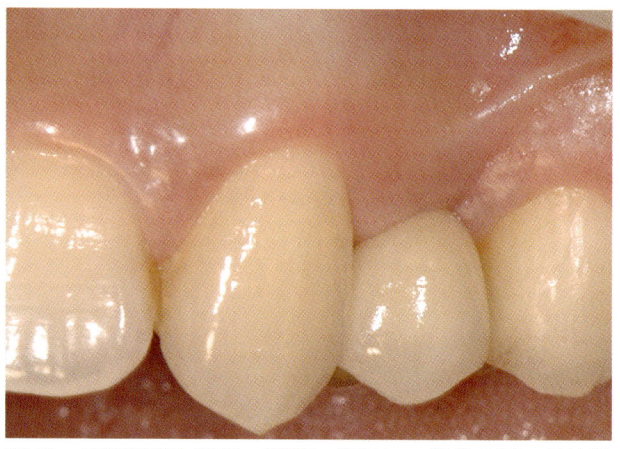

図2f 最終補綴物装着．順調に経過し，術後8週で最終補綴物を装着した．HAコーティングインプラントの使用により早期に治療を終えることができた．

症例2：ソケットリフト（垂直骨量5mm≧）

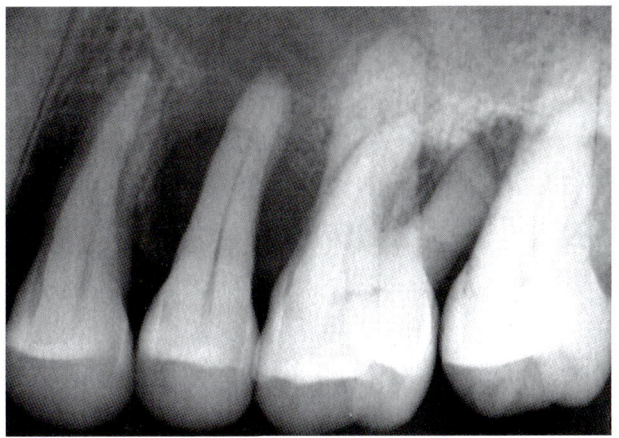

図3a 術前．重度歯周炎のため抜歯後，歯肉弁が治癒してからのソケットリフトを計画した．

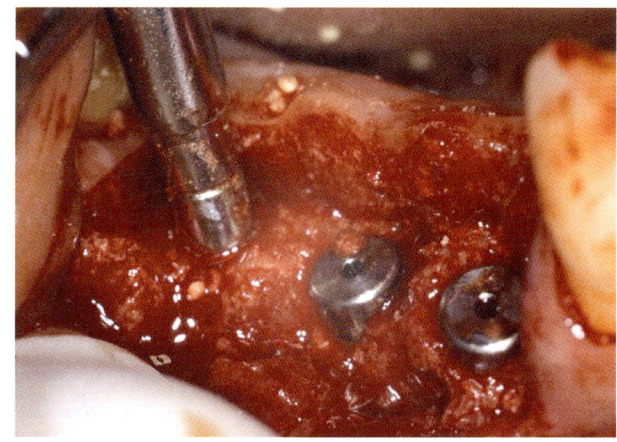

図3b ソケットリフト．骨補填材を填入しシュナイダー膜を挙上後，スプラインHAインプラントを埋入した．

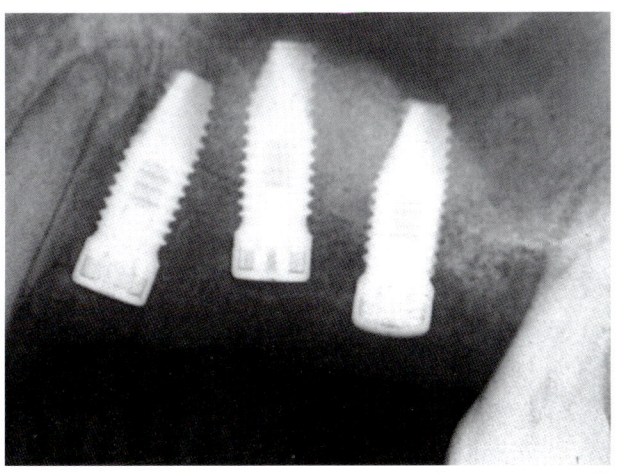

図3c 術直後のエックス線写真．上顎洞底6〜7mmの挙上が確認できた．

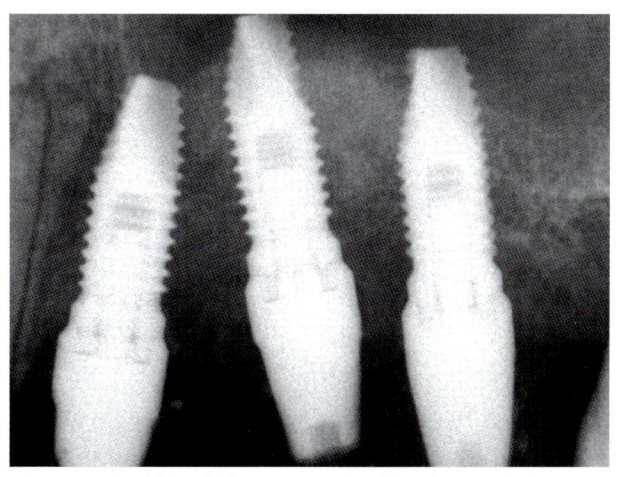

図3d 二次手術．術後16週で二次手術を行い，十分なインテグレーションが得られた．

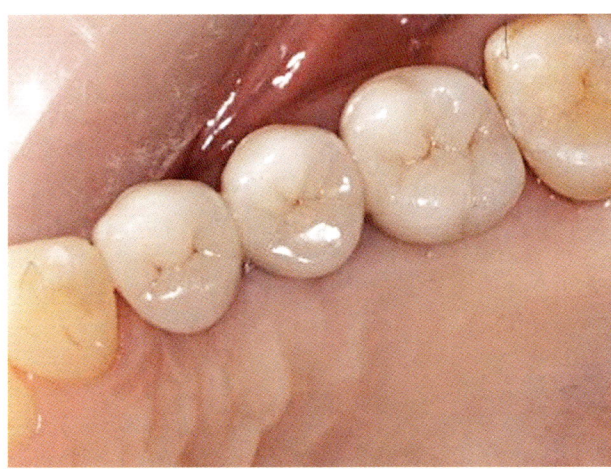

図3e 術後24週．術後20週で印象採得を行い，術後24週で最終補綴物を装着した．

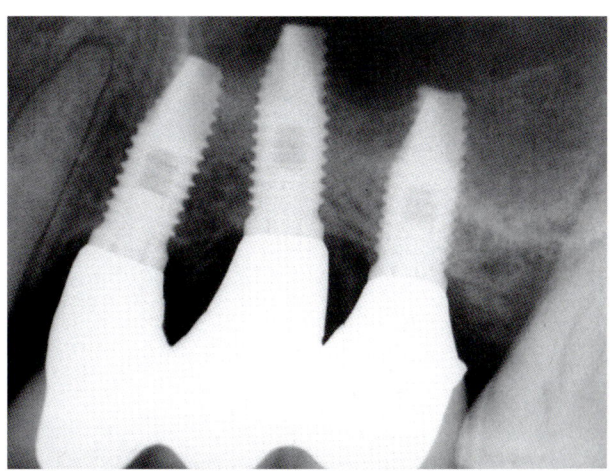

図3f 術後5年のエックス線写真．強固なインテグレーションは維持され，インプラント周囲の骨吸収は認められない．

症例3：抜歯即時埋入（大臼歯）

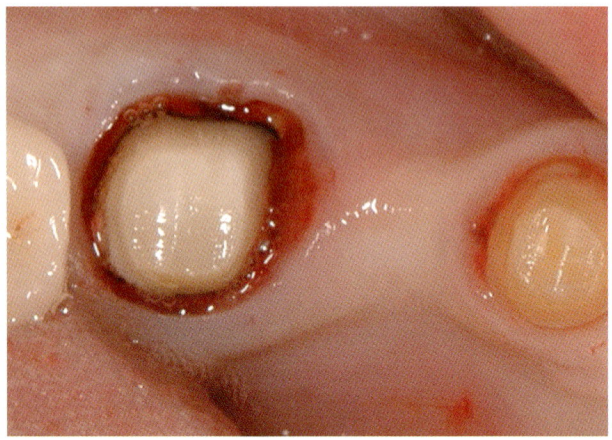

図 4a 術前．左側ブリッジの第二大臼歯の舌側に破折が認められた．

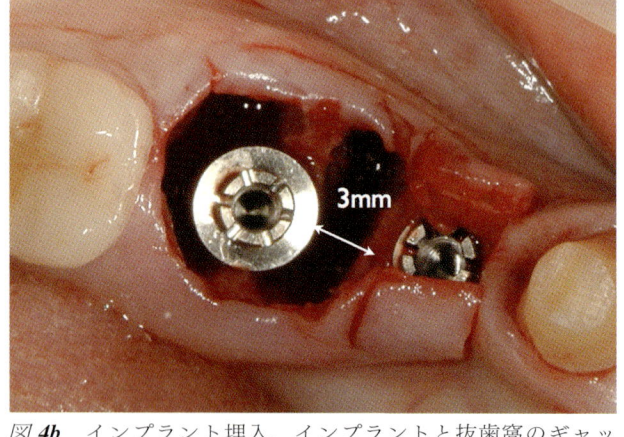

図 4b インプラント埋入．インプラントと抜歯窩のギャップは3mm以上あり，十分な初期固定は取れなかった．この場合，HAコーティングインプラントが適応となる．

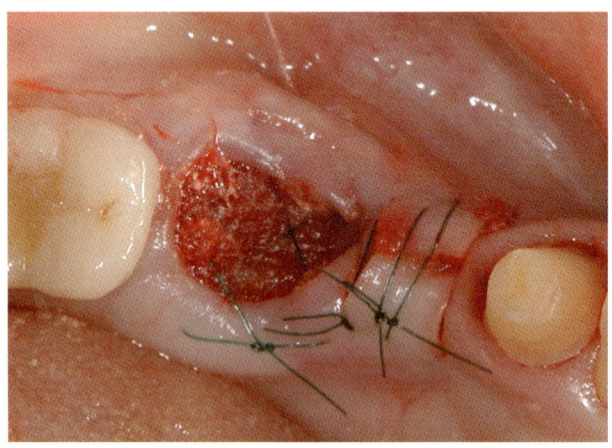

図 4c 術直後．抜歯窩とインプラントのギャップにβ-TCPを填入し，血餅保持のためにコラテープを置き，歯肉弁の初期閉鎖はしなかった．

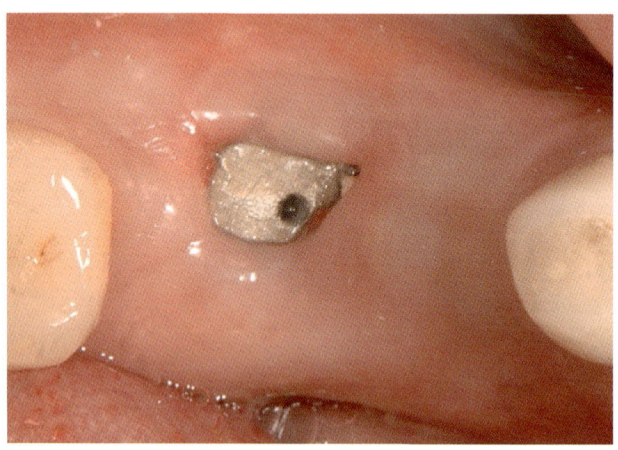

図 4d 術後4週．抜歯窩周囲の歯肉は自然閉鎖し，術後の疼痛および腫脹は認められない．

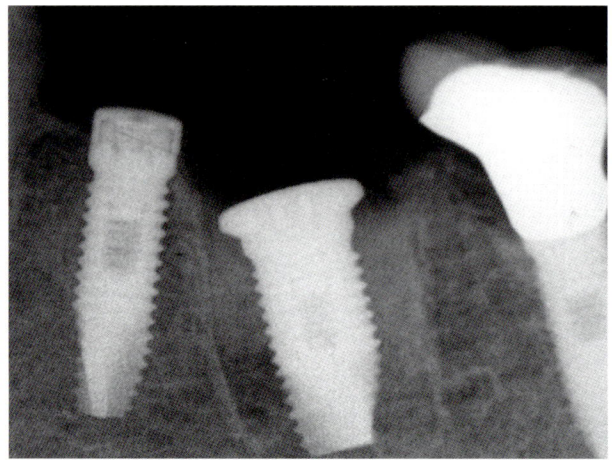

図 4e 術後4週のエックス線写真．インプラント周囲と抜歯窩のギャップの大きさから十分な初期固定は得られなかった．

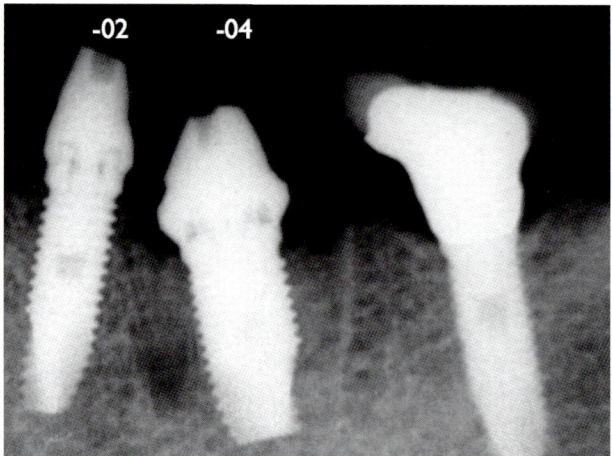

図 4f 術後8週．二次手術時，抜歯即時部位のPT値は，成熟側部位より強固なインテグレーションを示していた．

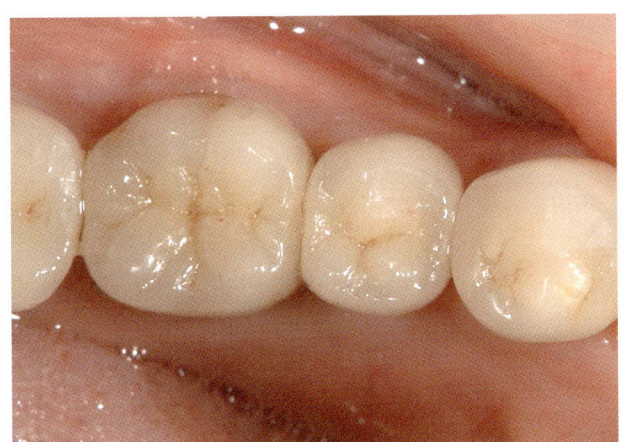

図 4g 術後12週. 最終補綴物装着.

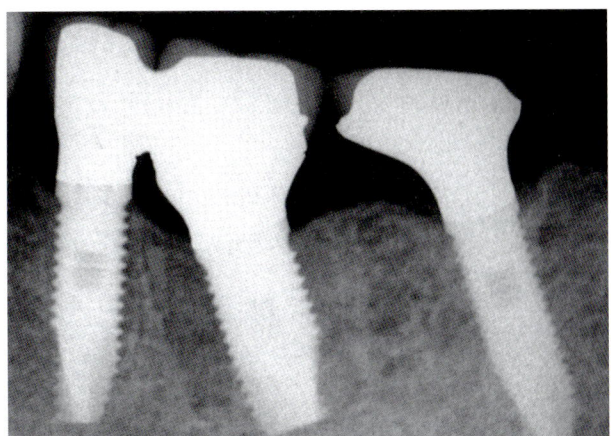

図 4h 最終補綴物装着後のエックス線写真. HAの骨伝導性により早期に抜歯窩とインプラント部のギャップは新生骨で満たされた.

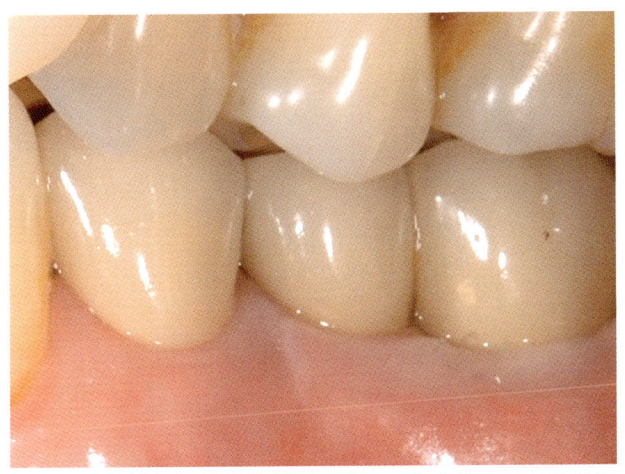

図 4i 最終補綴物装着後(側方面観). 歯肉縁の連続性は保たれている.

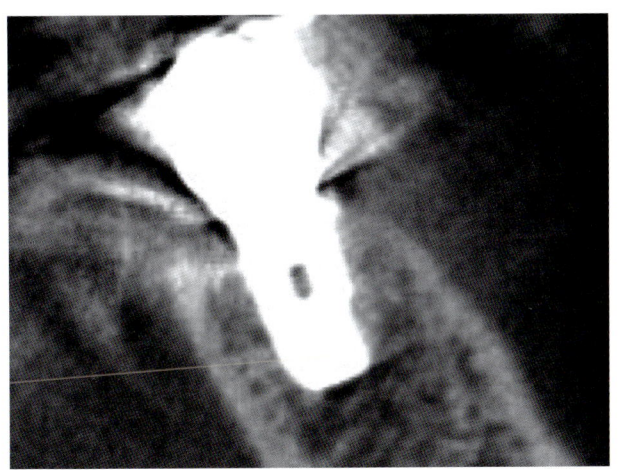

図 4j 術後2年後CT画像での評価. インプラント周囲の骨吸収は認められない. また, 強固なインテグレーションは維持されている.

2. インプラント-アバットメント回転防止維持機構の問題点

　従来のブローネマルクインプラントに代表される外部6角回転防止維持機構(エクスターナルヘクス)の問題点として, アバットメントのマイクロムーブメントが起きやすく, 経時的にアバットメントの回転やアバットメントスクリューの緩みを招きやすい結果となった[4〜6](図 5a, b). そもそもブローネマルクインプラントでの外部6角回転防止維持機構の目的は, インプラントを植立するためのマウントジグを保持するためのデザインであった. 当時の上部構造は多数歯でのマルチプルユニットが主流であり, 今日のように単独で使用する発想はなかったため, そのまま回転防止機構として使用されていた.

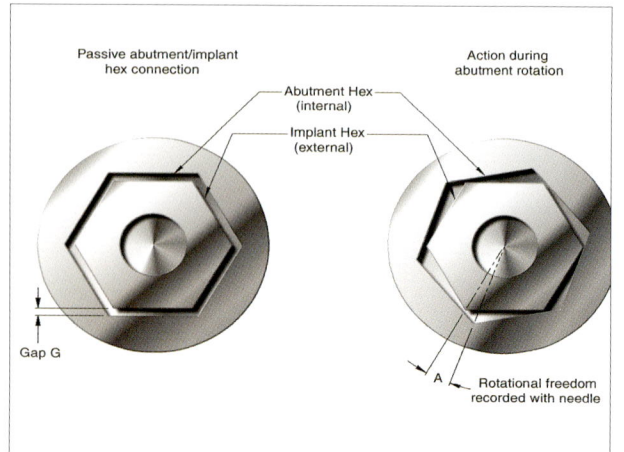

図 5a　外部6角回転防止維持機構．エクスターナルヘクスはマイクロムーブメントが起きやすく，アバットメントの回転，スクリューの緩みを招きやすい．

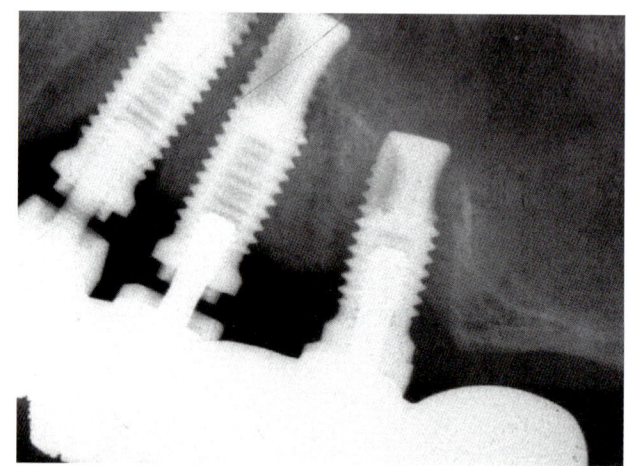

図 5b　アバットメントスクリューの緩みが起き，最遠心のインプラントに負荷が集中し，インプラントの喪失を招いている．

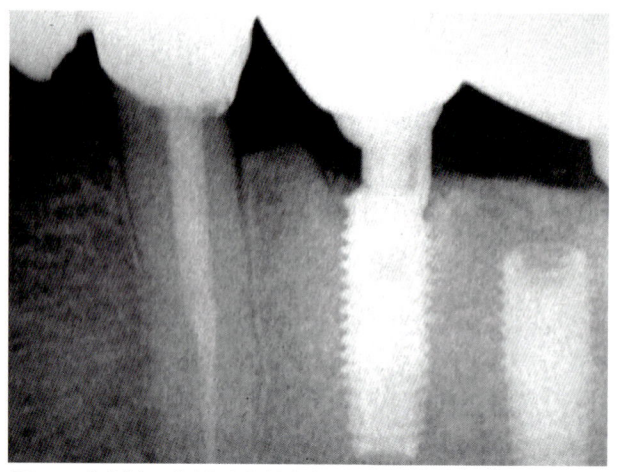

図 5c　内側性回転防止維持機構の場合，過大な側方力によりインプラントの破折を招くことがある．

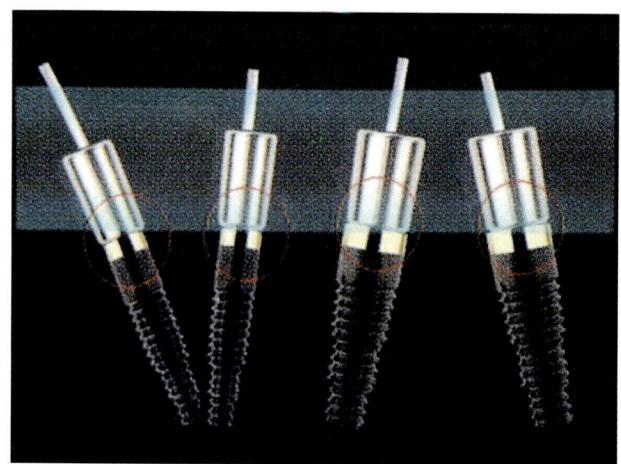

図 6　マルチプルユニットでのオープントレー印象では，内側性回転防止維持機構の場合，平行性が悪いとかえって回転防止機構が邪魔となり，フィクスチャーレベルの正確な印象が取れない(Calesini G et al. The interceptive approach in implant prosthodontics simplify and evolve. QDT 2005 volume 28：71-86より引用)．

　そのような欠点を解消するために，現在では内側性の回転防止維持機構が主流であるが，インプラント径が細い場合，過大な側方力に対して内側性回転防止維持機構のため，インプラントが破折する可能性が高い(図5c)．

　また，マルチプルユニットでのインプラント処置を行った場合，インプラントの平行性が悪い場合に，内側性の回転防止維持機構が邪魔になり，アウタートレーを使用してのフィクスチャーレベルの正確な印象が取れないなどの欠点がある(図6)．かえって従来の外部6角回転防止維持機構のほうが，フィクスチャーレベルの正確な印象が取りやすい．

3. スプライン回転防止維持機構の優位性

上記のような問題点を解決するために開発されたスプライン インプラントの維持機構は,タインと呼ばれる高さ1mmの6本の突起を有し,スクリューの緩みに関しては,従来の外部6角構造と比べて優れた抵抗性を示している[7～9](図7).

〔スプライン回転防止維持機構〕

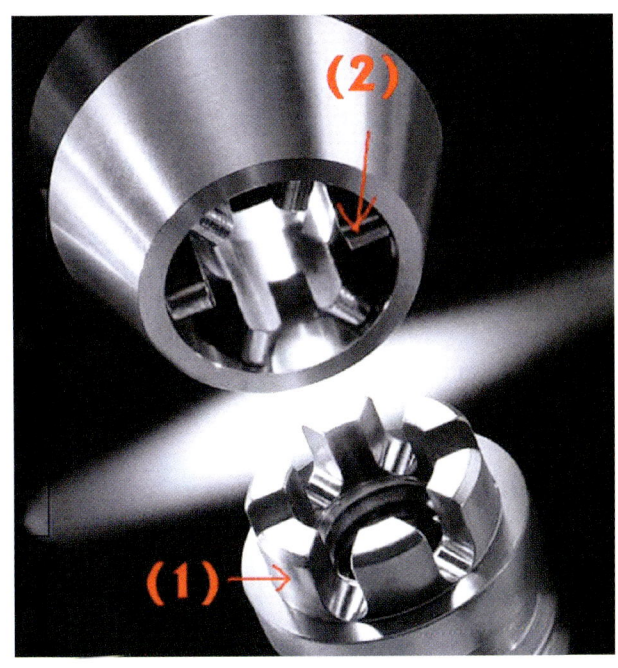

図7 (1):タイン.(2):ノッチ.タインとノッチがしっかり嵌合するため,マイクロムーブメントが起きにくい.

〔フィクスチャー保護機構〕

過大な側方力やねじれが加わった場合,アバットメント側のノッチが破折しインプラントを保護する構造になっている(図8a～c).

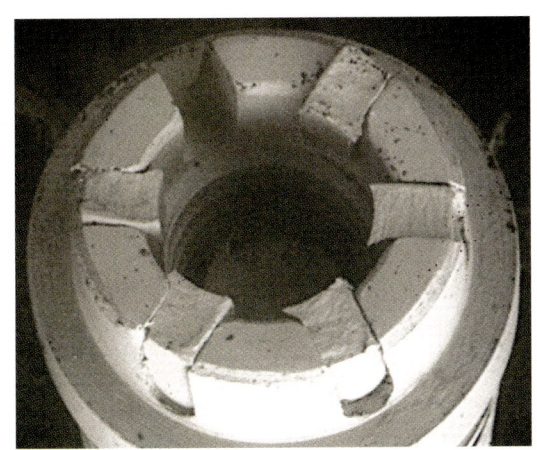

図8a 過大な側方力やねじれにより,アバットメント側のノッチが破折し,インプラント自体を保護する役目がある.

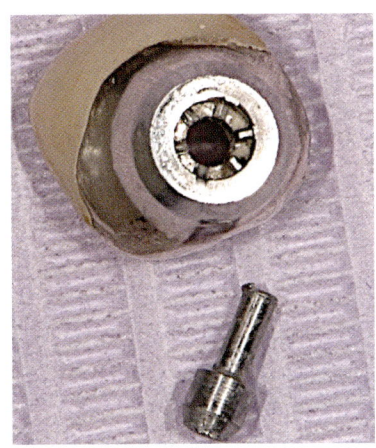

図8b ブラキシズムによる過度な側方力でのアバットメント側のノッチの破折.

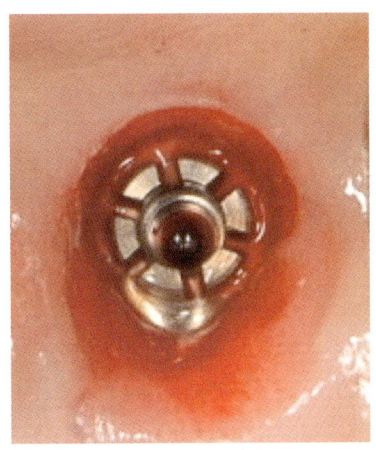

図8c アバットメント側のノッチの破折により,フィクスチャーのタインおよび本体の破折は起こりにくい.

CHAPTER 2

〔多数歯におけるフィクスチャーレベルの正確な印象〕

　無歯顎症例などマルチプルユニットで補綴物を製作する場合に，回転防止のないノンエンゲージの印象ポストを使用するのであれば問題はないが，アバットメントの回転維持機構を生かした補綴物を製作する場合，回転防止がついたエンゲージの印象ポストを使用しなくてはならない．その場合，スプライン インプラントシステムでは，オープントレーでのマルチプルユニットの印象採得においても，外側性回転防止維持機構の特徴を生かした，正確なフィクスチャーレベルでの印象採得が可能である（図9a〜j）．

■ 症例4：多数歯抜歯即時埋入，即時荷重

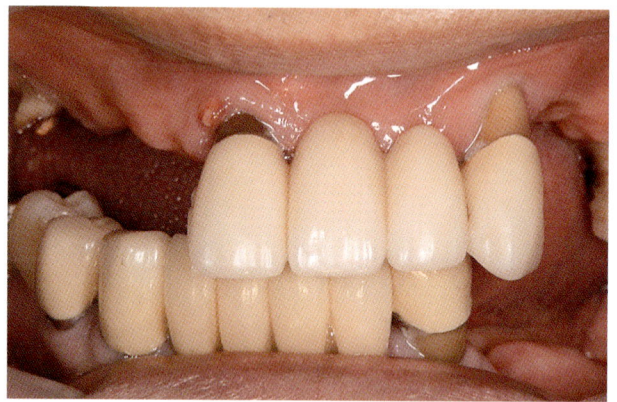

図 9a　術前の口腔内写真．

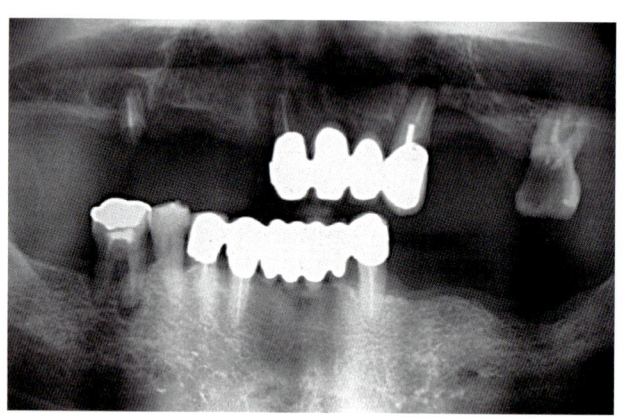

図 9b　術前のパノラマエックス線写真．上顎大臼歯部の垂直骨量は左右とも 5 mm 以下であった．

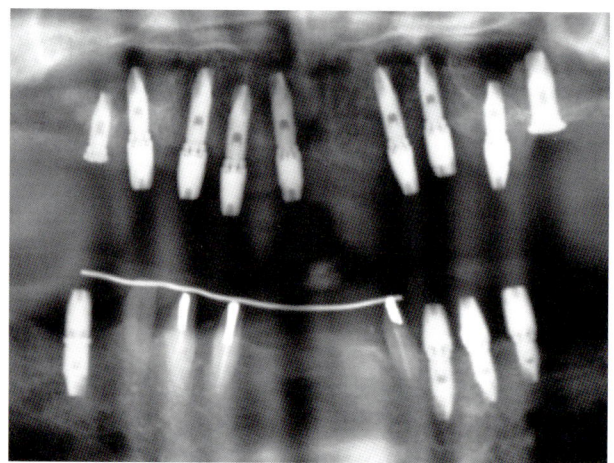

図 9c　術後16週．上顎臼歯部はオステオトームで上顎洞挙上を行った．他の部位はインプラント植立後，即時荷重を行い咬合の安定を図った．

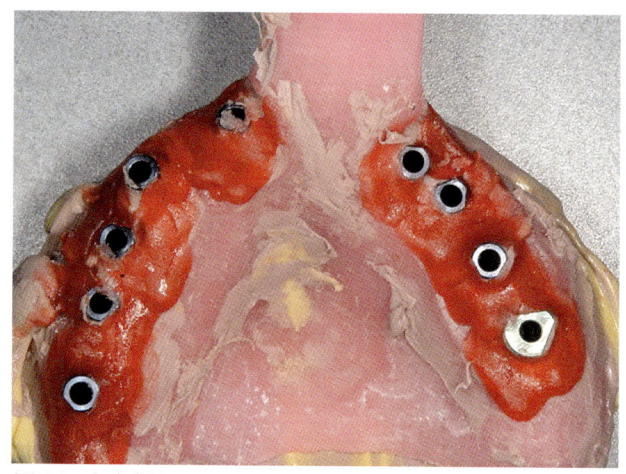

図 9d　印象採得時の固定．術後24週，印象時にトレーと印象ポストをパターンレジンで一体化することにより，フィクスチャーレベルの正確な印象が得られ，また外側性回転防止維持機構なので，アンダーカットがあっても容易にトレーの撤去が可能である．

スプライン インプラントシステムの特徴

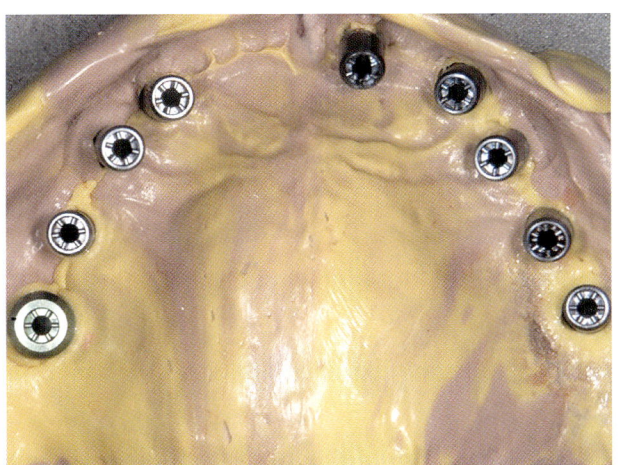

図 9e 印象内面．回転防止維持機構の付いたエンゲージ印象ポストを使用したマルチプルユニット症例でも，オープントレーによるフィクスチャーレベルでの正確な印象が得られた．

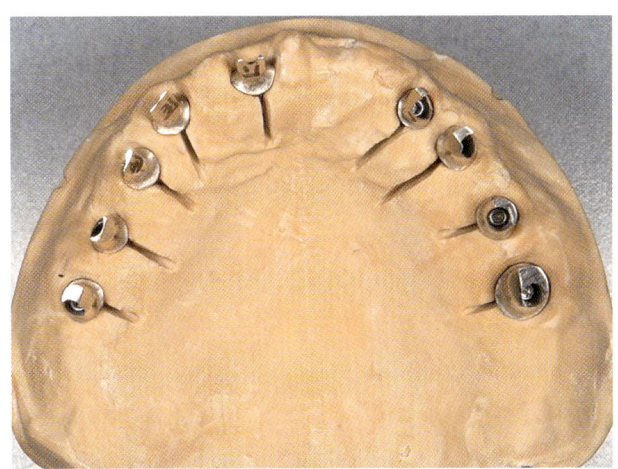

図 9f フィクスチャーレベルでの正確な印象により作製されたマルチプルユニットでのアバットメント完成．

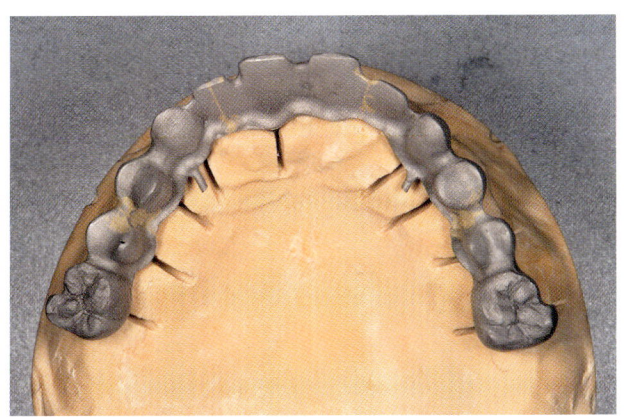

図 9g メタルフレーム完成．作業模型上でメタルフレームを完成させた．

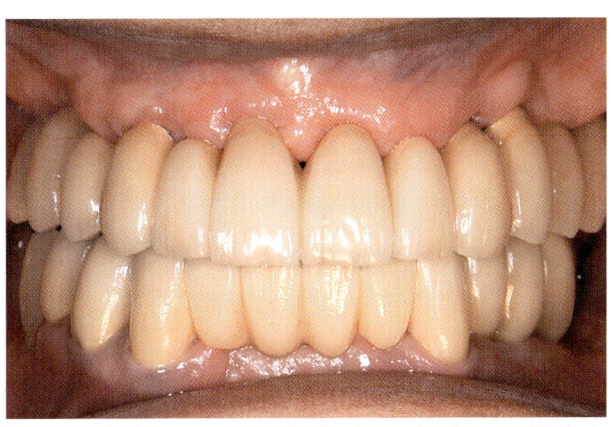

図 9h 口腔内でフレーム試適後，再度ピックアップ印象を行いポーセレン築成．術後30週で最終補綴物を装着した．

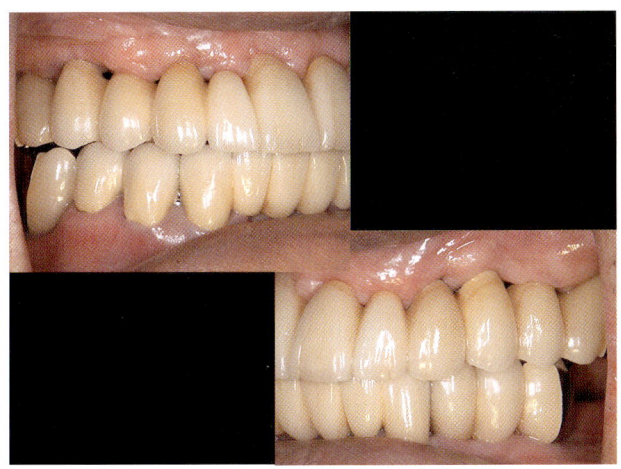

図 9i 側方面観．抜歯即時埋入により歯肉縁の連続性は保たれた．

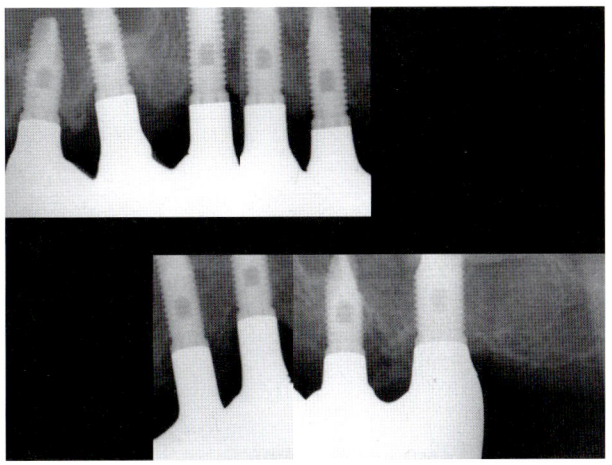

図 9j 最終補綴物装着後のエックス線写真．アバットメントとフレームの適合状態は良好であった．

〔上顎の多数歯欠損〕

　上顎での多数歯欠損の場合，咬合力は外側方にかかるためインプラント補綴の失敗率は下顎に比べて有意に高い[10]．その防止策として，上顎ではとくに上顎洞挙上や骨質が粗な場合などの症例では，インプラントを植立後，上部構造をクロスアーチで連結することが多い．

　多数歯連結の場合，アバットメントとメタルフレームの精密適合を得るためには，スプライン インプラントのような外側回転防止維持機構を持つインプラントが効力を発揮する．また，外側6角回転防止維持機構の欠点であるマイクロムーブメントなどによる経年的なスクリューの緩みもない．

4．患者中心のインプラント治療とは？

　これらの症例で示すように，HAコーティングインプラントは，上顎骨の前臼歯部で多く認められる骨梁が乏しい症例や，上顎洞に近接して垂直骨量が少ない症例での上顎洞挙上においても，短期間で強固なBiointegrationが得られる．とくに抜歯即時埋入インプラントにおいては，チタンインプラントを使用した場合，初期固定や抜歯窩とのギャップ，歯肉弁の初期閉鎖などの問題点があり，抜歯即時埋入の適応症が限定される．そのために，チタンインプラントでの使用は抜歯後，歯肉が治癒してからの抜歯待時埋入が適応となる．この場合，手術回数の増加，抜歯後の骨吸収のための骨造成処置の必要性，長期の治療期間など，患者，術者にとって不利益なことが多いと思われる．

　患者中心のインプラント治療とは，より少ない侵襲で，より治療期間が短期間で終了し，機能と審美性をもったインプラント補綴が予知性を持って末長く生存することが目標となる．そしてインプラント治療自体を欠損補綴の手段として考えるならば，インプラントの選択も，その欠損部位の状況に応じて使い分けしなくてならない時代に来ていると考えている．

参考文献

1． Binon PP. The spline implant : design, engineering, and evaluation. Int J Prosthodont. 1996 Sep-Oct ; 9（5）: 419-33.

2． Burgess AV, Story BJ, La D, Wagner WR, LeGeros JP. Highly crystalline MP-1 hydroxylapatite coating. Part I : In vitro characterization and comparison to other plasma-sprayed hydroxylapatite coatings Clin Oral Implants Res. 1999 Aug ; 10（4）: 245-56.

3． Burgess AV, Story BJ, Wagner WR, Trisi P, Pikos MA, Guttenberg SA. Highly crystalline MP-1 hydroxylapatite coating. Part II : In vivo performance on endosseous root implants in dogs. Clin Oral Implants Res. 1999 Aug ; 10（4）: 257-66.

4． Jemt T, Laney WR, Harris D, Henry PJ, Krogh PH Jr, Polizzi G, Zarb GA, Herrmann I.Osseointegrated implants for single tooth replacement : a 1-year report from a multicenter prospective study. Int J Oral Maxillofac Implants. 1991 Spring ; 6（1）: 29-36.

5． Jemt T, Pettersson PA. 3-year follow-up study on single implant treatment. J Dent. 1993 Aug ; 21（4）: 203-8.

6． Naert I, Quirynen M, van Steenberghe D, Darius P. A study of 589 consecutive implants supporting complete fixed prostheses. Part II : Prosthetic aspects. J Prosthet Dent 1992 ; 68 : 949-56.

7． Vogel RE, Davliakos JP. Spline implant prospective multicenter study : interim report on prosthetic screw stability in partially edentulous patients. J Esthet Restor Dent. 2002 ; 14(4) : 225-37.

8． Bambini F, Lo Muzio L, Procaccini M. Retrospective analysis of the influence of abutment structure design on the success of implant unit. A 3-year controlled follow-up study. Clin Oral Implants Res. 2001 Aug ; 12(4) : 319-24.

9． Wee AG, McGlumphy EA. Prosthodontic complications of Spline dental implants. Implant Dent. 2003 ; 12（2）: 151-9.

10． Charles J. Goodacre, DDS, MSD, Guillermo Bernal, DDS, MSD, Kitichai Rungcharassaeng, DDS, MSc and Joseph Y. K. Kan, DDS, MSD. Clinical complications with implants and implant prostheses J Prosthet Dent 2003 ; 90 : 121-32.

CHAPTER 3

スプライン インプラントシステムの構成

1. フィクスチャーの種類

本システムのフィクスチャーには以下の5種類がある(mm：直径)(図1, 2).
 3.25mm スプラインシリンダー
 3.75mm スプラインツイスト
 4.0mm スプラインシリンダー
 5.0mm スプラインツイスト
 5.0mm スプラインシリンダー

〔インプラント体の選択〕
 インプラントフィクスチャーの選択としては，すべての部位において適用できる3.75mm MP-1ツイストをベースとする．
 骨幅が十分あるケースであれば上下顎の大臼歯部で5.0mm MP-1ツイスト，その他インプラント‐歯間部の幅が少なく，なおかつ中間歯であれば3.25mm シリンダーを選択する．上顎側切歯，下顎中切歯，下顎側切歯など．

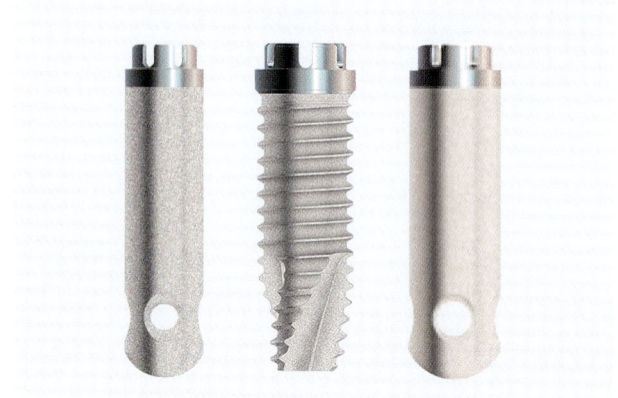

図1 左：3.25mm シリンダー，中央：3.75mm ツイスト，右：4.0mm シリンダー．

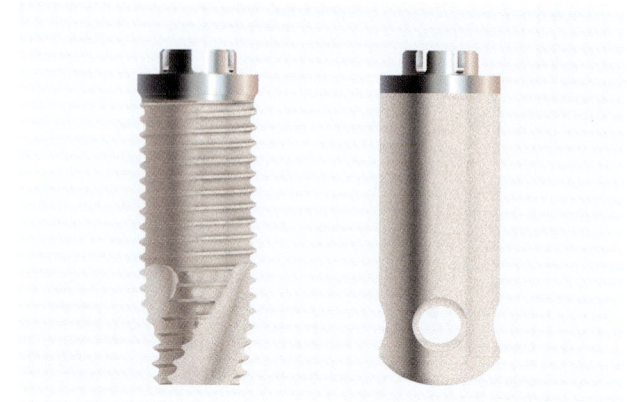

図2 左：5.0mm ツイスト，右：5.0mm シリンダー．

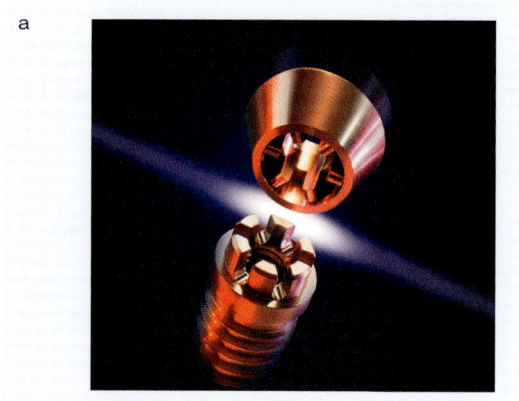

a

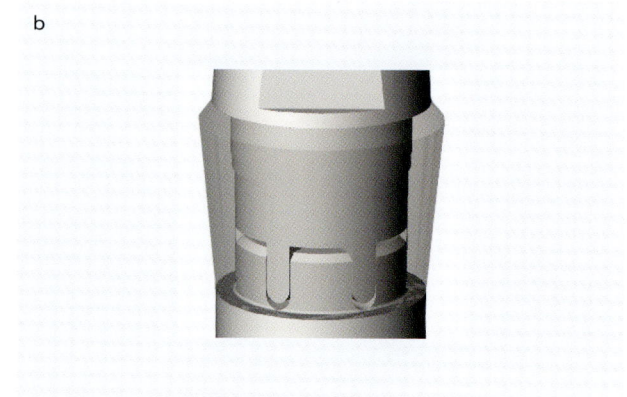

b

図3a, b スプラインと呼ばれるインプラント体とアバットメントの連結部は，高い嵌合力を有している．

2. 外科パーツ

〔外科処置インスツルメント〕
○サージカルオートクレーブキット（図 *4a, b*）

　サージカルオートクレーブキットは，3.25mm シリンダーと4.0mm シリンダーインプラントボディの埋入および二次手術を行うことのできる外科用のセットである．

　3.75mm ツイスト，5.0mm ツイストと5.0mm シリンダーインプラントボディを埋入および二次手術を行う場合には下記のデリバリーツールキット，5.0mm ツイストキットと二次手術用ボーンカウンターツール(5.0×6.5フレア)が別途必要となる．また，下顎のツイストインプラントの埋入で骨質の硬いケースなどはツイスト用タップが必要である．

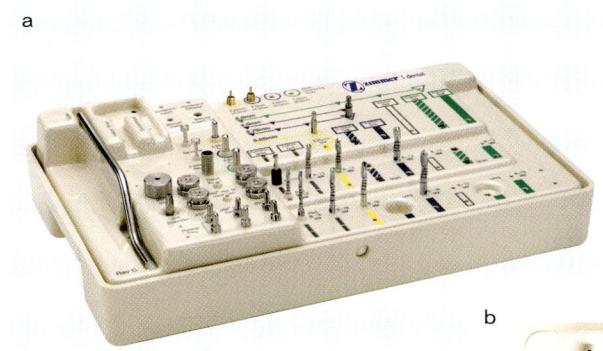

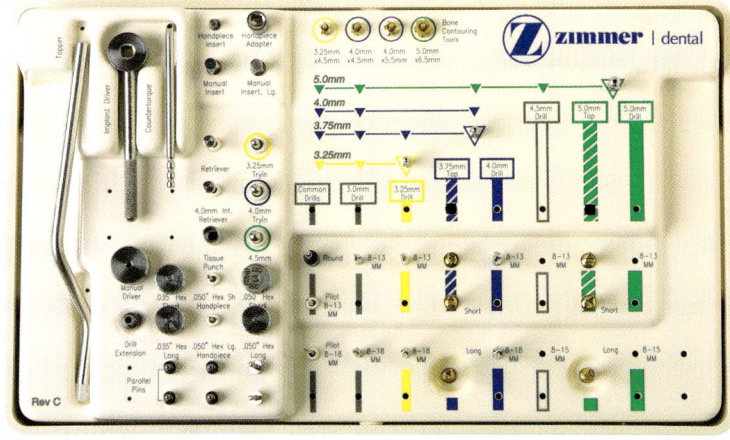

図 *4a, b*　サージカルオートクレーブキット（*a*）およびサージカルオートクレーブトレー（*b*）．インプラント手術に必要なツールが一式そろっている．トレー付なので管理も容易になっている．以下にツールの一覧を示す．

＜ツール一覧＞
　3.0mm ラウンドバー
　2.3mm パイロットドリル　14mm／19mm
　3.0mm インターメディエートドリル　14mm／19mm
　3.25mm カウンターシンクドリル
　3.25mm ファイナルドリル　14mm／19mm
　4.0mm カウンターシンクドリル
　4.0mm ファイナルドリル　14mm／19mm
　ドリルエクステンション
　パラレルピン‐ストレート（4個入）
　パラレルピン－15°角度付（2個入）
　トライ‐イン 3.25mm／4.0mm

　インプラントボディーリトリバー
　ティッシュパンチ
　ヒーリングスクリュー専用ヘックスドライバー 0.035"セット
　（ショート／ロング各1個入）
　ヘックスドライバー 0.050"(1.25mm)セット
　（ショート／ロング各1個入）
　二次手術用ボーンカウンターツール(3.25×4.5フレア)
　二次手術用ボーンカウンターツール(4.0×4.5フレア)
　二次手術用ボーンカウンターツール マニュアルドライバー
　タッパー
　タッパーチップ4.0mm（4個入）

〔ツイスト用デリバリーツールキット〕

○マニュアルインサート（16mm ショート，22mm ロング）（図 5）
　ツイストインプラントをハンドで埋入時に使用する．

○ラッチロックドライバー17mm（ハンドピースインサート）（図 6）
　ツイストインプラントを電動埋入時（機械埋入）に使用する．

○カウンタートルクツール（図 7）
　初期固定の少ないケースなどは，フィクスチャーが回転しないように固定して，マウントジグから外す．

○ラチェット（インプラントドライバー）（図 8）
　ツイストインプラントの埋入時やタップ形成時に使用する．

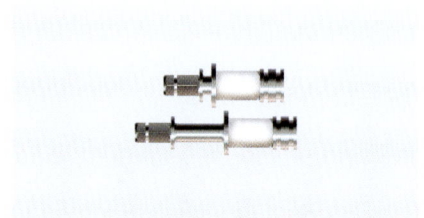

図 5　マニュアルインサート（上：16mm，下：22mm）．

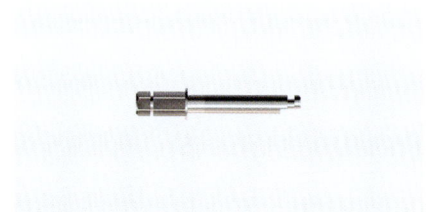

図 6　ラッチロックドライバー17mm．

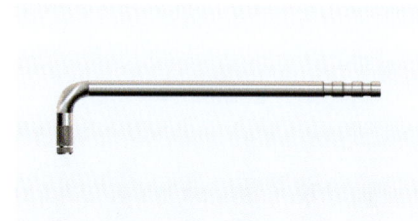

図 7　カウンタートルクツール．

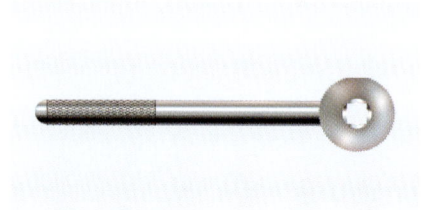

図 8　ラチェット．

〔マニュアルマウントハンドピースアダプター〕
　ツイスト用タップやリッジボーンエキスパンダーをハンドピースで使うときに使用する（図 9）．

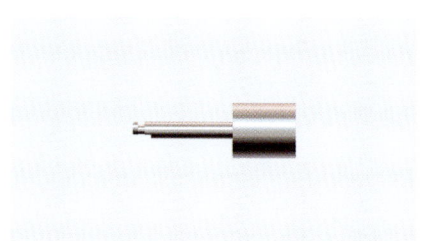

図 9　マニュアルマウントハンドピースアダプター．

〔ツイスト用タップ〕

　ツイストインプラント埋入時において，骨質の硬いケースなどは骨火傷を防ぐためにもタップ形成が必要である．とくに下顎のタイプⅠ，Ⅱなどは要注意である．

　電動操作時は，マニュアルマウントハンドピースアダプター，ハンドで行うときはラチェットを用いる．

　3.75mm 用に 3 種類，5.0mm 用に 3 種類ある（図10）．

　3.75mm× 8 〜10mm
　3.75mm× 8 〜15mm
　3.75mm× 8 〜18mm Extended
　5.0mm× 8 〜10mm
　5.0mm× 8 〜15mm
　5.0mm× 8 〜15mm Extended

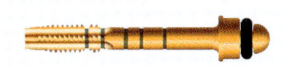

図10　ツイスト用タップ．

〔5.0mm スプラインシリンダーおよびツイストキット〕

　5.0mm 用のドリリングセットである．

　5.0mm カウンターシンクドリル
　4.5mm インターメディエートドリル（8 〜14mm，8 〜16mm）
　5.0mm ファイナルドリル（8 〜14mm，8 〜16mm）
　4.5mm インプラントボディトライ‐イン
　5.0mm ×6.5mm ボーンカウンターツール

〔一次手術用ボーンカウンターツール〕

　一次手術の際に骨質の良好なケースで初期固定が確実に得られそうであれば，これらを用いてフレア形成を行いジンジバルカフが装着できるようにする．また，フレアードヒーリングスクリューを選択した場合にも使用する（図11）．

　インプラント埋入前に行う．ナロータイプのジンジバルカフを使用する場合は必要ない．

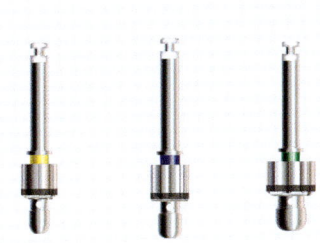

図11　一次手術用ボーンカウンターツール．

〔二次手術用ボーンカウンターツール〕

　二次手術時にプラットフォーム上の余剰骨を削除し，フレア形成し，ジンジバルカフが装着できるようにする．ナロータイプのカフを装着する場合は必要ない．

　また，一次手術時でも初期固定が確実であれば，インプラント埋入後にこれらを用いて余剰骨を削除し，ジンジバルカフを装着する(図12)．

　マニュアルドライバーを用い，ハンドで使用する．エンジンは使わない．

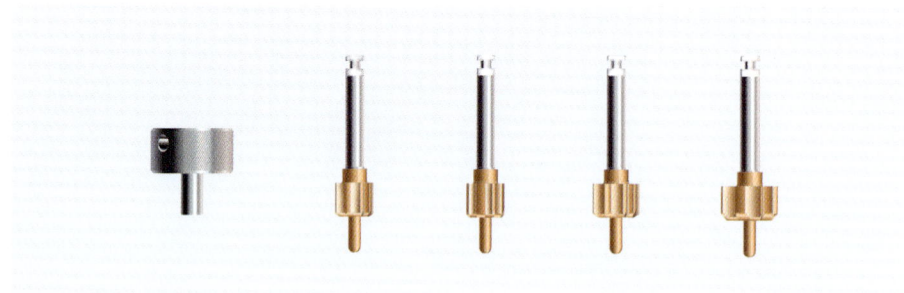

図12　二次手術用ボーンカウンターツール．

〔テンポラリージンジバルカフ〕

　二次手術時，歯肉の治癒を待つために用いる．通常はスタンダードを用いるが，深めに埋入したケースや前歯部のケースで，ネック部の骨吸収を抑えたいときや近遠心幅径が狭小なケース，あるいは前歯部で歯肉の厚みの薄いケースなどにはナロータイプを用いる．

○スタンダードカフ(図13の左)
- ◇3.25mm／4.5mm　2, 3, 5, 7mmカフ
- ◆3.75mm & 4.0mm／4.5mm　2, 3, 5, 7mmカフ
- ◆3.75mm & 4.0mm／5.5mm　2, 3, 5mmカフ
- ◆5.0mm／6.5mm　2, 3, 5, 7mmカフ

○ナローカフ(図13の右)
- ◇3.25mm／3.25mm　3, 5mmカフ
- ◆3.75mm & 4.0mm／4.0mm　3, 5mmカフ
- ◆5.0mm／5.0mm　3, 5mmカフ

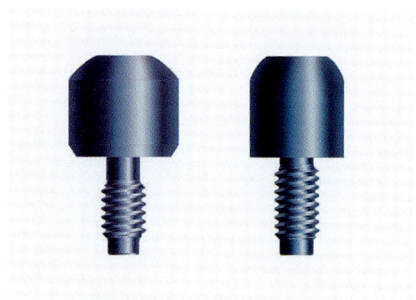

図13　左：スタンダードカフ．右：ナローカフ．

3. 補綴パーツ

＜カラーコード＞

スプライン インプラントには三種類の径サイズがある．それぞれのサイズに応じて色分けしているので，インプラントの径が簡単に識別でき，患部に最も適したものを選択できる．また，サージカルツール，補綴ツールもカラーコードを採用し，インプラント装着や修復をよりシンプルにしている．

- ◆ Yellow：直径3.25mm シリンダー
- ◆ Blue ：直径3.75mm ツイスト＆直径4.0mm シリンダー
- ◆ Green ：直径5.0mm シリンダー＆ツイスト

〔インプレッションポスト〕

歯肉の成熟を待ってから印象採得に入る．通常はスタンダードのインプレッションポストを用いるが，近遠心的に狭小なケース，唇側(頬側)歯肉の薄いケースにおいては，ナロータイプを選択する．

○スタンダード，ショートインプレッションポスト(図14 の左，中)
- ◆3.25mm／4.5mm フレア
- ◆3.75mm ＆ 4.0mm／4.5mm フレア
- ◆3.75mm ＆ 4.0mm／5.5mm フレア
- ◆5.0mm／6.5mm フレア

○ナローインプレッションポスト(図14 の右)
- ◆3.25mm／3.75mm フレア
- ◆3.75mm ＆ 4.0mm フレアなし
- ◆5.0mm フレアなし

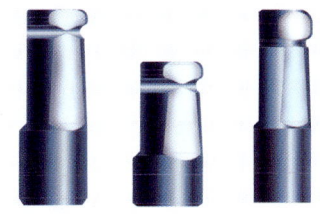

図14　インプレッションポスト．左よりスタンダード，ショート，ナロー．

〔インプラントボディアナログ〕

印象採得後，作業模型作製のためのダミーフィクスチャーをインプレッションポストに装着して，印象面に挿入し，石膏を流す(図15)．

- ◆3.25mm　◆3.75mm ＆ 4.0mm　◆5.0mm

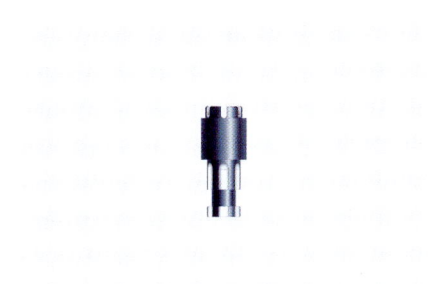

図15　インプラントボディアナログ．

CHAPTER 3

〔テンポラリーアバットメント〕

　プロビジョナルレストレーション作製時に用いられる．

　インプラントフィクスチャーの深度が深いケースは，スプライン機構の付いているエンゲージタイプを使用することでわずかな歯肉の挟み込みの防止ができる．

　多数歯やブリッジのテンポラリークラウンを作製する場合は，ノンエンゲージを使用することもある．

　歯肉縁下形態を付与する際は，ジンジバルカフでは難しく，模型上で形態を整えたうえで作製するほうがやさしい．

　ジンジバルカフを使用したテンポラリーレストレーションだとセメントの取り残しがみられることがある．その場合は，テンポラリーアバットメントを使用することで，歯肉（インプラント周囲粘膜）のダメージを少なくできる．

○テンポラリーアバットメント
　　エンゲージング（*図 16* の左）
　　ノンエンゲージング（スプライン機構なし）（*図 16* の右）

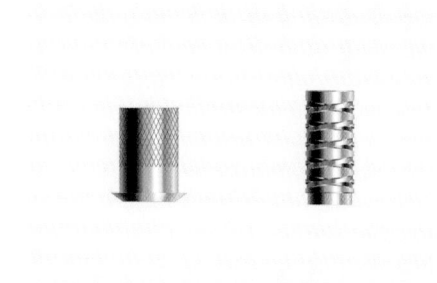

図 16　テンポラリーアバットメント．左：エンゲージング．右：ノンエンゲージング．

〔ファイナルレストレーション用アバットメント〕

　ほとんどのケースでインプラントの埋入深度が深く，歯肉縁下形態の付与が容易であることから，また，スプライン機構のあるエンゲージタイプのダイレクトゴールドコーピングを選択する．

　ショルダーアバットメントはドルダーバーシステム，O‐リングシステムは下顎のオーバーデンチャーなどでO‐リングアタッチメントとして用いる．

○アバットメントの種類（*図 17a～c*）
　　ダイレクトゴールドコーピング
　　フィックスアバットメント
　　ショルダーアバットメント（*図 18a*）
　　O‐リングアタッチメント（*図 18b*）

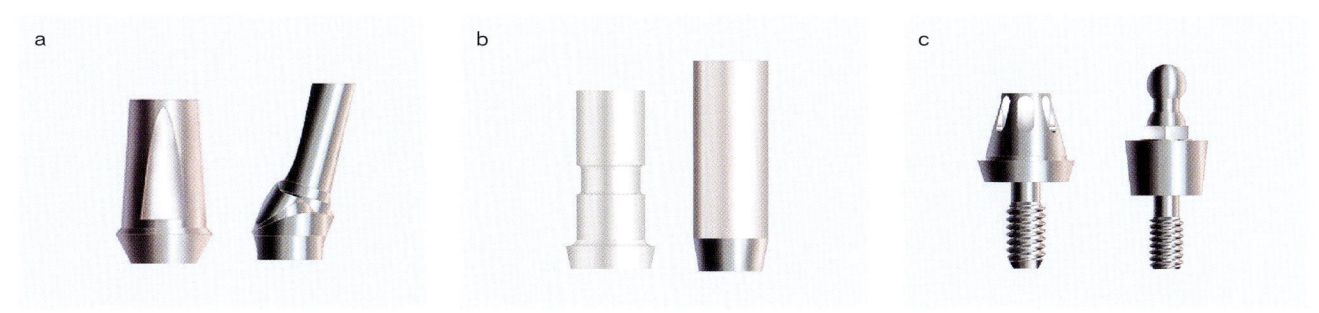

スプライン インプラントシステムの構成

図17a〜c　*a*：フィックスアバットメント，17°角度付フィックスアバットメント，*b*：ダイレクトプラスティックコーピング，ダイレクトゴールドコーピング，*c*：ショルダーアバットメント，O‐リングアタッチメント．

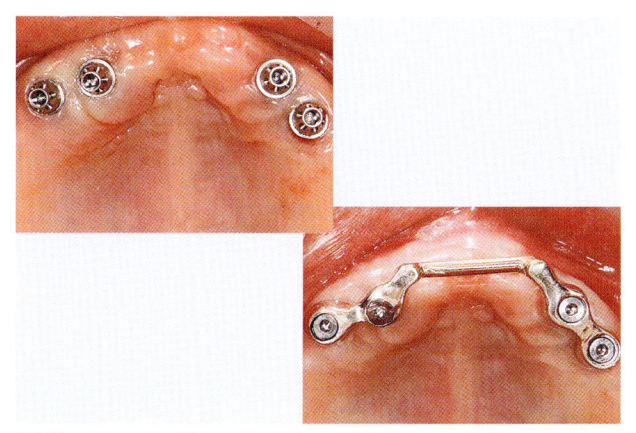

図18a　ショルダーアバットメント．ショルダーアバットメントを装着後，その上からドルダーバーをスクリュー固定した．このようにショルダーアバットメントは複数のインプラントをスクリュー固定で連結する場合に用いられる．

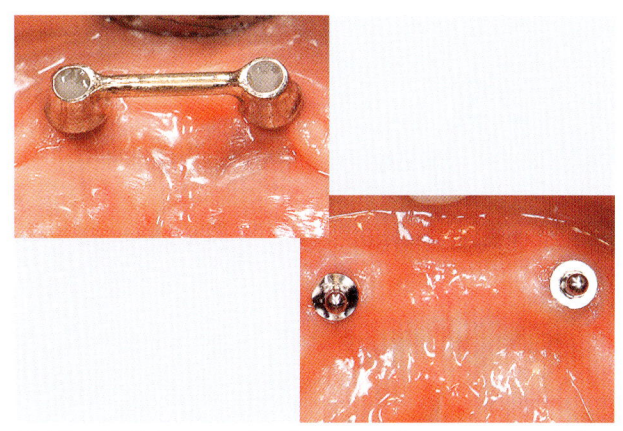

図18b　下顎オーバーデンチャーのバリエーション．左上：ショルダーアバットメント＋ドルダーバー．右下：O‐リングアタッチメント．

〔補綴用トルクレンチ〕

　最終補綴セット時，アバットメントを装着する際にはトルクレンチを使用して，基準である30Nで締め付けを行う（図19〜21）．

　テンポラリーシリンダーの場合は，20Nで締め付ける．

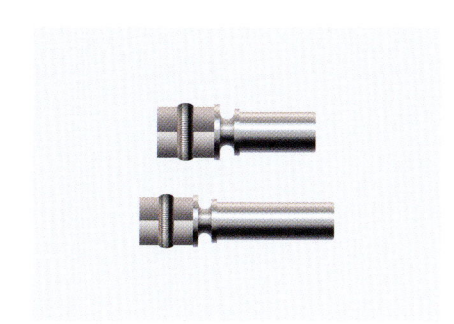

図19　トルクレンチ用ショルダーアバットメント着脱用ドライバー．

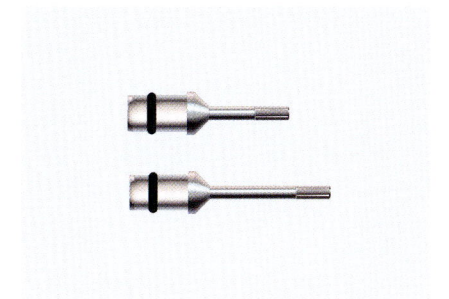

図20　ヘックスドライバー（上：ショート，下：ロング）．

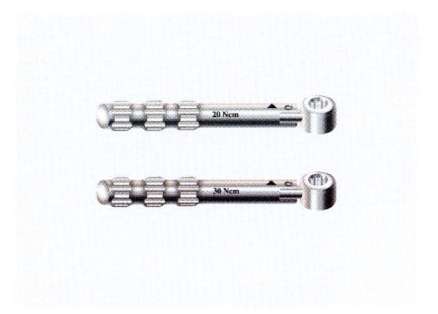

図21　補綴用トルクレンチ（上：プロビジョナル用20Ncm，下：ファイナル用30Ncm）．

35

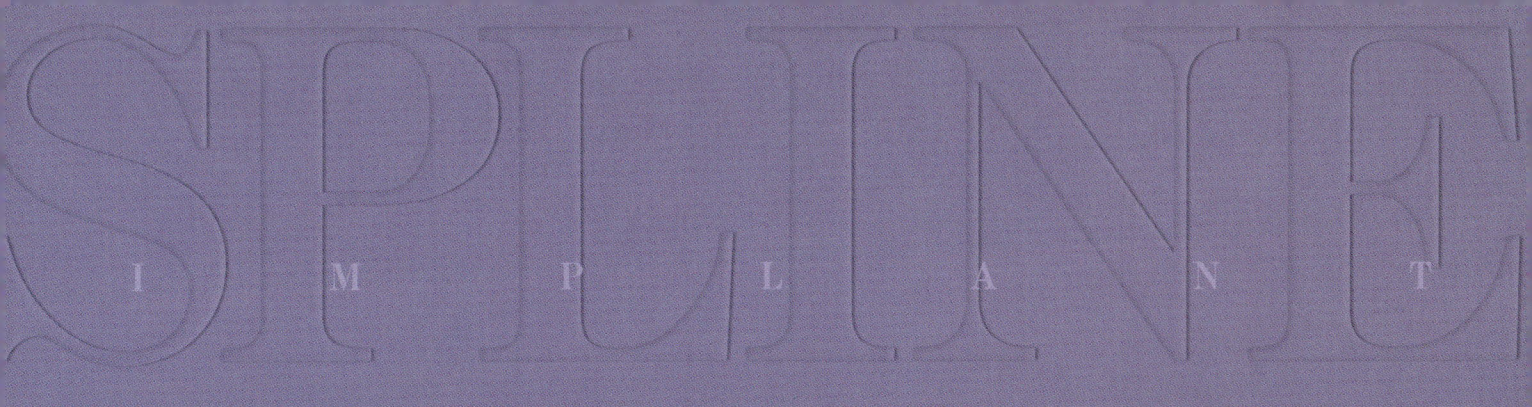

SECTION II

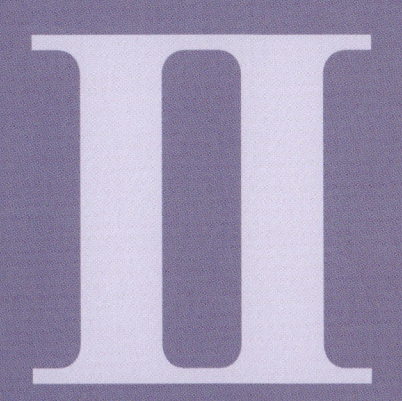

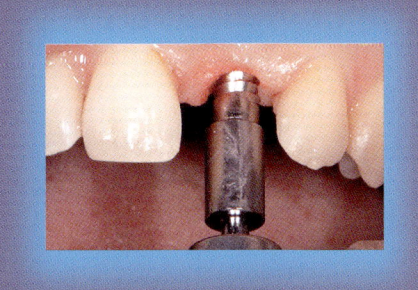

スプライン インプラントシステムの臨床

CHAPTER 4

診査・診断・治療計画

はじめに

　歯科臨床において，その根幹をなす部分は診断である．どれほど卓越した技術を持っていても，それはあくまで枝葉の部分である．

　近年はインプラント治療においても，新しいテクニックや材料が脚光を浴びており，我々臨床家の手元にも情報が押し寄せてきているが，正しい診断なくしては，それらを活用することはできない．

　インプラント治療を含むすべての歯科治療では，確実な診断を行うために，口腔内写真や14枚法デンタルエックス線写真，パノラマエックス線写真，スタディモデル，ときにはCT写真なども資料として収集する必要がある．そのうえで，まず原因を究明し，その後，患者さんと話し合い，治療ゴールを決めていく．また，同時にその治療ゴールに向かうための，侵襲の少ない治療計画を立案していかねばならない．

　診断や治療計画をおろそかにした歯科治療は，一見きれいに見えたとしても，それは治療自体に整合性のない，いわば幹からはずれた治療なのである．

1．術前・術後管理

〔術前管理〕
○手術当日までに行う準備
　1）口腔内環境の改善
　患者自身にインプラントと天然歯との違いを分かりやすく説明し，理解してもらい，プラークコントロールを含めた歯周初期治療を確実に行う（図 1a～c）．
　また，炎症のコントロールの一環として，根尖病変やカリエスの処置も忘れてはならない．

■プラークコントロールと初期治療

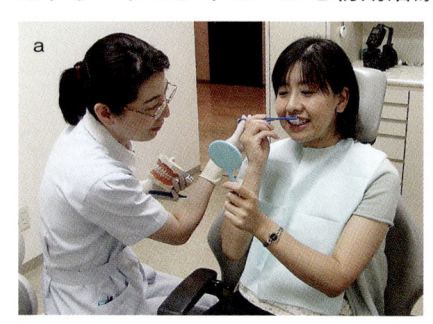

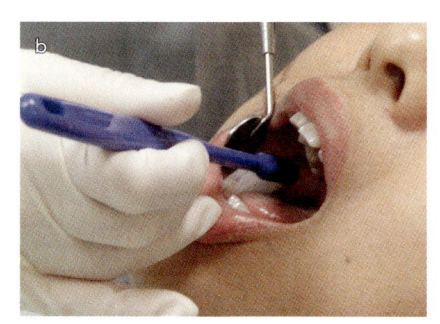

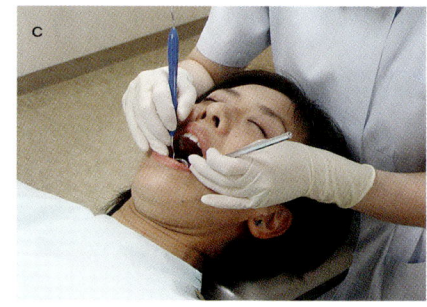

図 1a～c　患者にプラークコントロールの重要性を認識してもらい，TBIの後，確実な初期治療を行う．

2）口輪筋の緊張度や，開口量等のチェック

口輪筋の緊張度をチェックしておく．緊張の強い患者では，あらかじめ筋肉をリラックスさせて手術ができるよう，練習してもらう．また，手術部位を確認のうえ，開口量を知っておく必要がある(図 2a, b)．

手術時にインプラントを埋入したい方向，角度にドリリングできない可能性がないか，調べておく．また，中間歯にインプラントを埋入するケースでは，両隣在歯とエンジンのヘッドが当たることがないか確認しておく(図 3a, b)．

■口輪筋と開口量のチェック

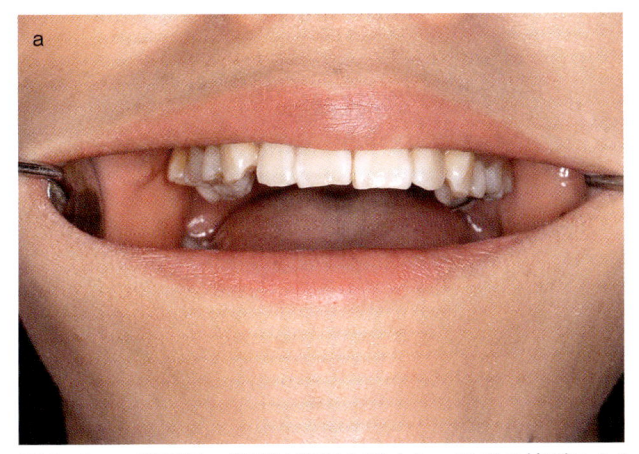

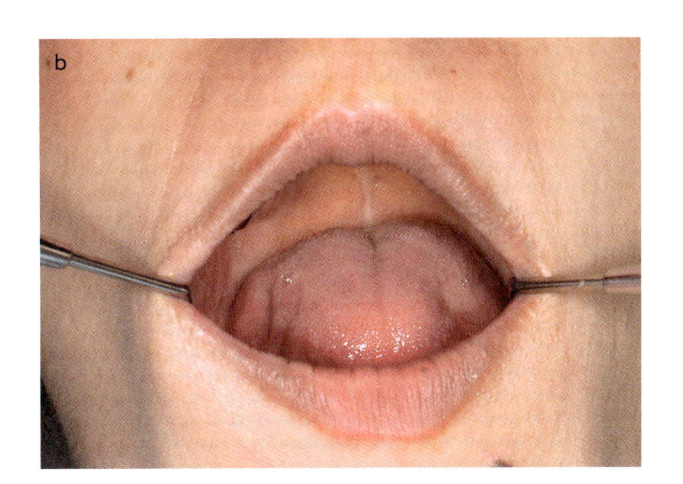

図 2a, b　口腔周囲の緊張は術野を狭くし，吸引の妨げにもなる．

■埋入方向，角度のチェック

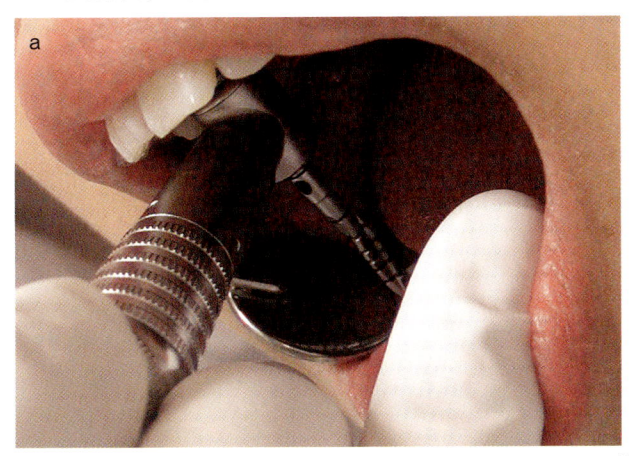

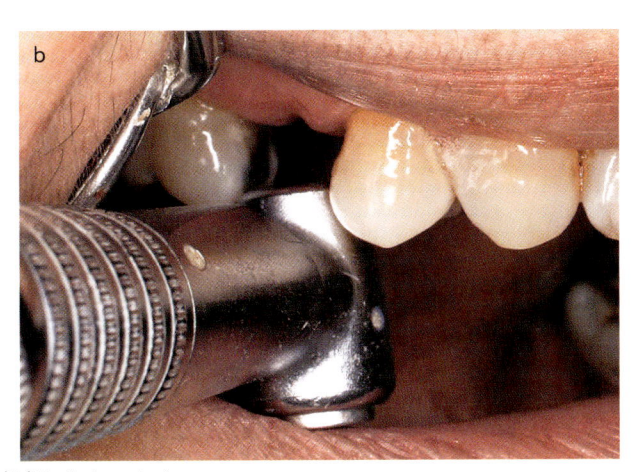

図 3a, b　ショートタイプのドリルや，エクステンションの利用も考慮に入れておく．

CHAPTER 4

〔手術当日の準備〕
　1）投薬

　抗生剤：口腔内常在菌に対して，抗菌スペクトルの広い薬剤を，少なくとも手術30分前に投与する(図4a).

　抗コリン性鎮痙剤：唾液の多い患者では，本来の目的ではなく，この薬剤の腺分泌への影響力を利用し，術野の明視を目的として，唾液分泌の抑制を図る．ただし，現在服用中の薬剤を含めた慎重な問診と，全身状態を正しく把握したうえで服用させることは当然である(図4b).

■おもな薬剤

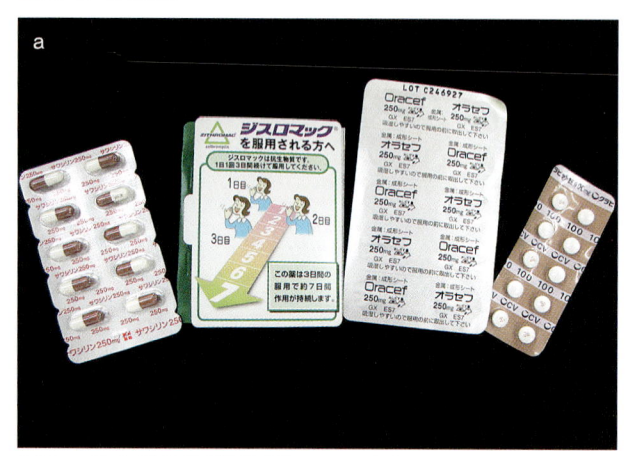

図4a　抗生剤は数種類用意しておくとよい．

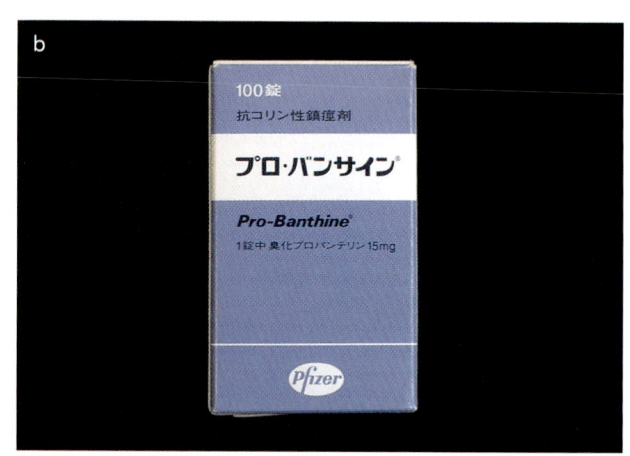

図4b　唾液の多い患者に使用する．

　2）口腔内・口腔周囲の消毒

　歯ブラシや歯間ブラシ等を用いて，隅々まで清掃を行う．また，舌の表面も清掃をしておく．確実な口腔内清掃で，常在菌数を半減できるといわれている(図5a～c)．

　ネオステリングリーンでの洗口も併せて行う(図6, 7)．口腔周囲の消毒も必要である．消毒範囲は少なくとも覆布の有窓部よりも広い範囲を清掃する(図8a～d).

■口腔内の消毒

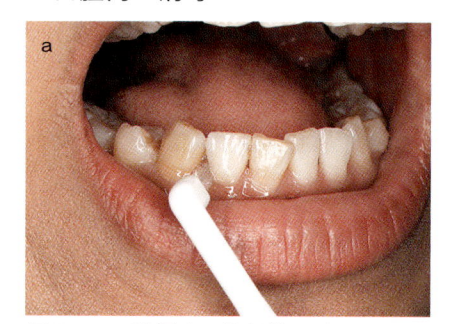

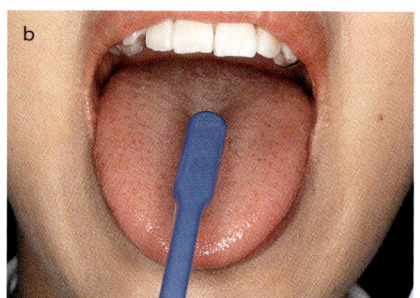

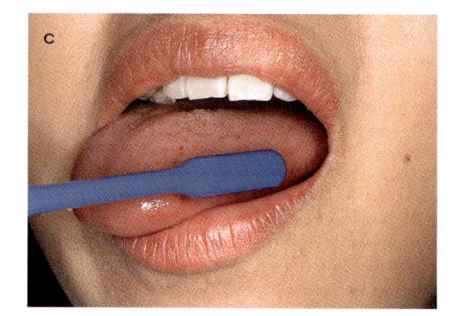

図5a～c　清掃時，軟組織や舌から出血させないよう，十分に気をつける．

診査・診断・治療計画

■ 綿球の利用と洗口剤

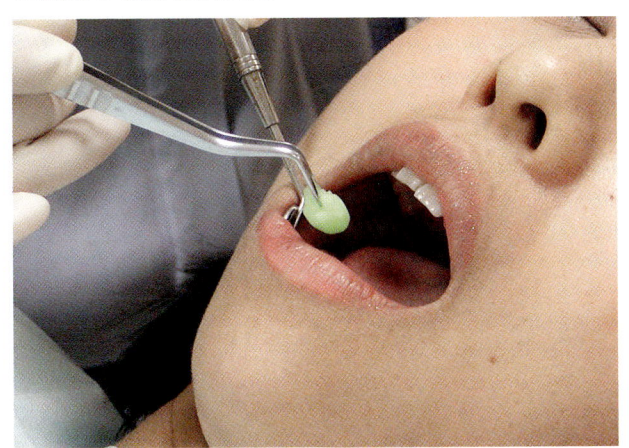

図6　頬粘膜や口腔前庭は綿球を用いて消毒する．

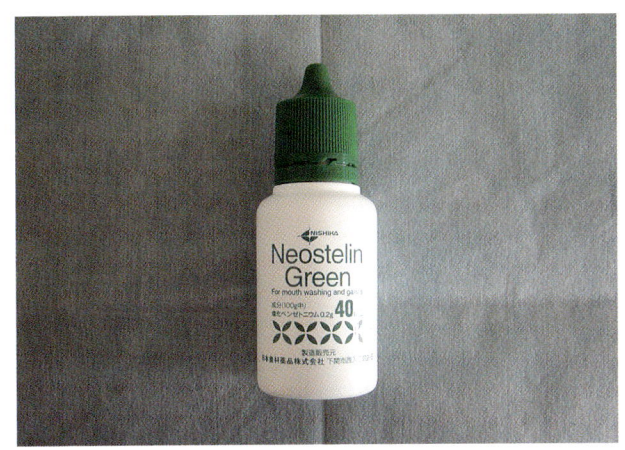

図7　化学的清掃としての洗口．

■ 口腔周囲の消毒

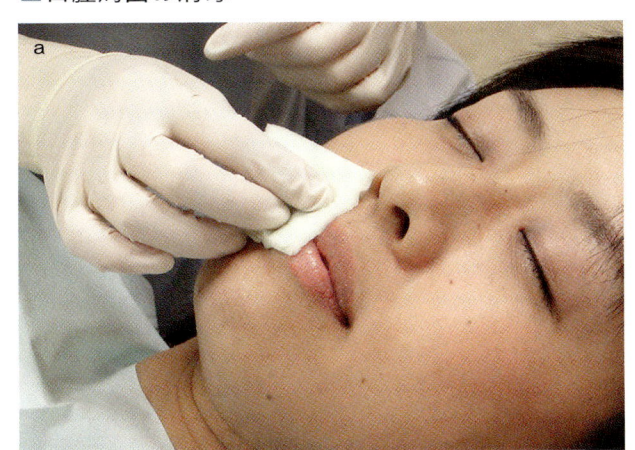

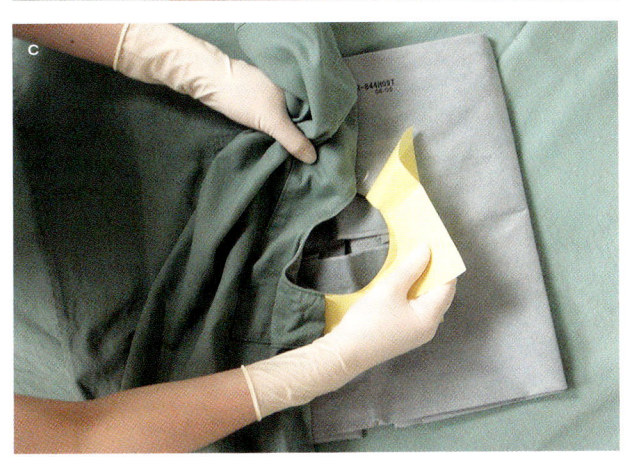

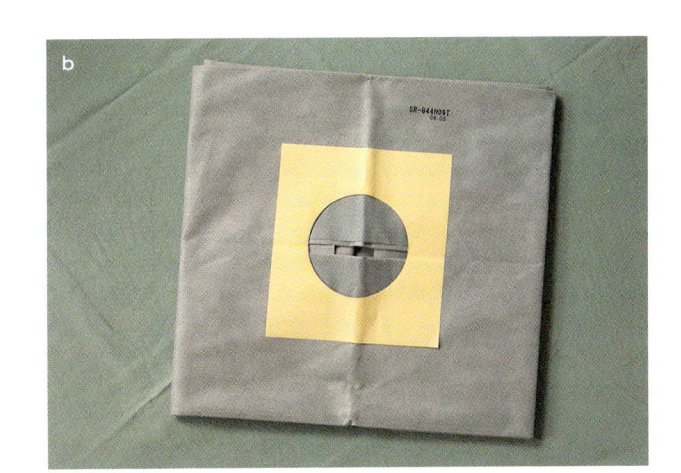

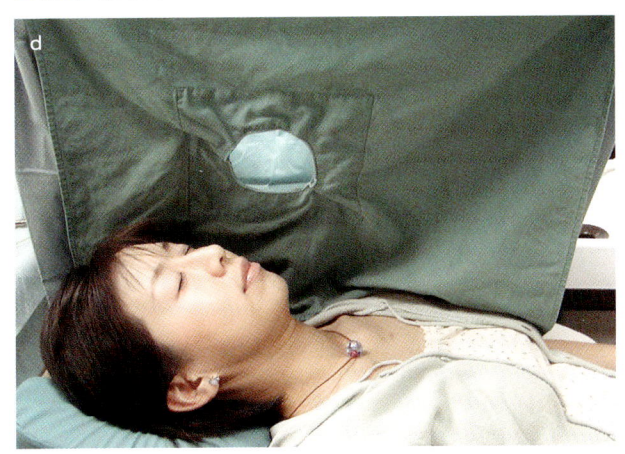

図8a〜d　覆布の粘着テープが顔に直接当たらないよう，もう1枚の覆布をテープ部に接着させてから患者に使用する．

CHAPTER 4

3）手術時の体位の確認

チェアーの高さ，背もたれやヘッドレストの角度を調節し，患者が少しでも楽な状態で，手術が受けられるよう工夫する．また，テンピュールを利用したり，補助的にタオルを丸めて，腰部や頸部に挿んだり，ヘッドレスト部にも数種類の枕を準備しておき，患者の髪型などに合わせて選択してもらうとよい．併せてライトニングのチェックも行う（図9a～f）．

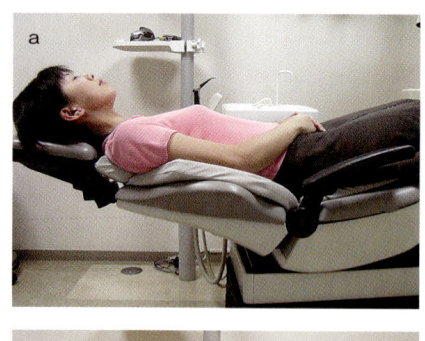

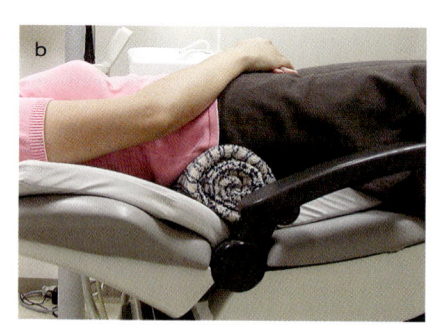

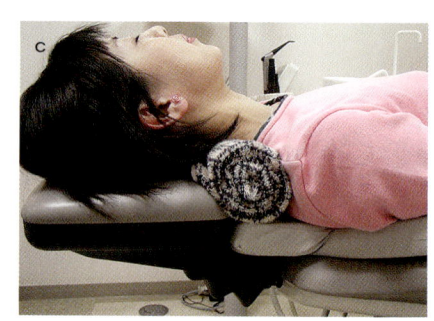

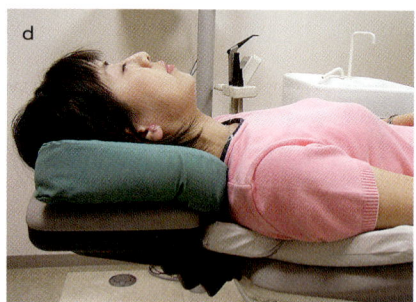

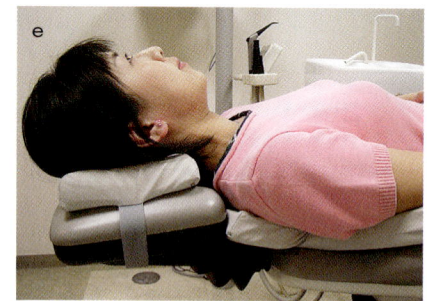

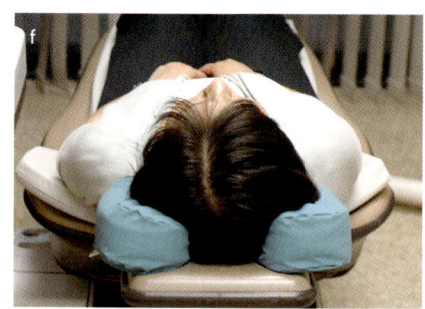

図9a～f　患者自らが，楽な体位を確認することで，リラックスした状態で，手術が受けられる．

4）器具機材の準備

術者の手指消毒の薬剤や，帽子，マスク，グローブ，手術着はもちろんのこと，手術に必要な器具機材は，術中に起こりうるあらゆる事態を想定して，準備しておく（図10a～c）．

アシスタントは器具機材の名称を熟知しておき，素早く手渡しできるようにならなければいけない．ライトやトレーにも滅菌済みのアルミ箔をまいておく（図11a, b）．

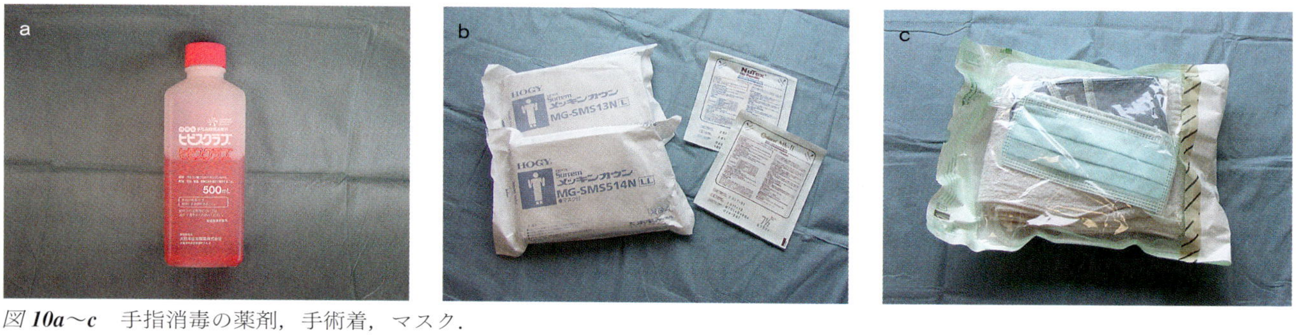

図10a～c　手指消毒の薬剤，手術着，マスク．

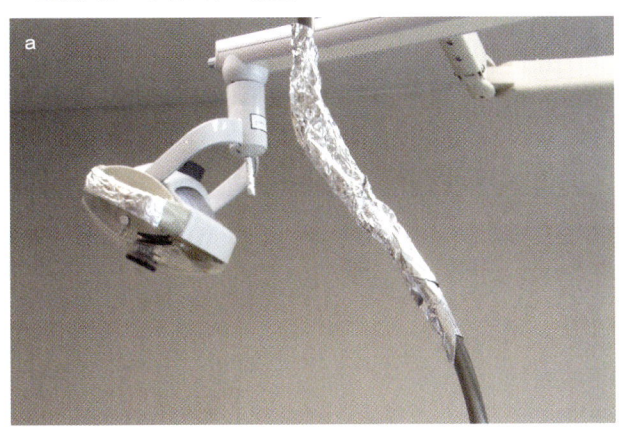

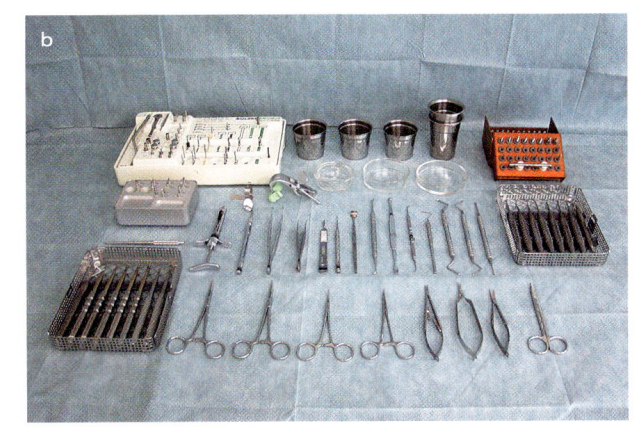

■ 清潔域・不潔域の徹底

図11a, b　清潔域・不潔域の徹底は，一般開業医レベルでは限界があると思われるが，できる限りの努力を惜しんではならない．

■ HAインプラントの利点を最大限に発揮できる，抜歯即時埋入を行う際に用意しておくとよい器具

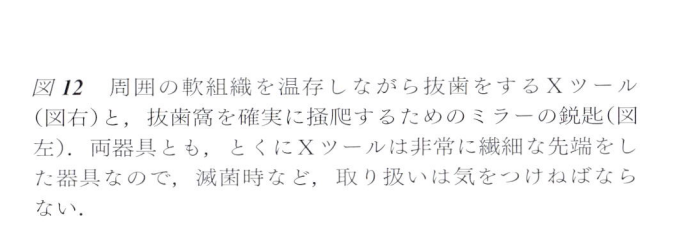

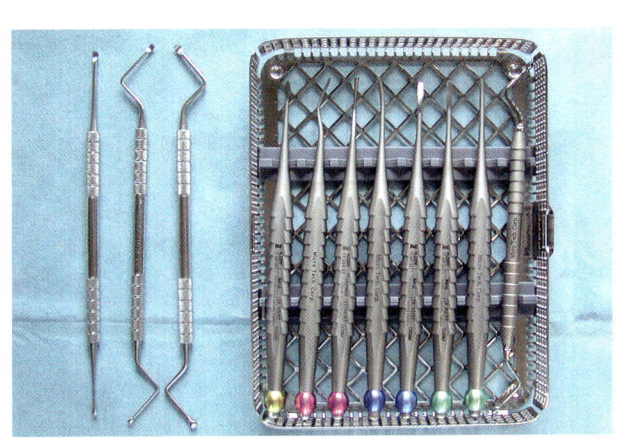

図12　周囲の軟組織を温存しながら抜歯をするXツール（図右）と，抜歯窩を確実に掻爬するためのミラーの鋭匙（図左）．両器具とも，とくにXツールは非常に繊細な先端をした器具なので，滅菌時など，取り扱いは気をつけねばならない．

■ その他クレスタルアプローチによる上顎洞挙上術や，スプリットクレストを行うにあたって用いられる器具

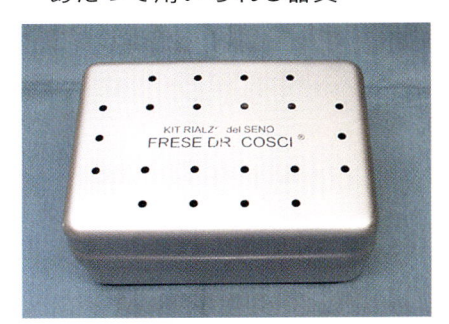

図13　Dr. コッシのサイナスリフティングバー．

図14　スプラインオステオトーム．

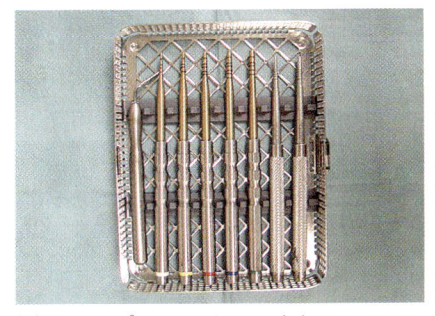

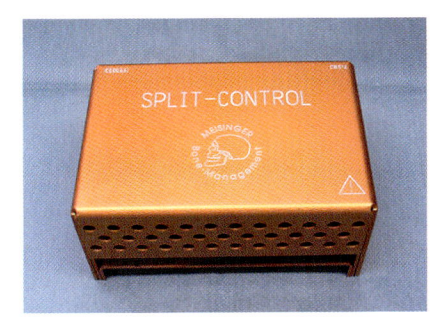

図15　スプリットコントロール．

〔術後管理〕
1）手術直後

術後に起こりうる腫脹・疼痛・出血等について十分な説明を行い，注意事項を列記した用紙を手渡し，読んでもらう．以下に参考文を記しておく．

＜術後の注意事項＞

①今日1日はあまりうがいをしないで下さい．また，運動，入浴，飲酒は避けて下さい．喫煙は，術後最低3週間はお控えください．

②今日，明日の2日間は，患部をよく冷やしてください．

③入れ歯を使用されていた方は，傷口の程度により術後の可否が異なりますので，担当医の指示に従って御使用ください．

④今日は就寝時，枕を高めにしてお休みください．

⑤上顎にインプラント手術を受けた方は，少し鼻血が出ることがあるかもしれません．そのときは鼻をかまないでください．

⑥食事は流動食や，柔らかいものを食べてください．

⑦抜糸までは歯ブラシを傷口に当てないでください．

⑧明日からは食後しっかりとうがいをしてください．

2）手術翌日以降

手術後は歯科医師の判断で必要に応じて来院してもらい，症状によって抗生剤，鎮痛剤等を適宜追加する．また義歯装着患者では，抜糸後適宜，義歯を装着してもらうが，軟性材料で裏層し，手術部への咬合圧を緩和するよう配慮する．

2. 診断・治療計画

診断，治療計画を立てるにあたって，

☆自分自身の確認

　技術：何ができて，何ができないのか．

　知識：何を知っていて，何が分からないのか．

自らの足元を見て，自分自身で達成しうる治療ゴールを立案しなければならない．雑誌等で読んだだけで，できると思いこむのは危険である(図16)．

〔インプラント治療の位置づけと目的〕

　インプラント治療は確定的外科処置の1つとしてのオプションであり，その目的は健全な歯質を削ることなく，確実なバーティカルストップを確保し，長期間にわたる咬合の安定を獲得することにある(図17)．

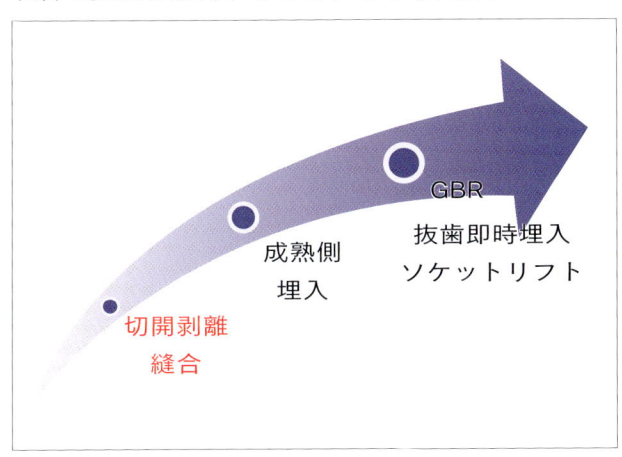

図16　自分自身の技術，知識レベルを明確にする．

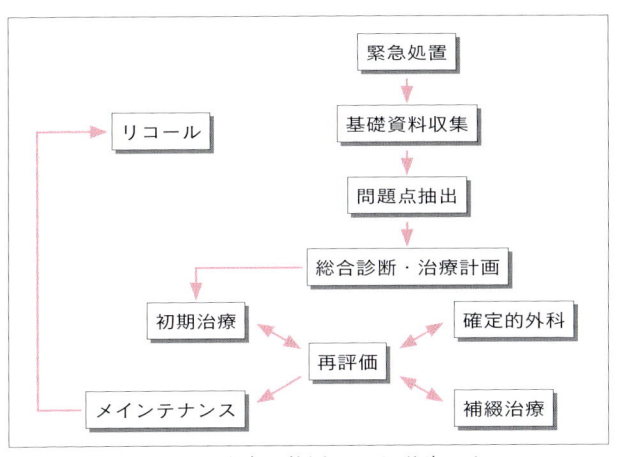

図17　インプラント治療の位置づけを明確にする．

☆診断力とは

- 現状把握　　　　　　　どこが悪いのか
- 原因　　　　　　　　　なぜこうなったのか
- 将来　　　　　　　　　このまま放置すればどうなって行くのか
- 治療ゴールのイメージ　こうなれば安心
- 治療法とその順序　　　そのための効率的，低侵襲な治療法および治療順序は

⇩

治療結果が同じなら，『より短期間で』，『より痛くなく』，『より費用がかからない』ほうがよい．

以上のことをふまえて診断をし，治療計画を立てていくが，そのためには基礎資料の収集をしっかりと行う必要がある．

CHAPTER 4

基礎資料の収集：症例1（図18a〜z）

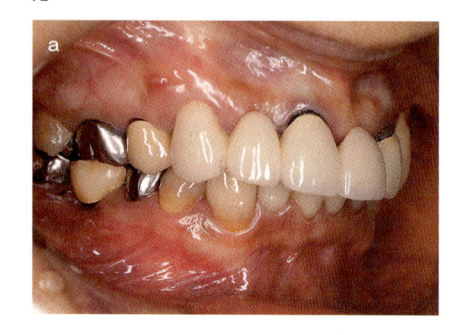

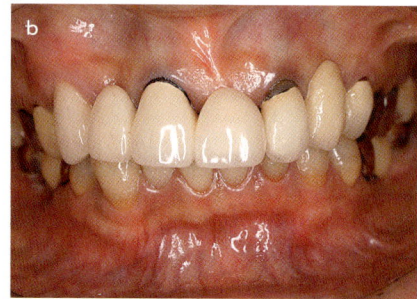

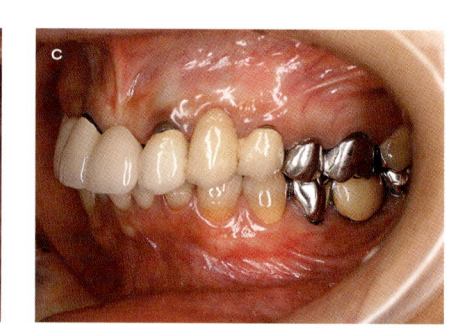

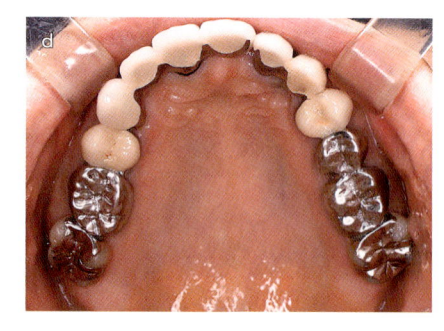

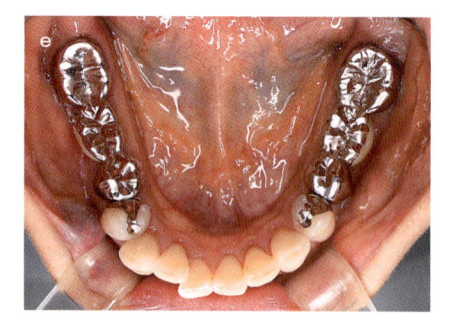

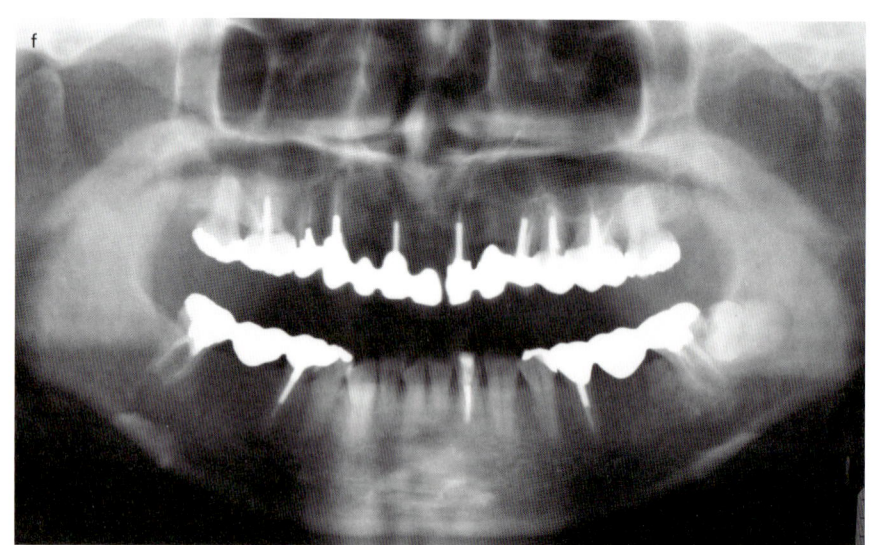

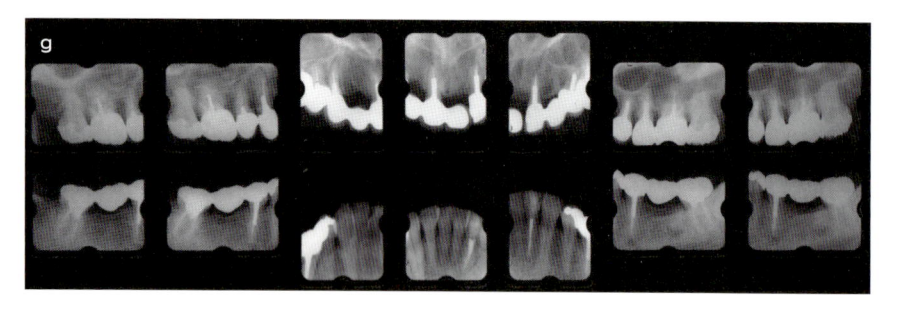

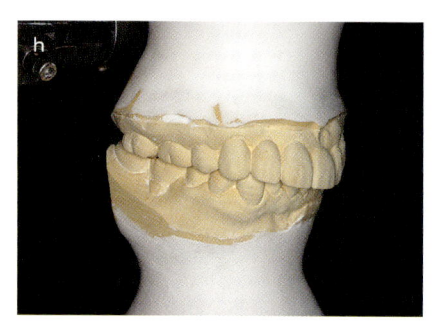

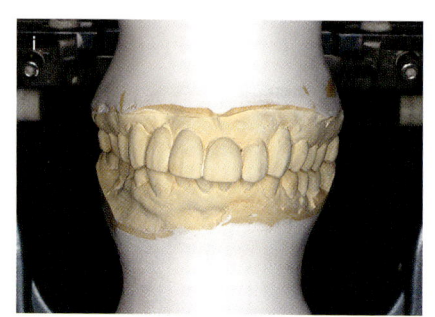

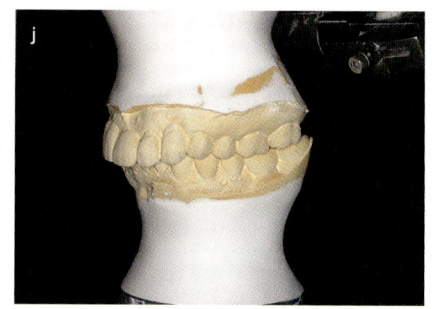

図18a〜g 診断に必要な基礎資料としての口腔内写真とエックス線写真．

図18h〜j フェイスボウトランスファーを行い，咬合器にマウントされたスタディモデル．

診査・診断・治療計画

<診断用ワックスアップおよびステントの作製>

図18k　診断用ワックスアップからステントを作製し，頰側をカットした後，実際に口腔内に入れて，その適合性やガタつきを調べる．ステントの情報のまま，インプラント埋入ができれば，その後の治療からメインテナンスまで，非常にスムースに移行が可能になる．

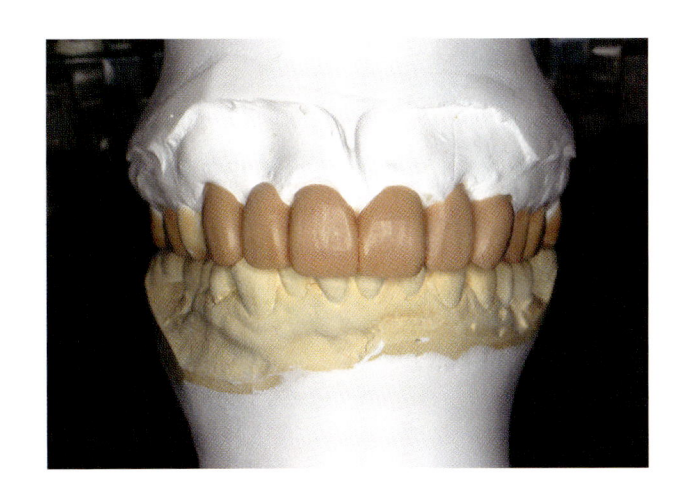

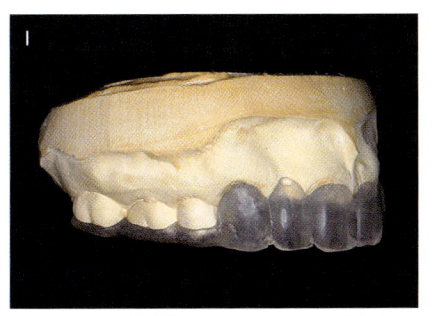

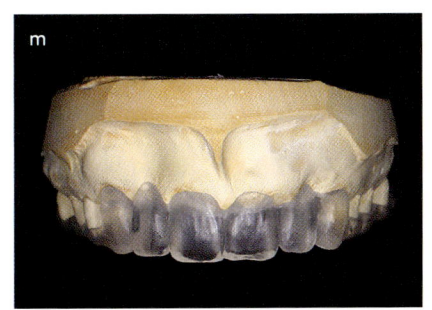

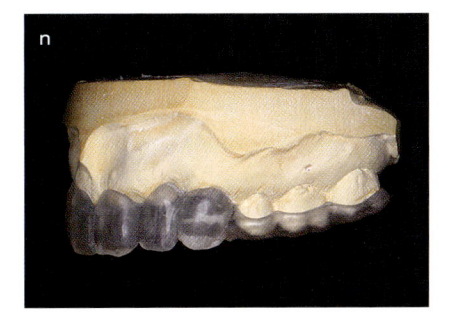

図18l～n　診断用ワックスアップをもとにして作製されたステント．

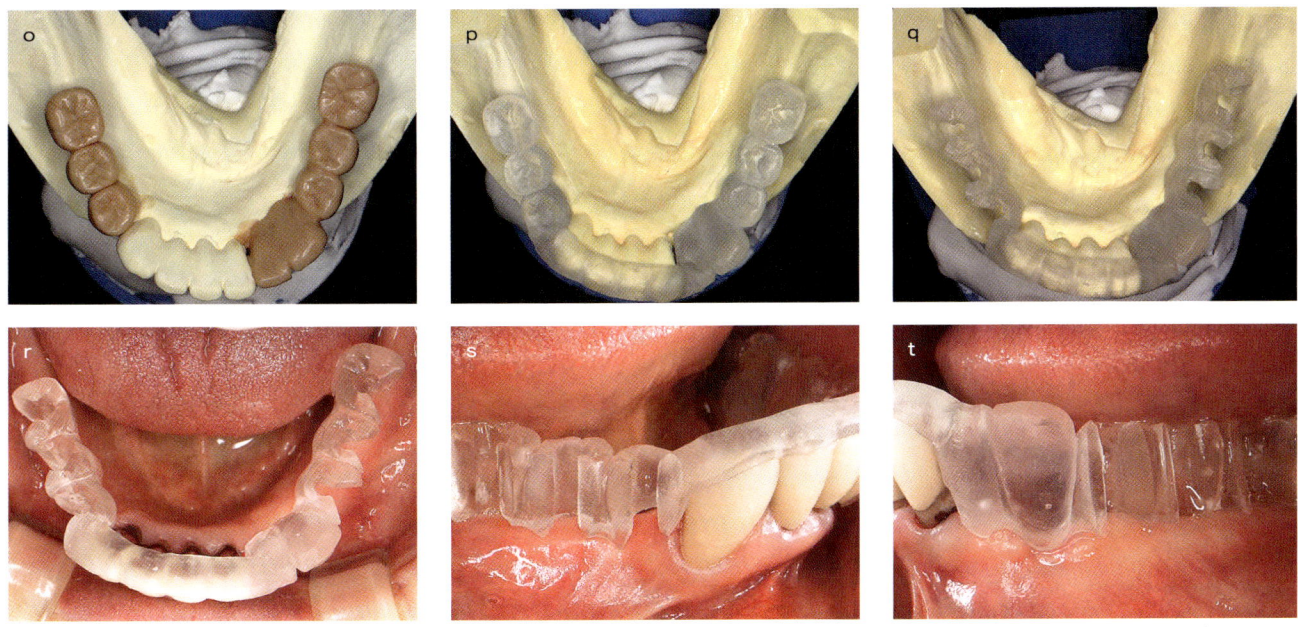

図18o～t　他のケースでの診断用ワックスアップとステント．多数歯欠損の場合は，状況に応じて工夫をしていく必要がある．不安定なステントはその意味をなさない．このケースでは残存歯に維持を求めている．

CHAPTER 4

＜治療終了時＞

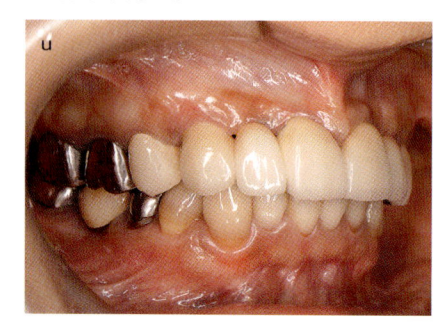

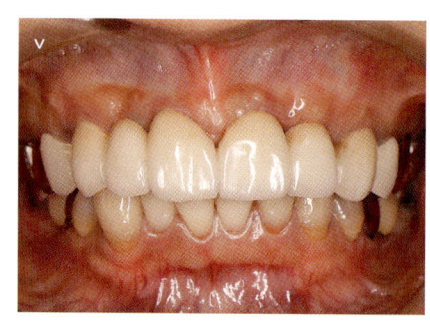

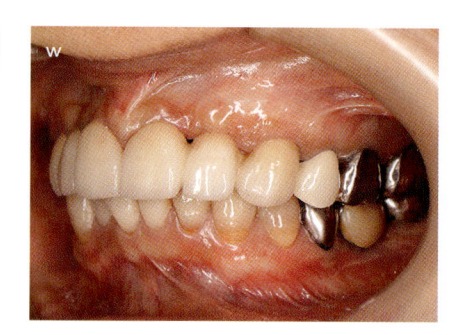

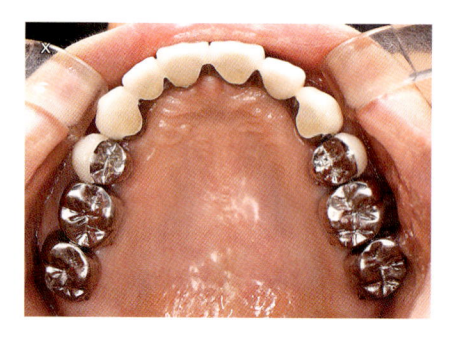

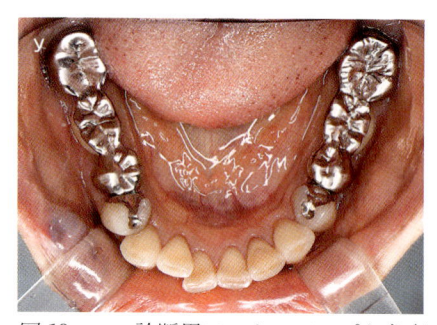

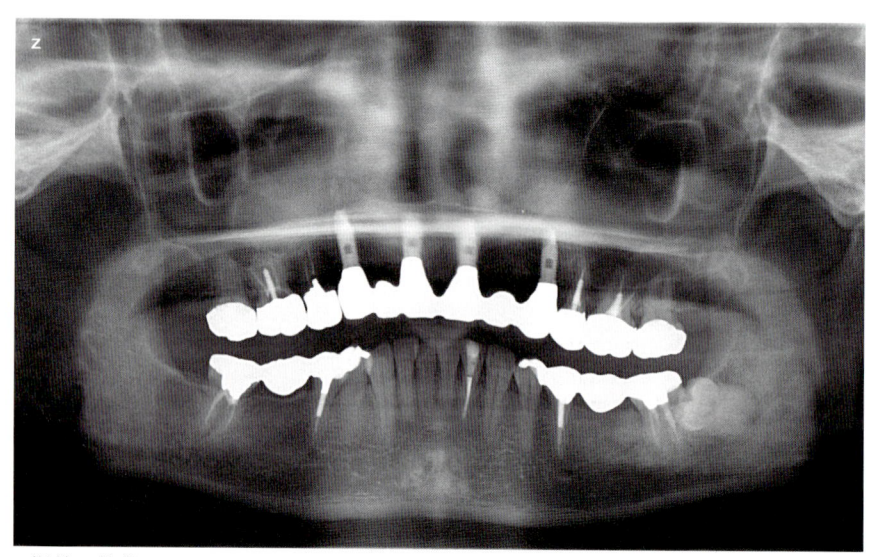

図 *18u〜z*　診断用ワックスアップを参考に，術前の状態よりも1本少ない6前歯にして治療を終えた．

※口腔内写真に関して

「エックス線写真の撮影や，スタディモデルの印象はできても，口腔内写真を撮影するのは抵抗がある，あるいは難しい」とよくいわれる．しかし口腔内写真は，診断に欠かすことのできない資料である．ある程度のトレーニングは必要であるが，練習さえ積めば，歯科衛生士であっても規格性のある写真が撮影できるようになる．

基礎資料の収集：症例 2 （図 19a〜w）

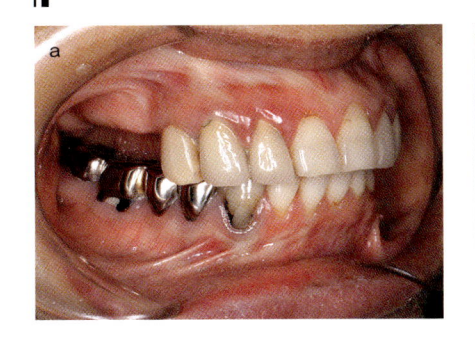

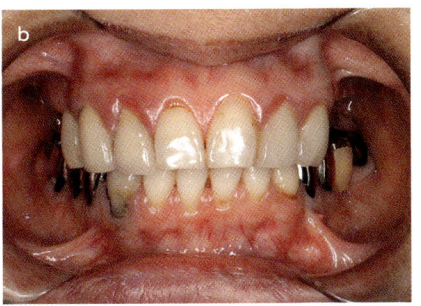

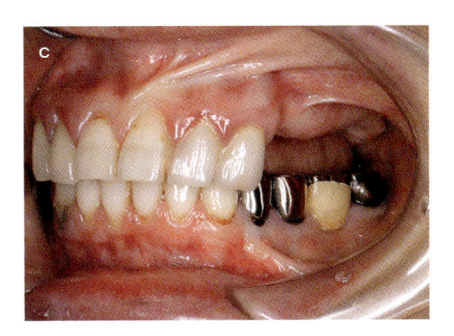

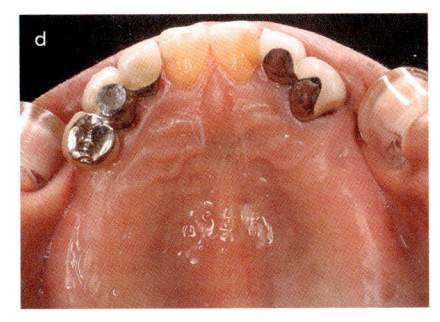

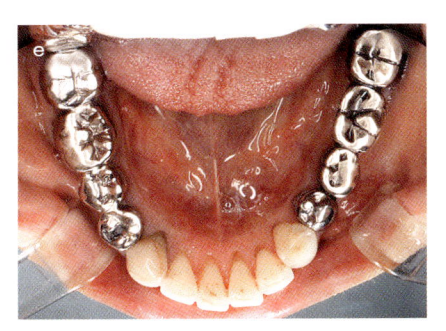

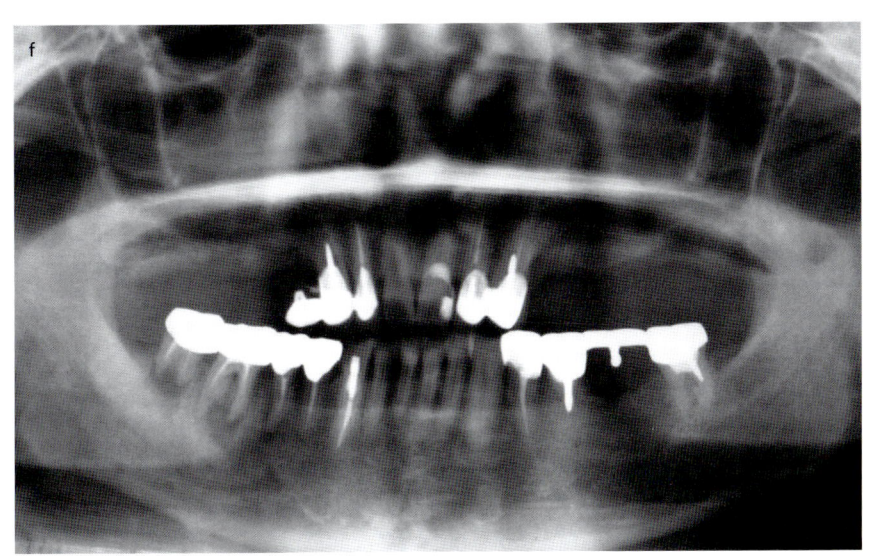

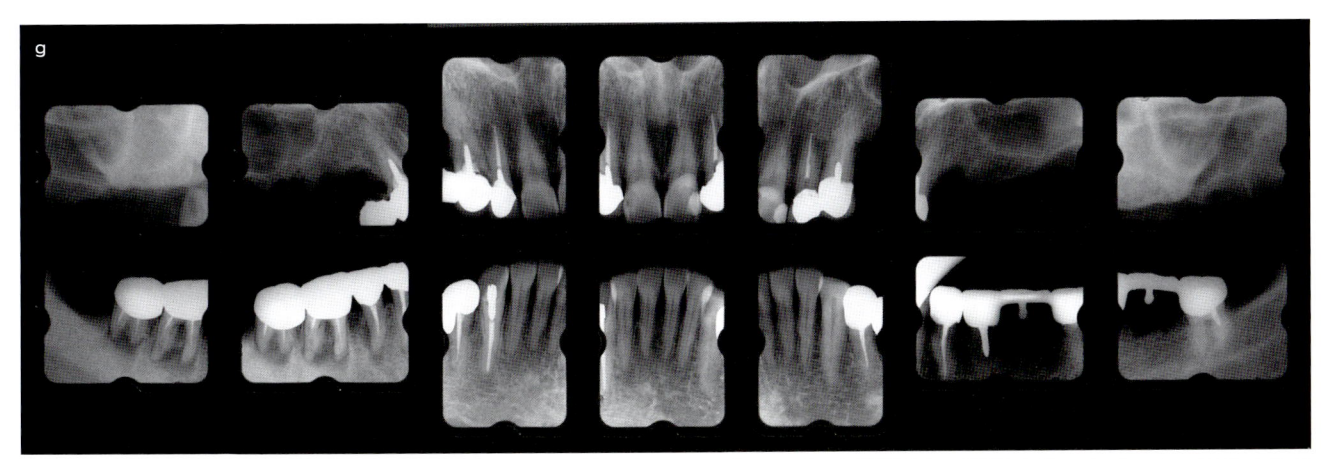

図 19a〜g　企画化された口腔内写真を撮り，エックス線写真やスタディモデルを資料として収集することで，チェアサイドでは発見できなかったような問題点等にも気が付くことが多々ある．

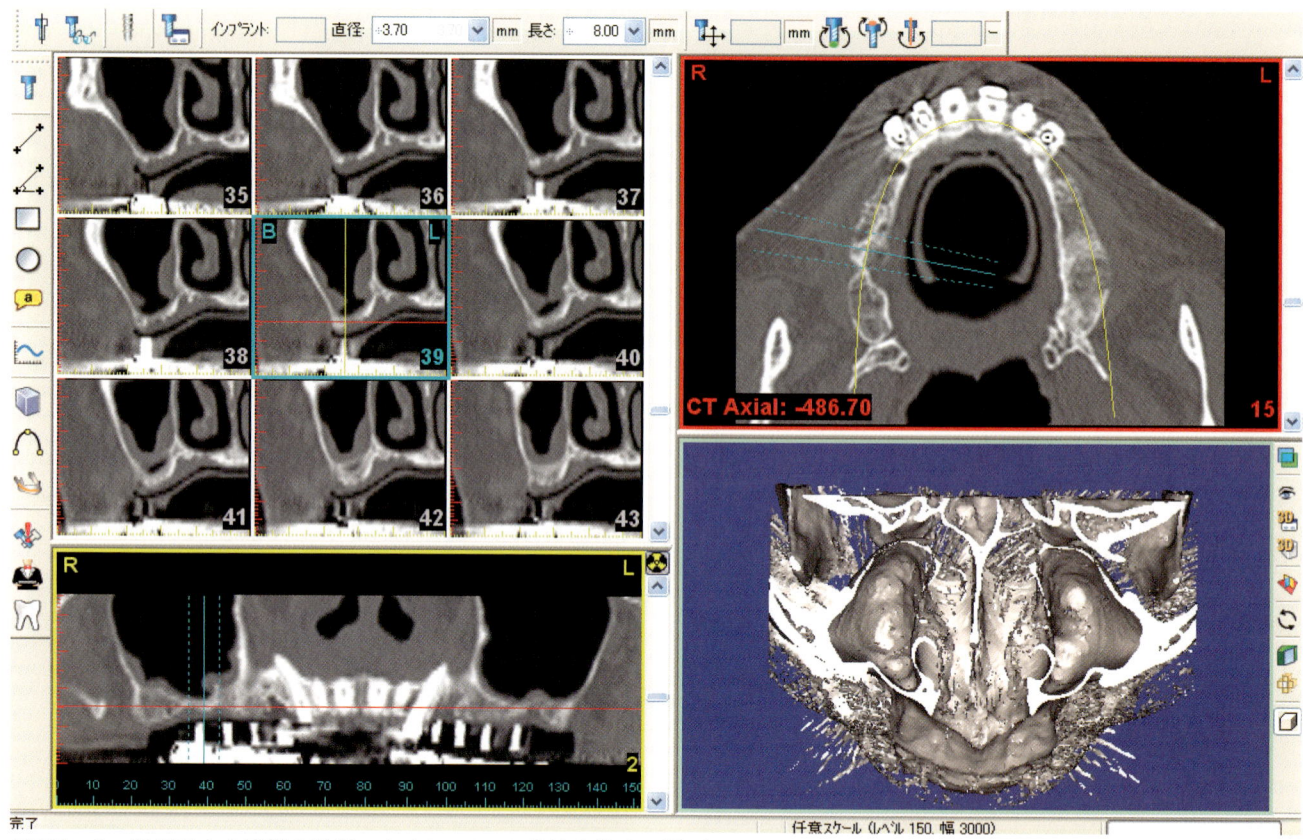

図19h〜k 近年はより正確な診断のために，CTが急速な進歩を遂げている．コスト的な面での問題や被曝量の問題はあるが，最近は急速に改善されてきている．今後は普及していく機器の1つであろう．

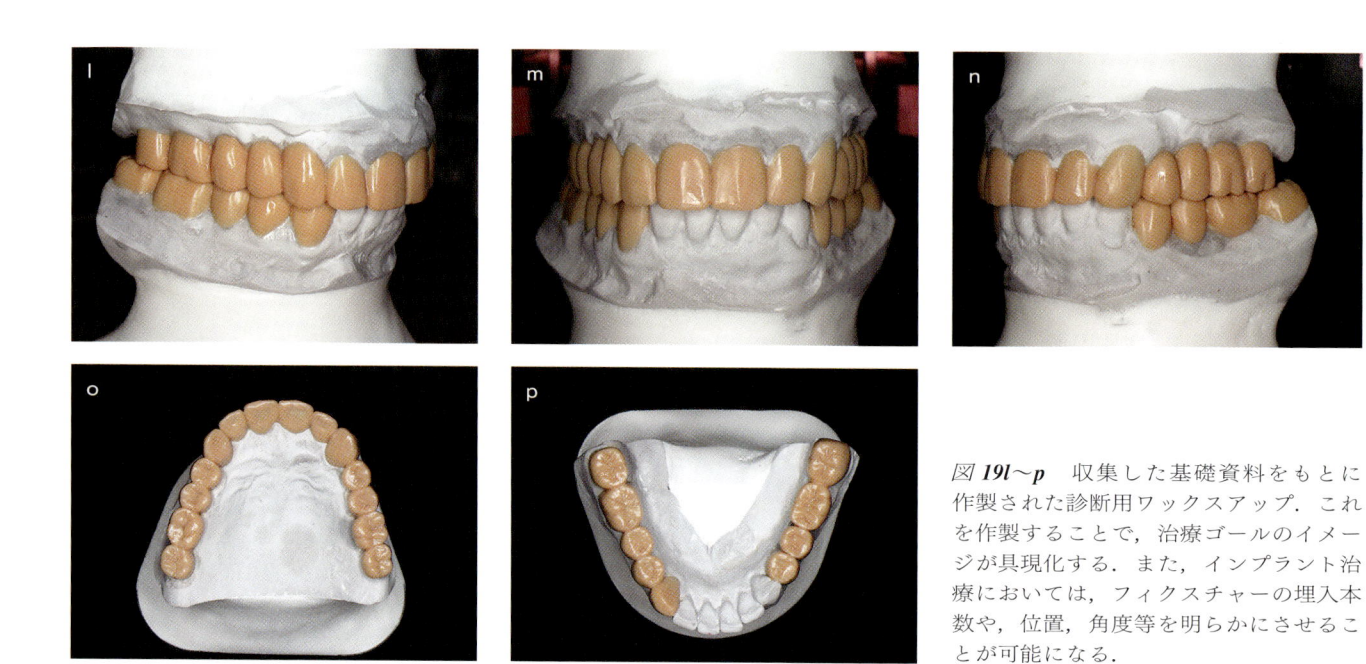

図19l〜p 収集した基礎資料をもとに作製された診断用ワックスアップ．これを作製することで，治療ゴールのイメージが具現化する．また，インプラント治療においては，フィクスチャーの埋入本数や，位置，角度等を明らかにさせることが可能になる．

診査・診断・治療計画

<治療終了時>

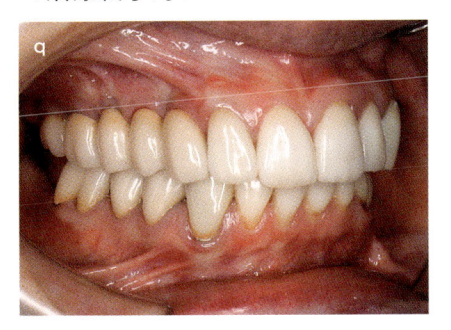

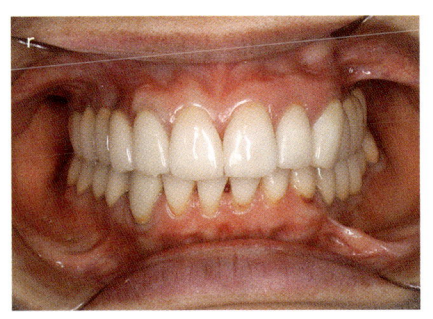

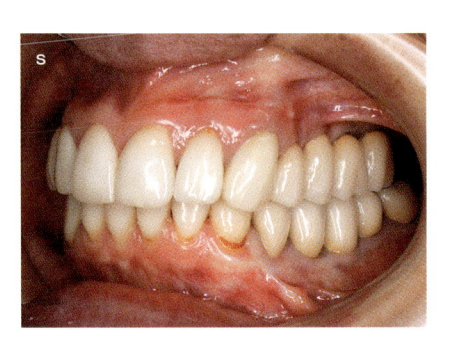

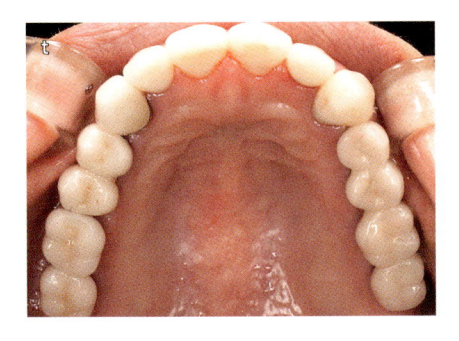

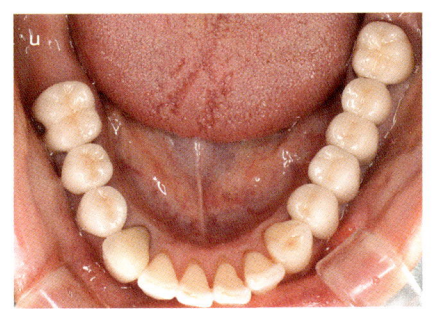

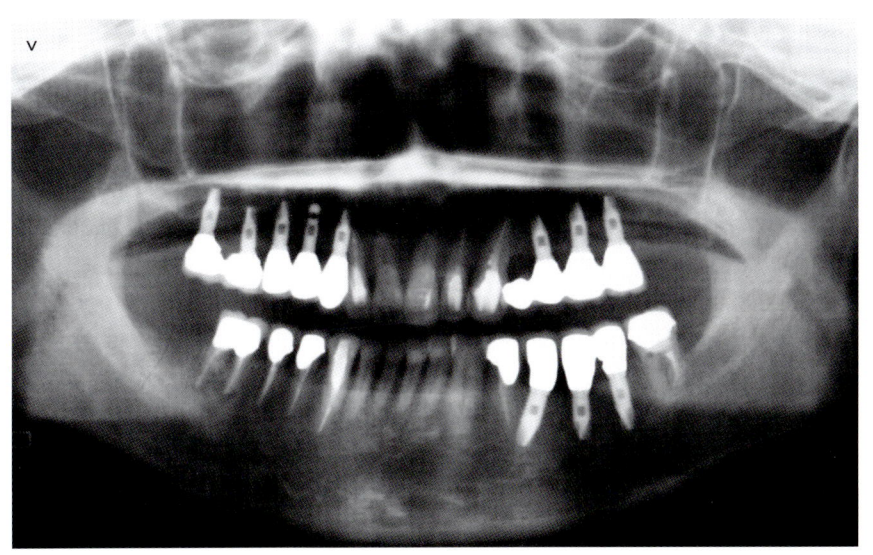

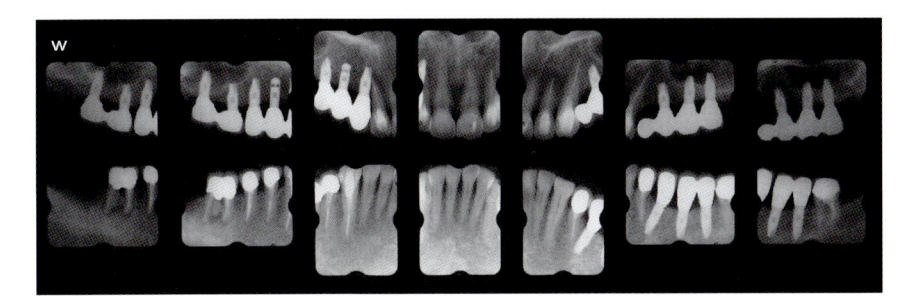

図19q〜w 治療終了後にも，メインテナンスの開始としての資料を集めておくとよい．

この症例において，診断時との変更点は，7̄と5̄が歯根破折とポストコアーのパーフォレーションの理由により抜歯になったことである．7̄は抜歯後，新たにフィクスチャーを埋入することなく対応し，5̄は抜歯後即時埋入術を実施した．

CHAPTER 5

外科術式の基本

はじめに

インプラント治療を行う上で必要となるものが歯周外科の基本的手技である．

日常臨床における歯周外科の知識と基本的手技を応用し，それぞれ切開，剥離，縫合，結紮を確実にかつ丁寧に行うことが，インプラント治療を成功へと導くポイントである．

ただ闇雲に行うのではなく，術者はなぜそうしなければならないのか，どのようになればよいのか，どういうふうにしたいのかなど，事前に十分考慮することが必要である．

雑多な処置は，痛みや腫れを伴い，患者に不快感を与えてしまう．また，治癒を遅らせたり，ときには手術の予後にも影響する．とくに審美領域では，切開の仕方いかんによっては瘢痕形成をきたし，縫合の仕上がりや結紮の弛みなどから粘膜が醜悪な状態になることもあり得る．

できるだけ外科的侵襲を少なくするためには，歯周外科のテクニックを身につけ，外科器具を使いこなし，普段からの臨床でスキルアップを図ることである．

この章では，切開から剥離，縫合，結紮まで，歯周外科の基本的手技を解説する．

1．切　開

〔切開線の種類〕

○**歯肉溝切開**(*図1*)

審美領域(とくに前歯部)における縦切開は禁忌であり，治癒は瘢痕形成となり，審美不良の原因となる．

○**Limited flap**(*図2*)

歯間乳頭を温存する場合に用いる．

○**Widely mobilizes flap**(*図3*)

おもにGBRなどのケースに用いる．

〔切開線のデザイン〕

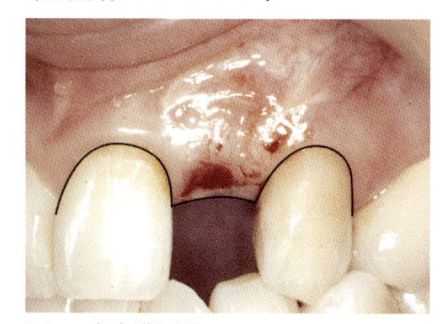

図1 歯肉溝切開．

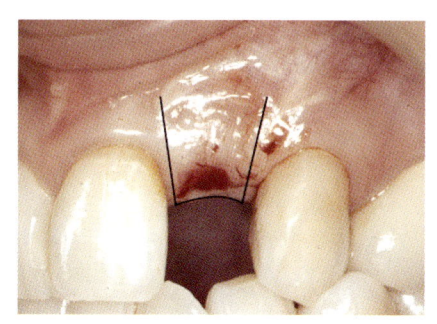

図2 Limited flap.

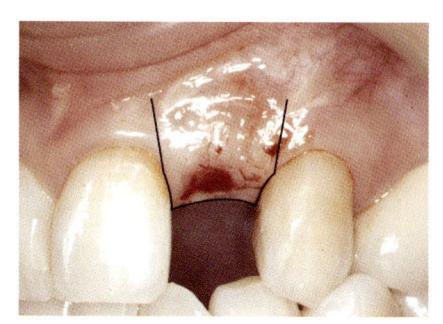

図3 Widely mobilizes flap.

〔メスの選択と使用法〕

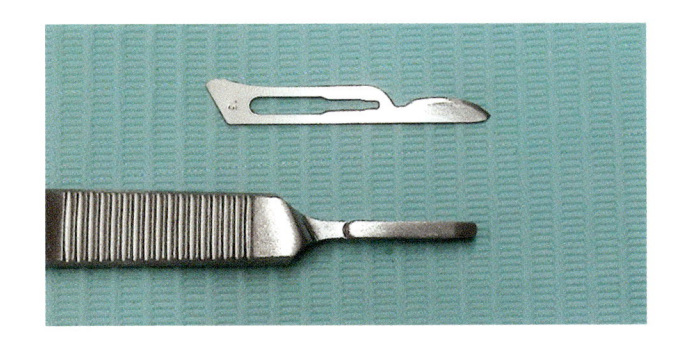

図4　上：替え刃メス(#15)および下：替え刃メス用ハンドル．

　よく切れる替え刃メス(#15または#15C)を使用し，できるだけ小さな範囲にとどめておくことで，外科的侵襲を抑えられる(図4)．

　メスの刃先は骨面にあたると刃こぼれを起こし切れが悪くなる．そのときは素早く交換する．また，血液の付着をすばやくぬぐい去ることで，切れの悪さを少しでも抑えられる．

　自分が想定した長さを切開するときは(図5a〜c)，起始点から終点にかけてメスの角度をつけることで，必要以上の長さを切開することなく，そして，深部も確実に切離することができる．

　下顎前歯部，舌側面部，近遠心径の狭いケースなどは#15Cを用いると操作性が良い．

〔#15メスの基本操作〕

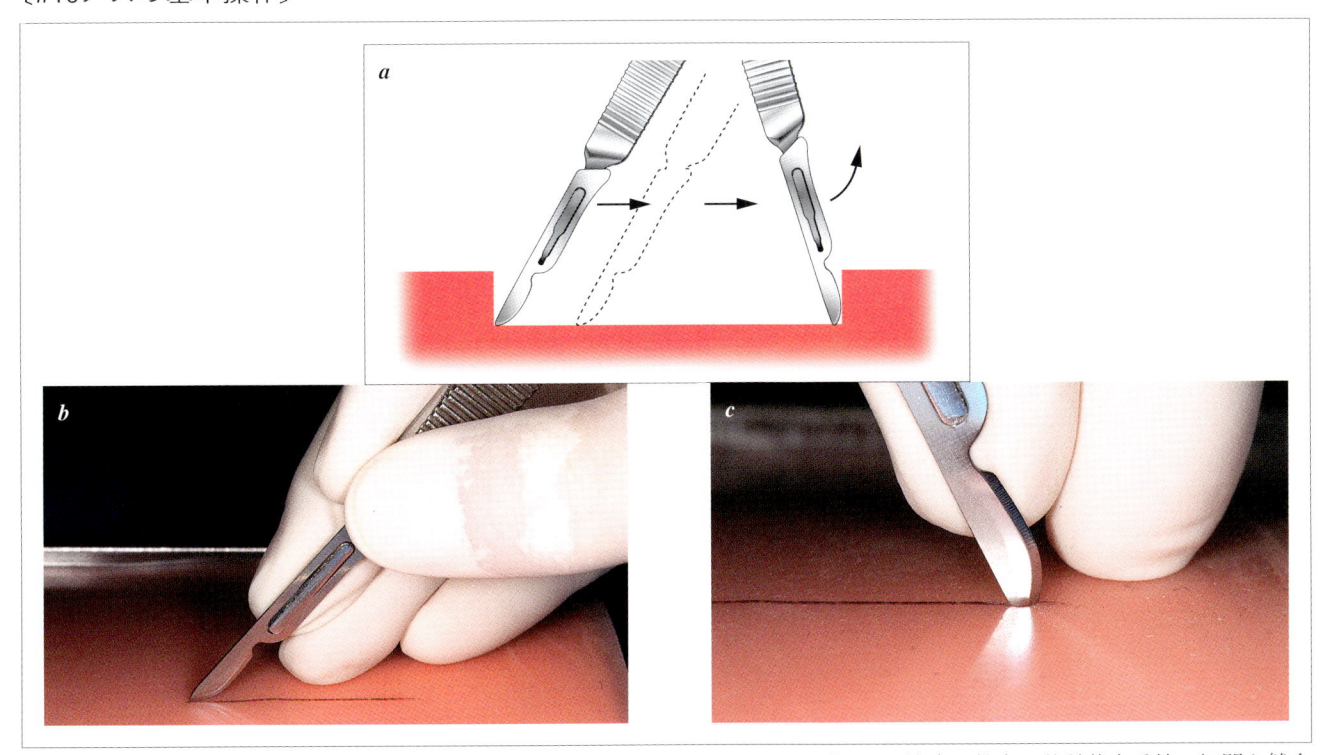

図5a〜c　下顎前歯など狭いところは#15Cを用いる(a：河奈裕正ほか：インプラント治療に役立つ外科基本手技〜切開と縫合テクニックのすべて〜．クインテッセンス出版，東京，2000より引用)．

2. 剥　離

　先端の鋭利な骨膜剥離子を用いて丁寧に剥離する．メスによる骨膜までの切離が確実にできていれば容易に剥離できる．切離が不十分であれば，粘膜を引きちぎることになり，組織を挫滅させてしまうので注意が必要である．

　粘膜の薄いケースや剥離の困難なケースは，ガーゼや指を添えて，テコの原理でしっかりと剥離する．指などを添えると，剥離子がすべったときにでも安全である（図 **6a～c**）．狭い部分は小さな剥離子を用いる（ダイセクターなど）（図 **7**）．

〔剥離子の使用法〕

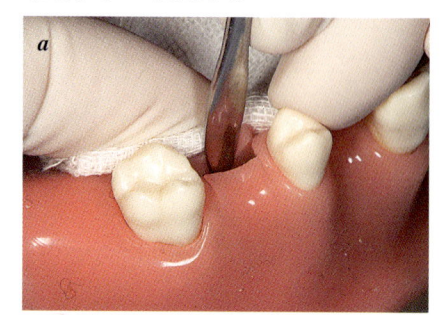

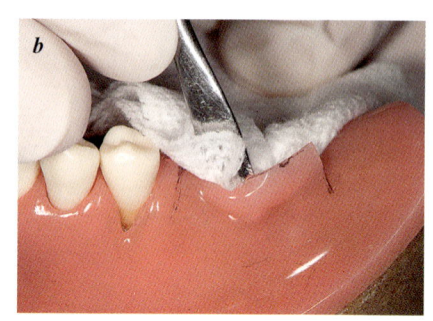

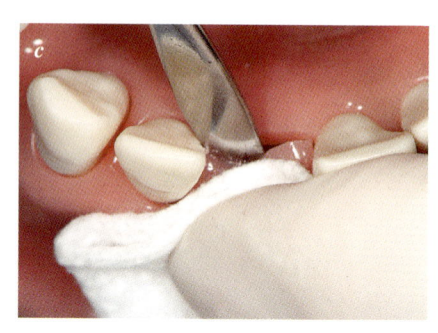

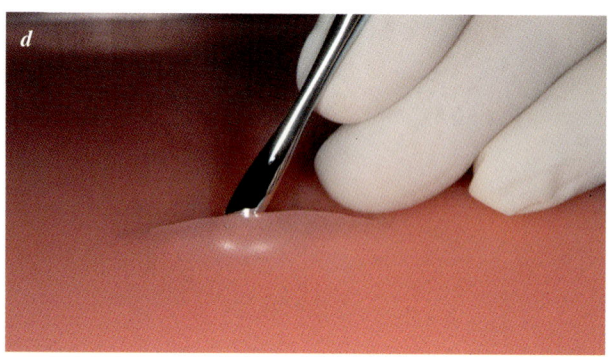

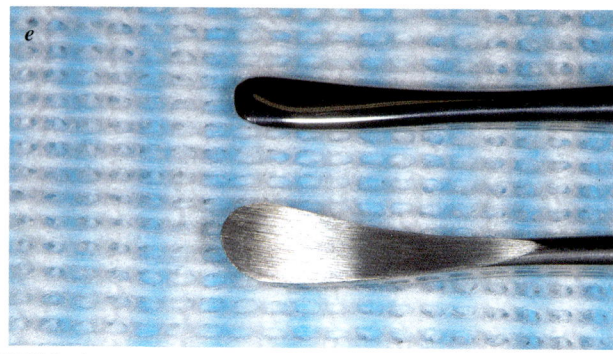

図 6a～e　剥離子の使用法と先端部分（*e*：上が粘膜剥離子，下が骨膜剥離子）．

〔ダイセクターと骨膜剥離子〕

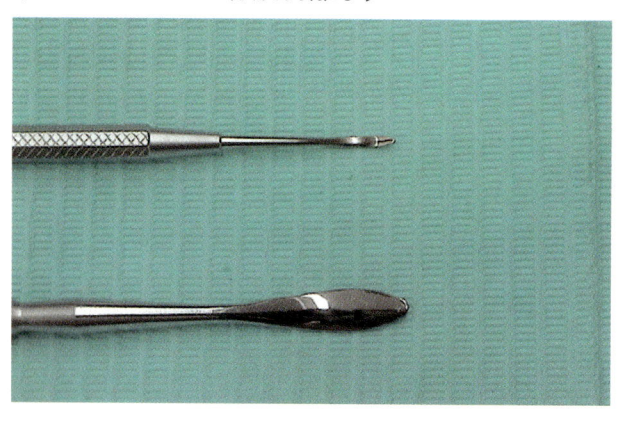

図 7　上：ダイセクター．狭い部分の剥離に用いる．下：骨膜剥離子．

〔アドソンプライヤー〕

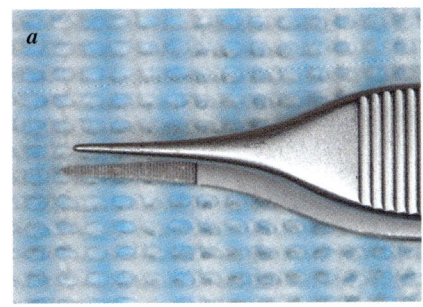

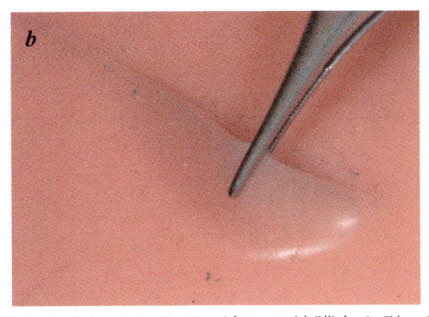

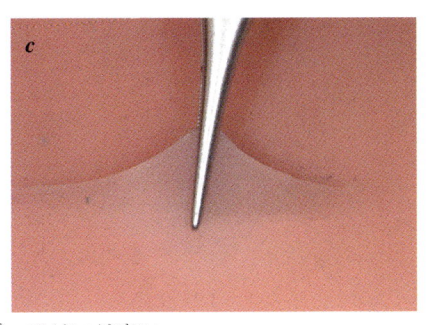

図8a～c 粘膜の保持に用いる．粘膜を損傷させてしまうので，決して粘膜弁を引っ張ってはいけない．

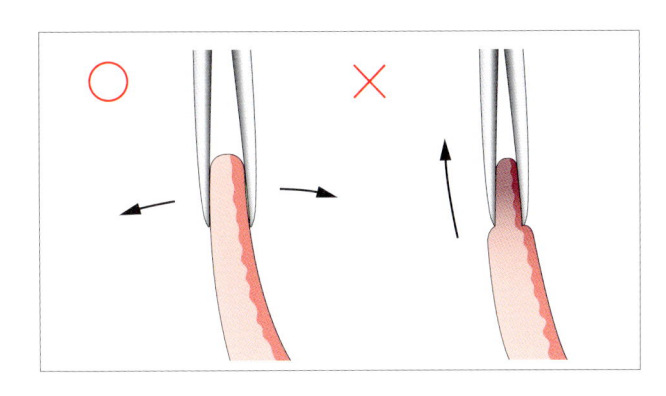

図8d 牽引の必要のないフラップの軽い把持には有効だが（左），強い牽引は断端の圧迫損傷につながる（右）（河奈裕正ほか：インプラント治療に役立つ外科基本手技～切開と縫合テクニックのすべて～．クインテッセンス出版，東京，2000より引用）．

3．縫 合

ただ単に縫い合わせるのではなく，フラップ弁を確実に戻し，死腔をつくらずに縫合，結紮をする．治癒したあとは瘢痕形成にならないように心がける．

外反縫合することで瘢痕形成の防止ができる．

〔外反縫合 Everting suture〕

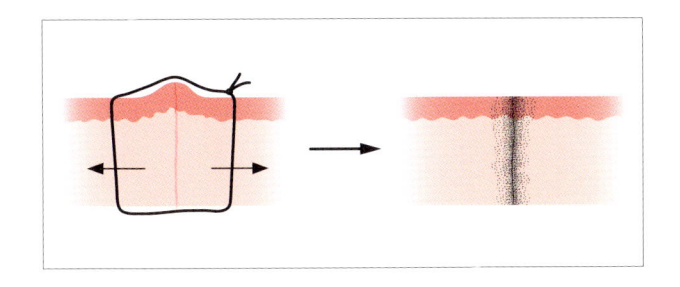

図9 2つのフラップに一度に縫合針を通すと，手前のフラップを引きちぎる可能性がある．

〔内反縫合 Inverting suture〕

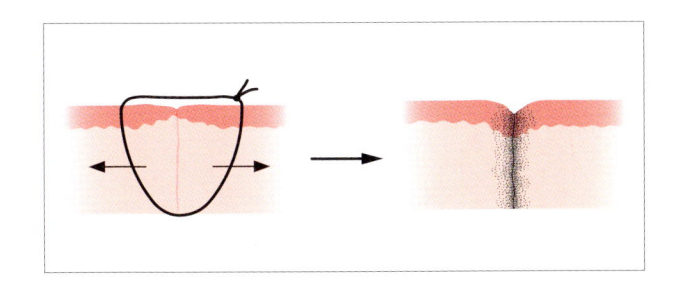

図10 死腔ができやすく弁が裂開しやすい（図9，10：河奈裕正ほか：インプラント治療に役立つ外科基本手技～切開と縫合テクニックのすべて～．クインテッセンス出版，東京，2000より引用）．

＜縫合のポイント＞
　①必要最小限の縫合とする．
　②組織に対して直角に刺入する．
　③適切な刺入点の位置を設定する．
　④上皮と粘膜の縫合はさける．
　⑤適切な張力を保つ．
　⑥緩まない結紮を心がける．
＊縫合はテンションフリーで行う：
あまり緊密に縫合するとオペ翌日はフラップ弁が腫脹し，縫合糸が埋もれてしまう．抜糸が困難となり，組織にダメージを与えてしまう．

＜縫合に用いる器具＞
〔持針器〕
　ウェブスター型，ボイトン型などはロック機構が後方についており，細かな操作が必要な外科にはむいていない．
　二次手術時，MGS を応用し，付着歯肉を損なうことなくインプラント周囲粘膜を確保することで，予知性の向上につなげられる．
　その点，カストロビジョー型はロック機構が中央部にあり，執筆状で軽い力でロックできるので，有利である．

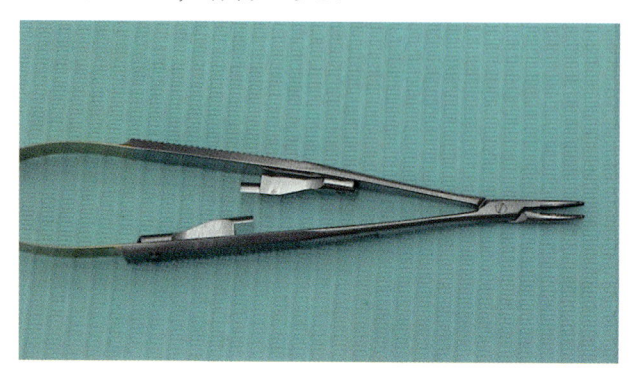

図11 持針器．眼科のマイクロスコープ用血管縫合や神経縫合のために開発された持針器なので，指先を中心とした細かな操作ができ，狭い部位でも縫合が可能である．4-0や3-0の太い縫合針を把持すると金属疲労を起こしやすい．

〔縫合糸の分類〕
○非吸収性縫合糸
　・絹
　・ポリエステル：モノフィラメント(90％ナイロン)
　　　　　　　　：ポロテトラフルオロエチレン(PTFE)
○吸収性縫合糸
　・天然素材：プレーンガット
　　　　　　：クロームガット
　・合成素材：PGA(ポリグリコール酸)

〔各種縫合糸〕

図12 モノフィラメントの縫合糸．上：ジーシーソフトレッチ PA 糸5-0．下：BEAR（ベアー）No.11 5-0．

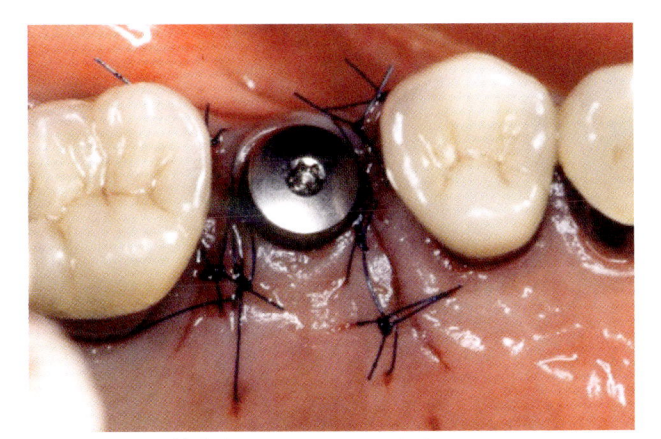

図13 シルク縫合糸．エチコン734 4-0．

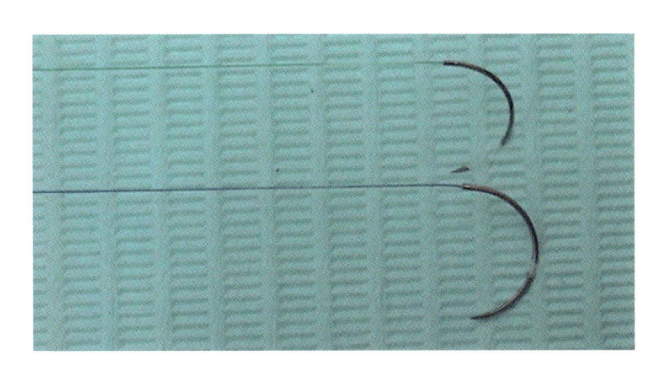

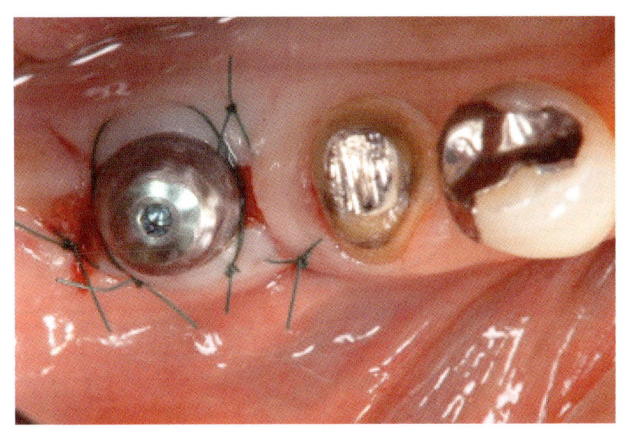

図14 ソフトレッチ PA 糸5-0．

〔縫合法〕

○垂直懸垂マットレス縫合（Vertical sling mattress suture）（*図15a*）

　GBR やインプラントに用いられ，筋肉の引っ張る力に抵抗したり，歯牙，インプラントにフラップ弁を緊密に適合させられる．

○連続ロック縫合（Continuous locking suture）（*図15b*）

　長い距離の切開線を設けたときなど，何度も結紮をしなくてすむ．無歯顎，多数歯のケースなど．

○十字縫合（Cross suture）（*図15c*）

　抜糸窩の縫合などに用いられる．

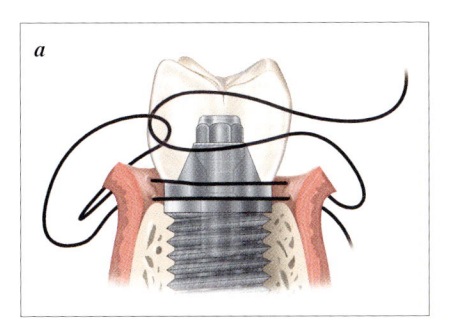

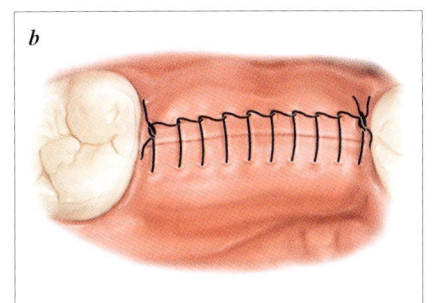

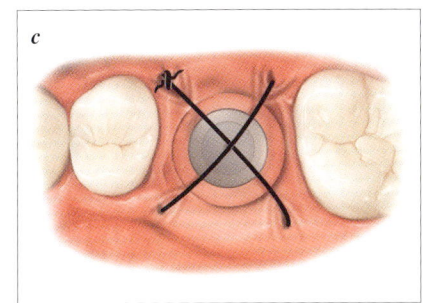

図15a〜c *a*：垂直懸垂マットレス縫合．*b*：連続ロック縫合．*c*：十字縫合（Lee H. Silverstein；上村恭弘 訳：デンタルスーチャリング 歯科縫合術の基礎：手術創閉鎖の完全ガイド．クインテッセンス出版，東京，2001より引用）．

4. 結紮

　創面を確実に閉鎖し，抜糸時まで緩まないように結紮する．結紮はねじれのないスクエアノットで行う．

〔結紮法〕

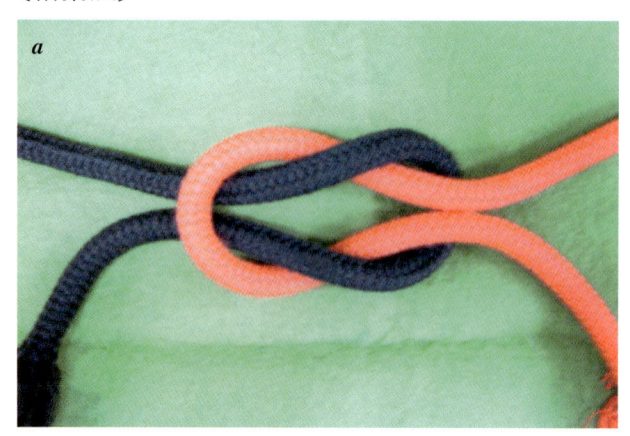

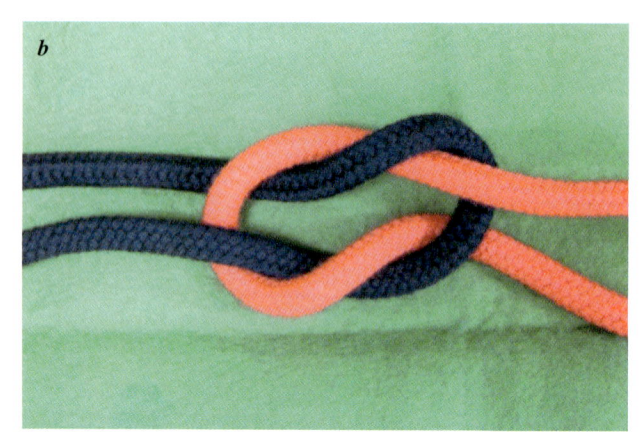

図16a,b　**a**：角結び(男結び)Square knot, **b**：引き結び(女結び)Granny knot. スクエアノットにすることで，結紮部が緩まないねじれのない結紮を心がける．

〔結紮の方法とポイント〕

　針とフリーエンドの間に持針器をおき，針のほうの糸を持針器の上から1回巻く．持針器でフリーエンドをつかみ，それぞれを逆方向に，もう一度針とフリーエンドの間に持針器をおき，針のほうの糸を持針器の上から1回巻き，持針器でフリーエンドをつかみ，それぞれを逆方向にもっていく．

〔垂直懸垂マットレス縫合の術式〕

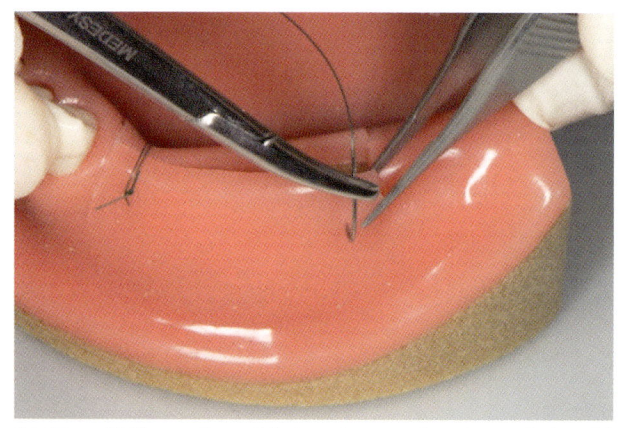

図17a　頬側のフラップ弁をアドソンプライヤーなどで保持し，持針器を逆にひねり，フラップ弁に対して直角に刺入する．

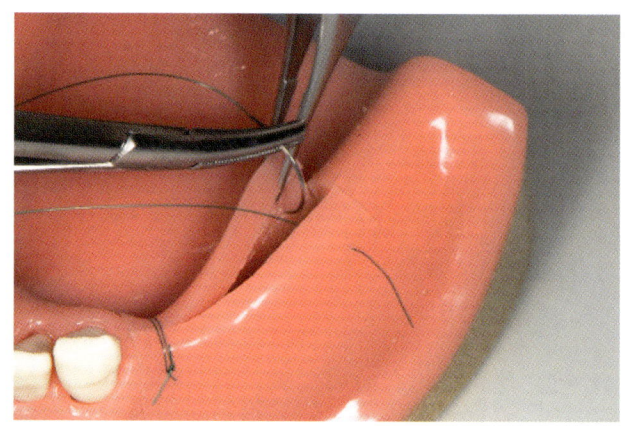

図17b　舌側のフラップ弁も内側から同じように直角に刺入する．

外科術式の基本

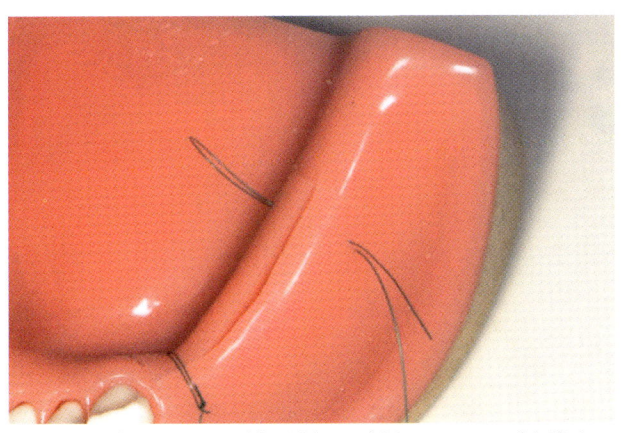

図17c　舌側のフラップ弁外側から刺入し，ループを残す．少し大きめのループを残し，頬側のフラップ弁の内側から刺入してマットレス縫合を行う．

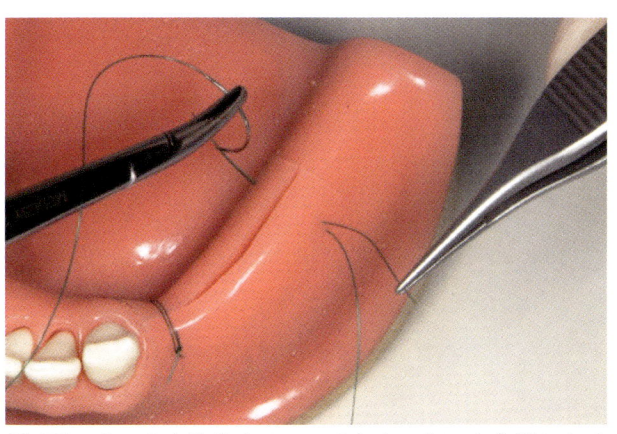

図17d　そのまま結紮するのではなく，先ほど作製した舌側のループに糸を通し，最初の自由端と結紮する．

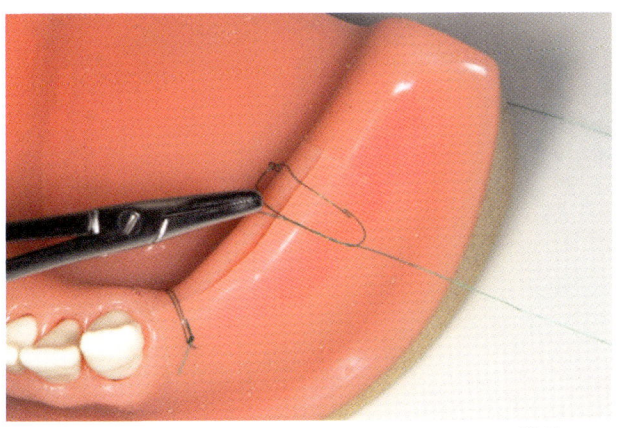

図17e　ねじれていないことを確認し，一重めの結紮をする．このときあまりきつく結紮しないように注意する．

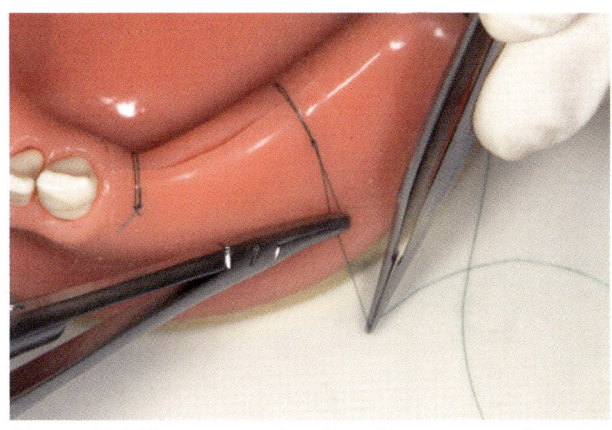

図17f　結紮部がゆるむようであれば，テンションをかけたまま長いほうの糸を刺入点のほうに引っ張り，結紮部でロックする．そうすることで一重めの結紮部はゆるまない．

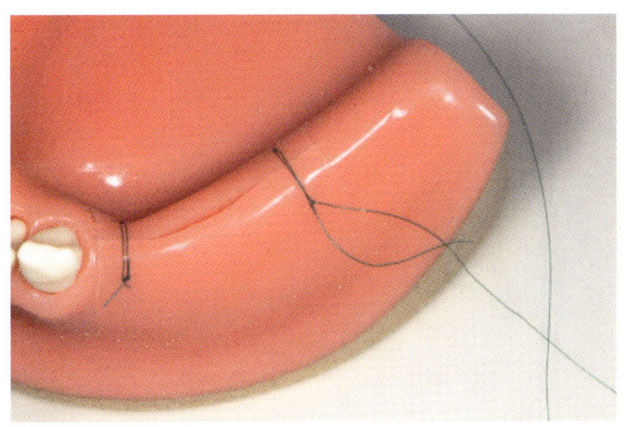

図17g　ロックを終えたらテンションフリーにしておく．引っ張るとロックが解除されてしまうので注意する．そしてスクエアノットで結紮する．

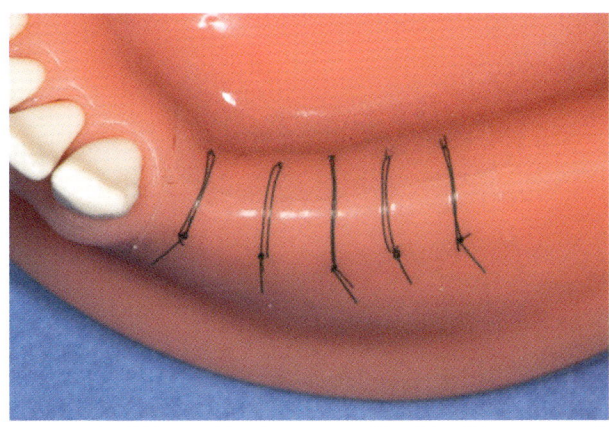

図17h　切開線から刺入点までの距離は同じ（約4～5mm）にし，縫合糸間も同じ幅になるようにする．緊密にできていれば，縦切開の部分は必要ない．

59

CHAPTER **6**

外科術式の実際

1．模型による外科術式：成熟側埋入

　成熟側におけるインプラント埋入のポイントは，骨幅と付着歯肉の量(状態)により，通常埋入かフラップレスにするか，それぞれに合わせた術式を選択することである．一般的にはエックス線写真やCT画像，またはボーンサウンディングから骨幅が5mm以上で，付着歯肉もしっかりあればフラップレスとし，5mm以下で付着歯肉の量も少なければ通常埋入とする．

　また，喫煙者や糖尿病，高血圧症など全身疾患を有する患者，骨質の不良なケースなど，患者自身の状態や骨質の状態により，1回法にするのか2回法にするのかを考慮する．

上顎前歯部中間歯欠損埋入術式

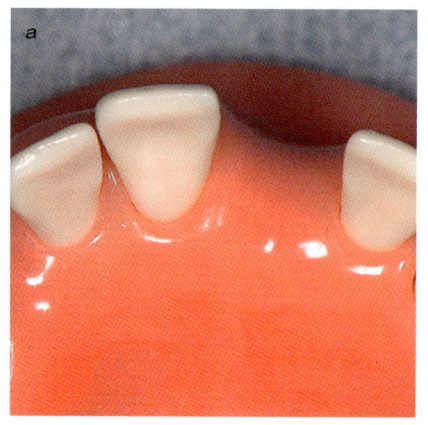

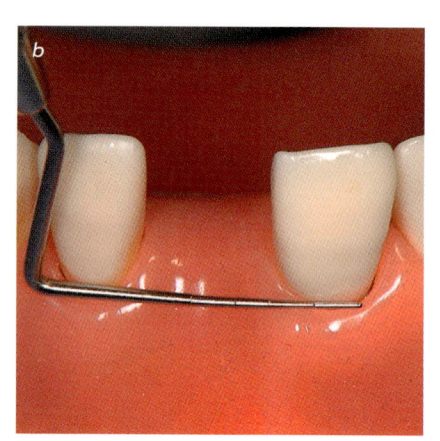

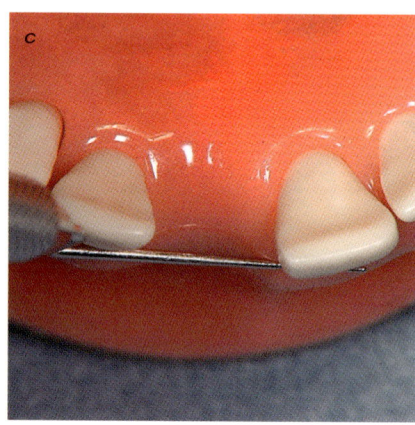

図1a〜c　平行測定器，プローベを用いて，インプラント埋入部の計測をする．近遠心的距離は十分あるので，3.75mmツイストインプラント(プラットフォームの直径は4mm)を選択する．切端を結んだラインを越えない位置に埋入する．

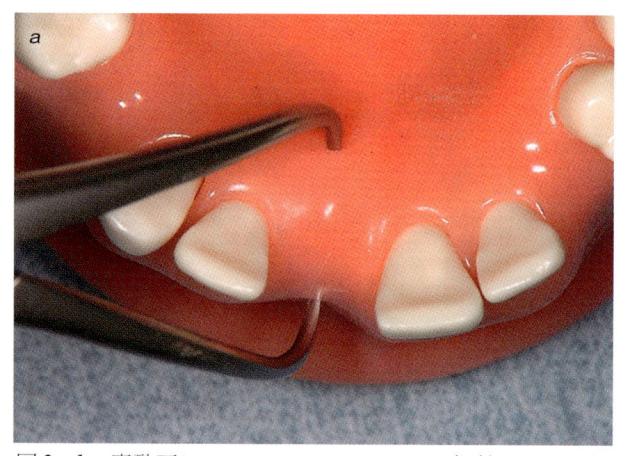

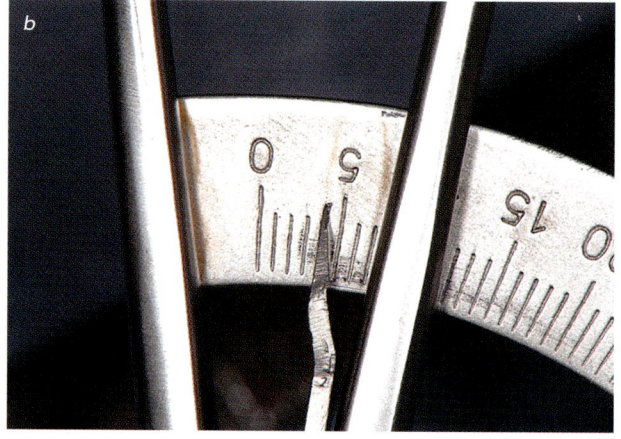

図2a, b　麻酔下にて，ボーンキャリパー，探針などで骨幅，骨面の状態を把握するためのボーンサウンディングを行う．上顎の前歯部の場合，付着歯肉の量は十分あることが多く，5mm以上であればフラップレス，5mm以下なら通常埋入とする．

切開・剥離

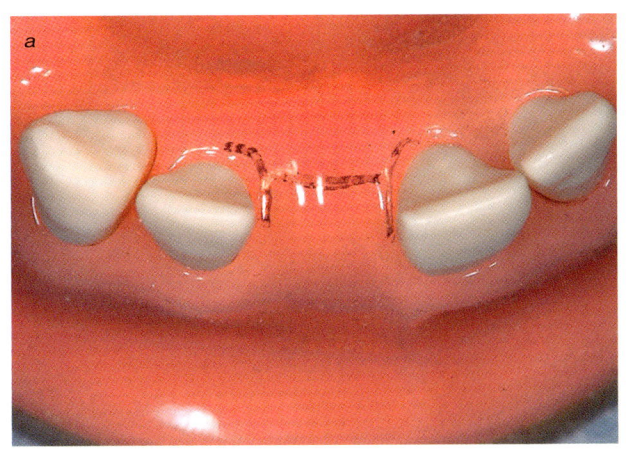

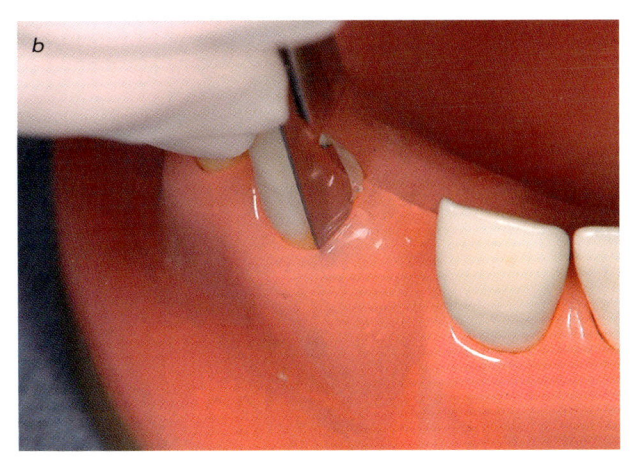

図 3a, b　前歯部審美領域であるため，歯肉溝切開とする（瘢痕形成の防止）．

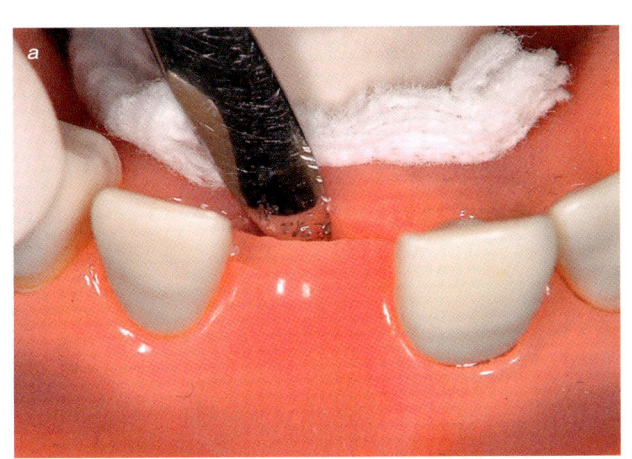

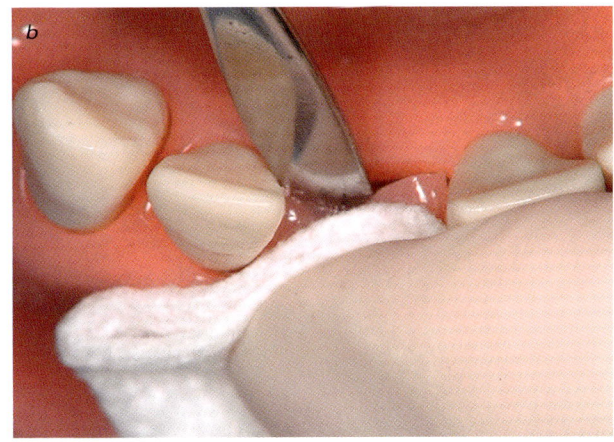

図 4a, b　歯槽頂切開部はやや口蓋側寄りに設ける．＃15Cのメスの先が骨面に到達しやすく，骨膜の切離が確実である．骨膜剥離子は，誤ってすべったりしないようにガーゼなどで補助し，丁寧に剥離する．薄い歯肉の場合はとくに注意する．

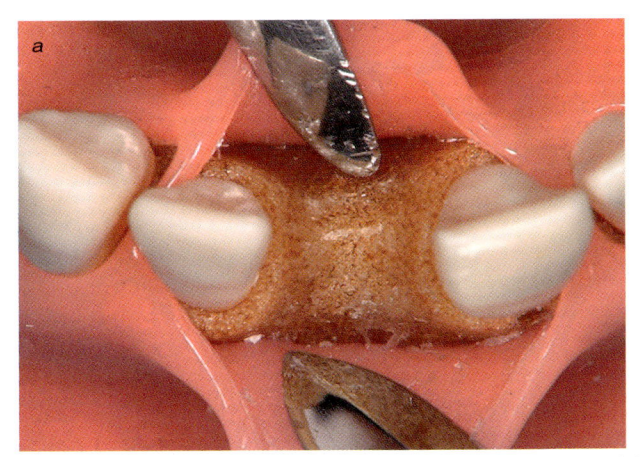

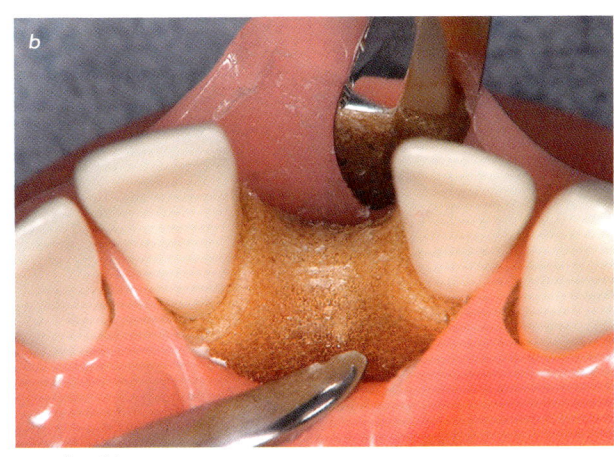

図 5a, b　剥離された埋入部位．唇側に陥凹部がみられ，骨幅も4mmと少々狭い．

ドリリング

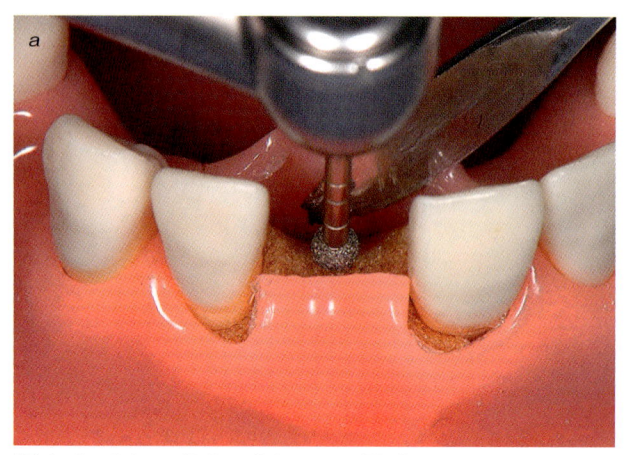

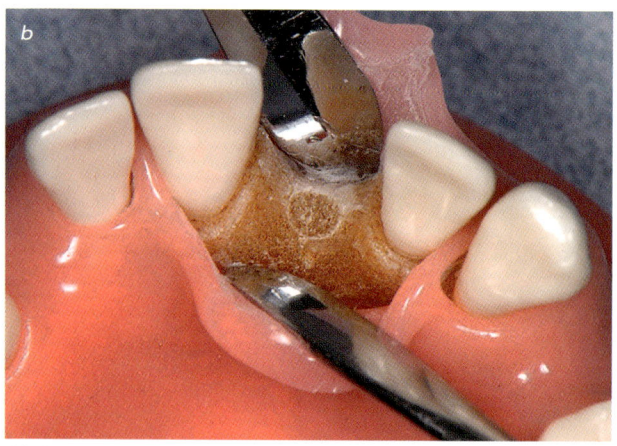

図 **6a, b** 2.0mm（3.0mm）タービン用ダイヤモンドラウンドバーで起始点の付与．口蓋側寄り，歯頚線に沿った位置に起始点を付与する．唇側寄りに設けると最終ドリルや埋入時に裂開をする．

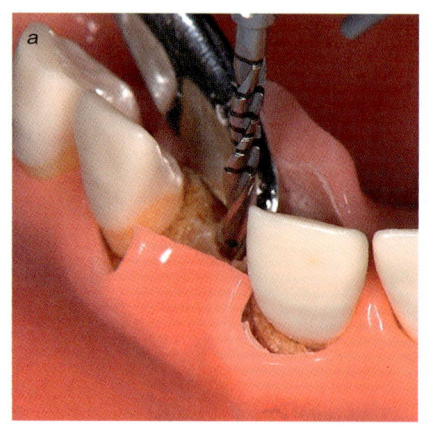

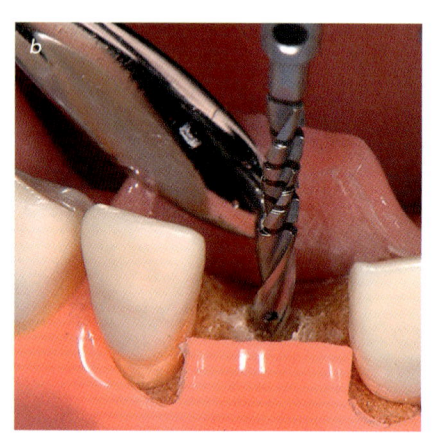

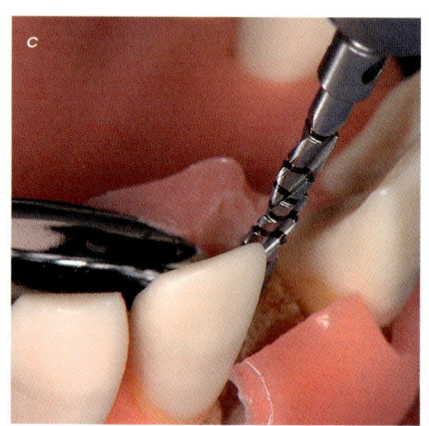

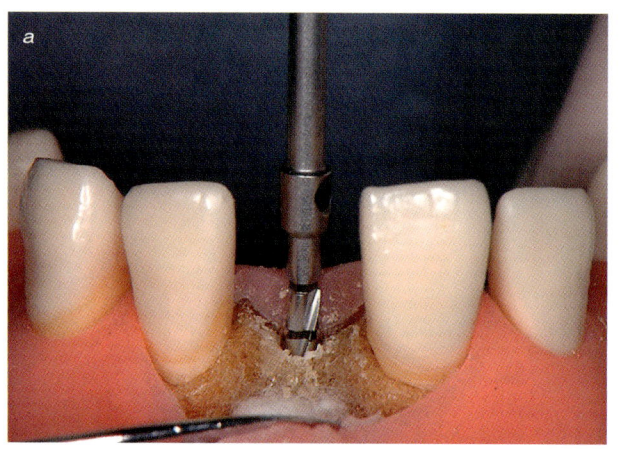

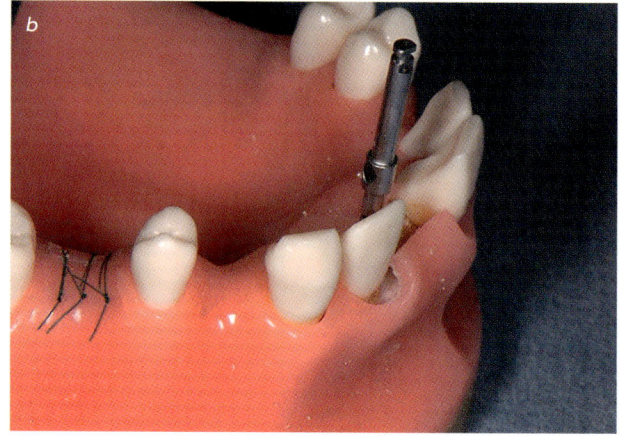

図 **7a～c** 2.3mm パイロットドリルを用いて，位置，方向を決めて 6～8mm の深さで形成する．この時点でエックス線写真にて深度，方向の確認を行う．

図 **8a, b** 問題がなければ最終予定深度まで形成する．3.75mm ツイストインプラント13mm を埋入する．粘膜弁を無理なく閉じるため，やや狭小であること，剥離していることなどからヒーリングスクリューが骨面と同じになるように，1.5mm 深めに形成深度は14.5mm とする．インプラントの方向は，隣在歯の歯軸より少し立てた状態．唇側根尖部の開窓に注意し，角度をあまり立てない．

外科術式の実際

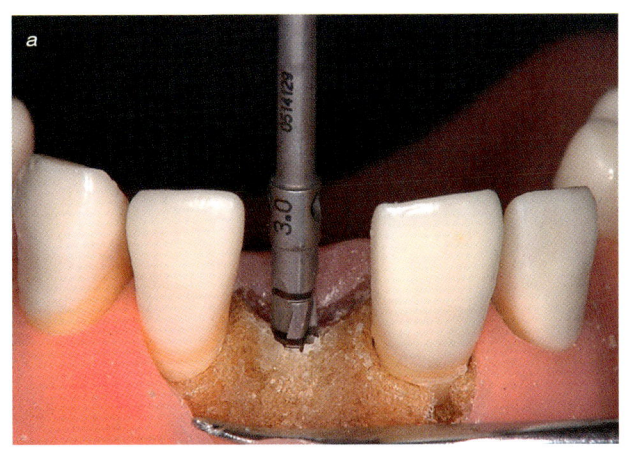

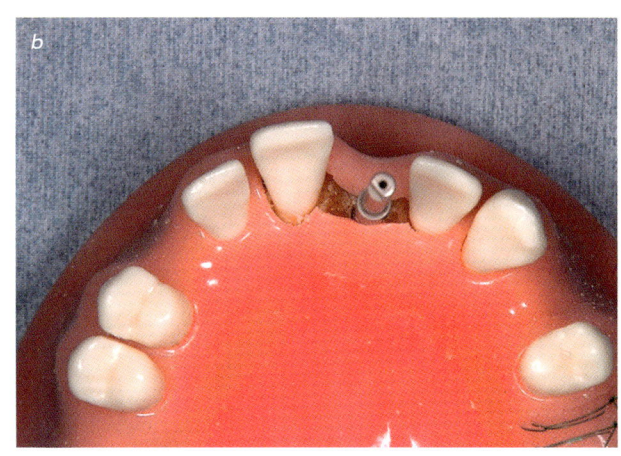

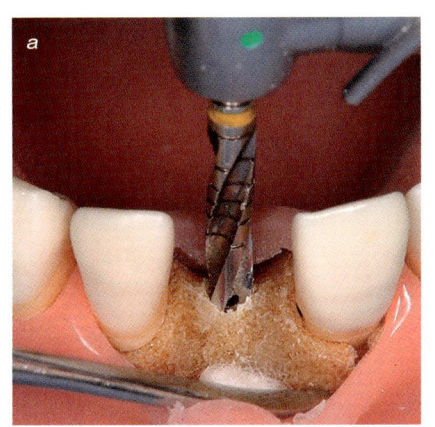

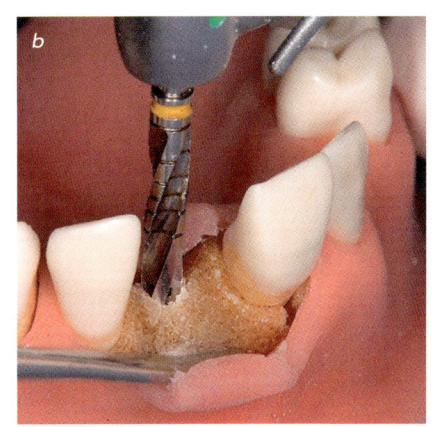

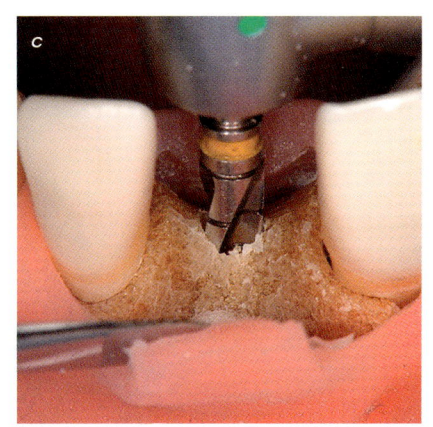

図 9a, b　3.0mm インターメディエートドリルにて埋入窩の拡大形成．切端を結んだラインを超えていないことを確認．

図 10a〜c　3.25mm ファイナルドリルにて最終形成．上顎骨で骨質の軟らかいタイプ 3，4 の場合は，ファイナルドリルを所定の深度まで形成せず，途中までで止めておいて，セルフタップで埋入すると，しっかりとした初期固定が得られる．

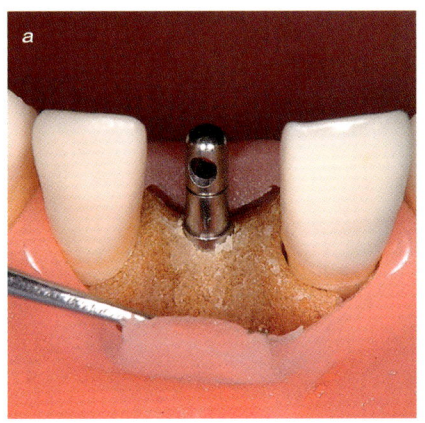

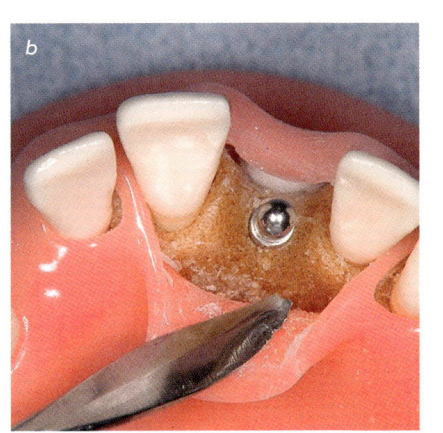

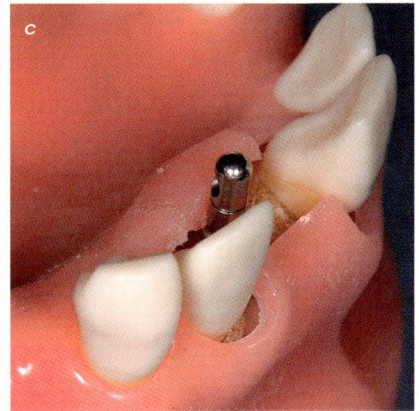

図 11a〜c　トライ-インにて方向，位置の確認．口蓋の歯頸線に一致した埋入位置，切端を結んだラインを越えない位置，角度に注意する．

CHAPTER 6

インプラントの埋入

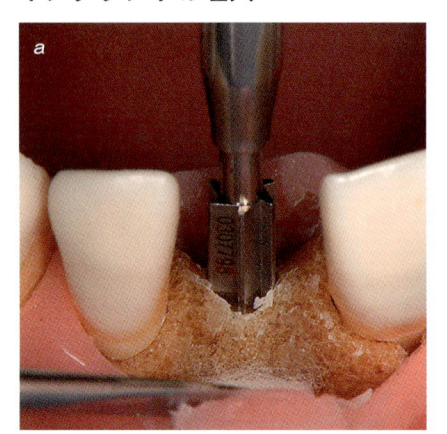

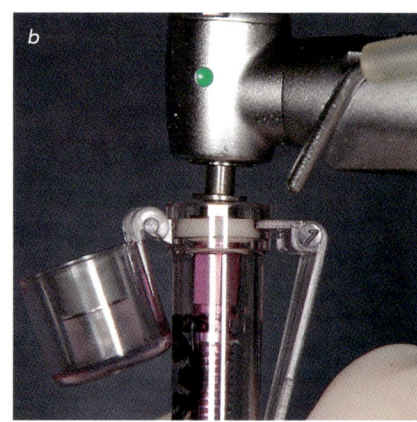

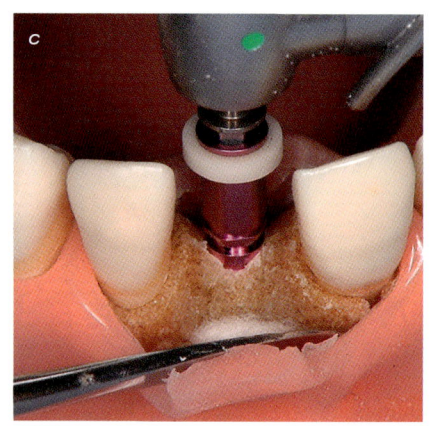

図 12a〜c 4.0mm カウンターシンクドリルにて，カウンターシンクの形成．その後，35N，25回転で電動埋入する．ラチェットを使ったハンドで埋入するより，ハンドピースによる電動埋入は回転数が一定し，ぶれずに埋入できる．非常に安定しているので術者にとってもストレスが少ない．

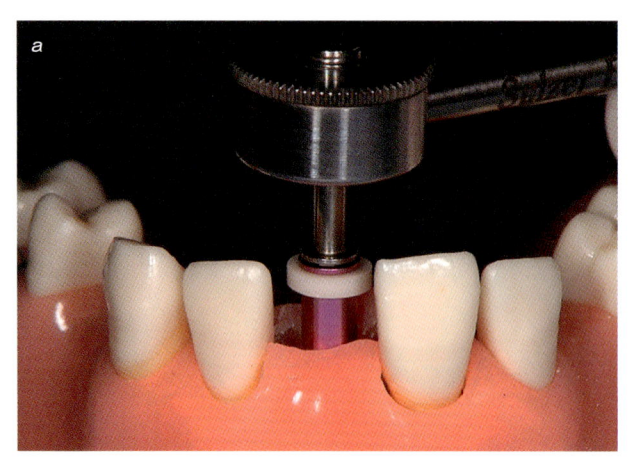

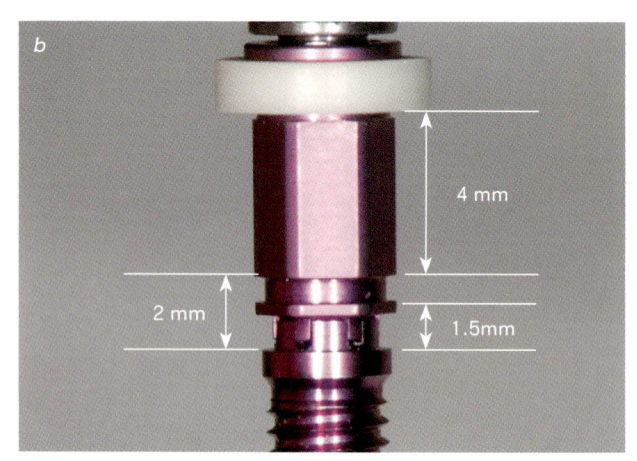

図 13a, b 最終的な深度の微調整や初期固定の確認をラチェット（ハンド）で行う．埋入深度は，アバットメントとプラットフォームの接合部を基準にマウントジグを計測した数値を参考にするとよい．

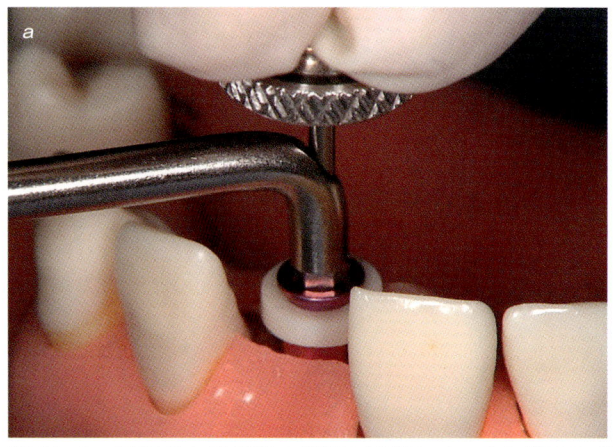

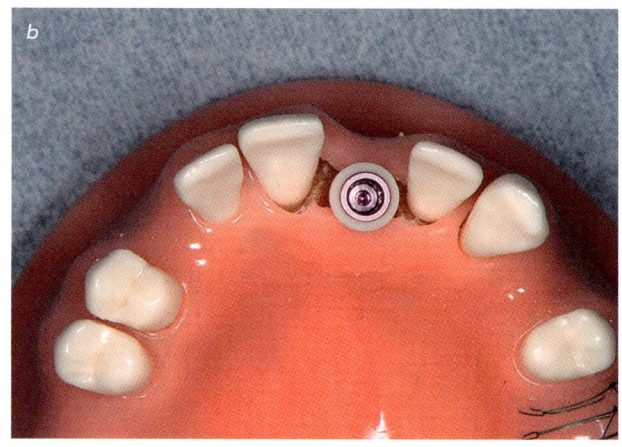

図 14a, b 唇側骨の辺縁骨の吸収を予測して，少し深めに埋入する．13mm のフィクスチャー埋入の場合，14.5mm のドリリングが必要である．マウントジグを外すには，カウンタートルクツール（P.30参照）をジグに挿入し，フィクスチャーが回転しないようにしてから，ヘックスドライバー0.050のロングを用いる．**b**：咬合面から見た口蓋側の埋入位置．

外科術式の実際

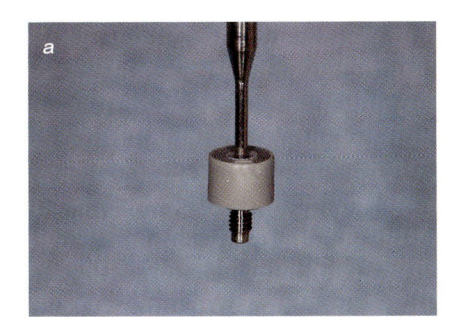

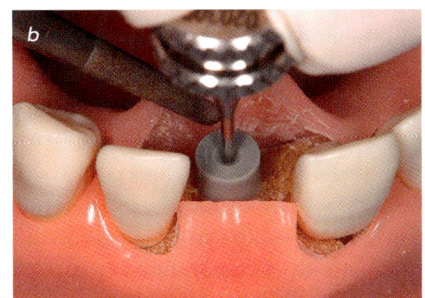

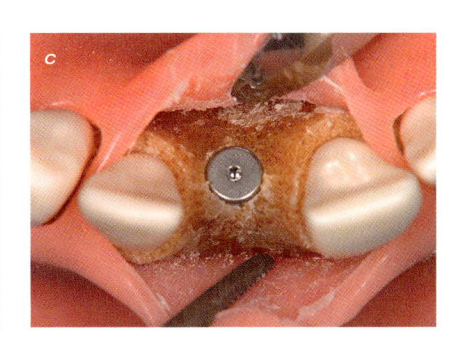

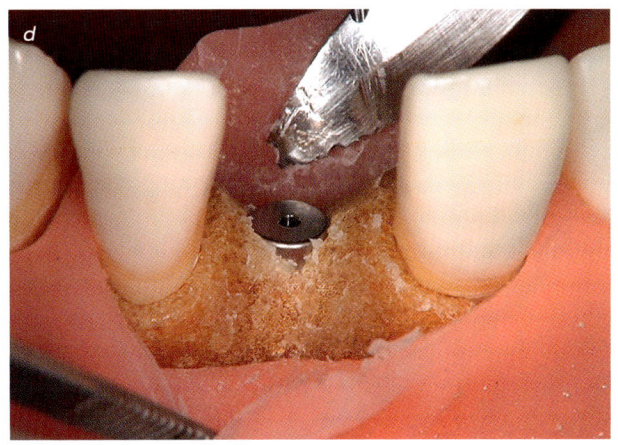

図15a〜d　**a**：ヒーリングスクリュー専用ヘックスドライバー0.035を用いてヒーリングスクリューの装着を行う．**b**：落下防止のためにプラスチックキャップをつけたままで移動させる．**c**：口蓋側の適切な埋入位置．**d**：ヒーリングスクリューは骨面と同じである．インプラント体は1.5mm深めに埋入されている．

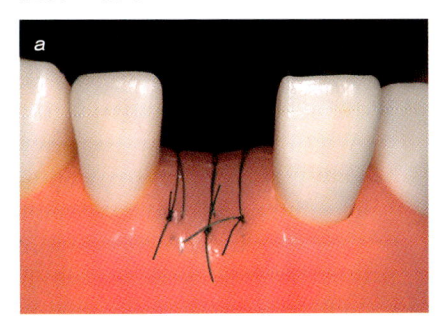

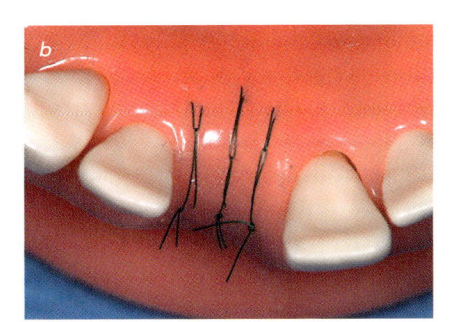

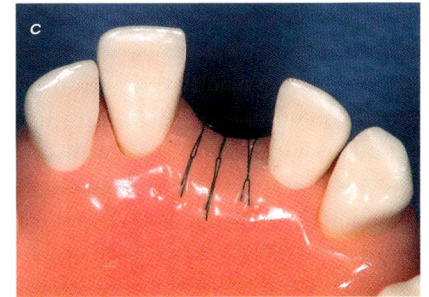

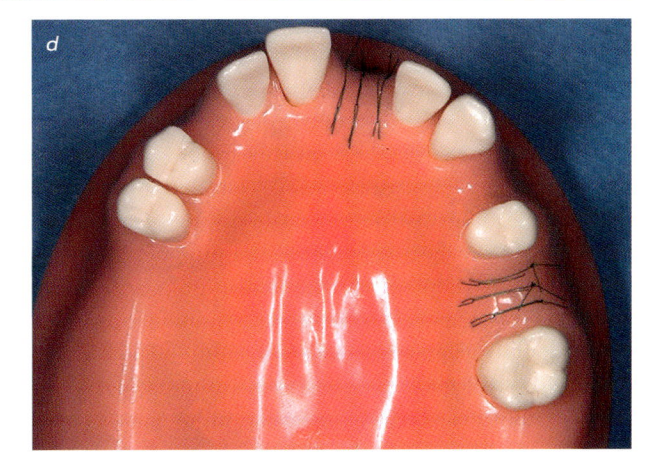

縫合・結紮

図16a〜d　バーティカルスリングマットレス縫合を3か所に施す．外部連結機構を持つスプラインMP-1インプラントでも1.5mm深めに埋入させることで，ヒーリングスクリューが突出せず，粘膜弁をテンションフリーで縫合することができる．

65

CHAPTER 6

下顎臼歯部遊離端欠損埋入術式(⌊6 7部)

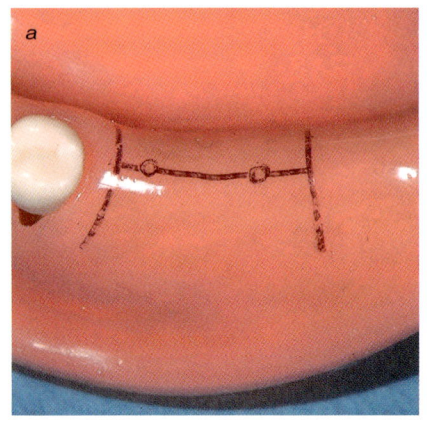

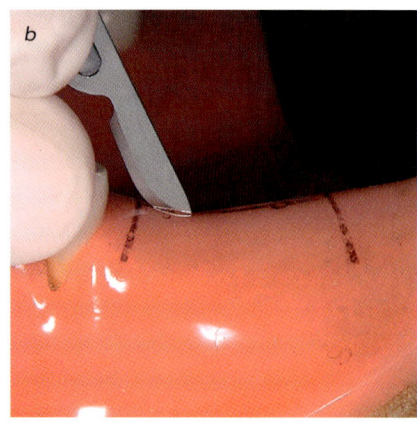

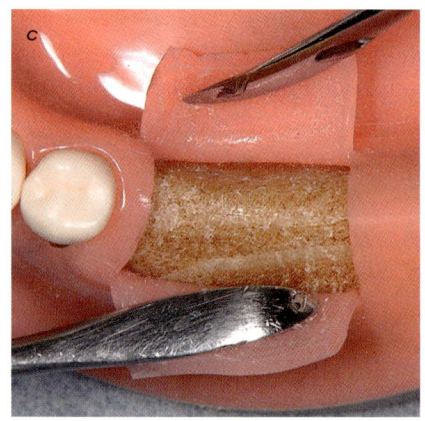

図1a〜c　*a*：成熟側における頬舌的埋入位置は骨頂部またはわずかに舌側寄りに設定する．天然歯遠心歯頚部より⌊6部に4.5mm，⌊7部に8mmに設ける．*b*：切開線はH型の切開を行う．*c*：近心は歯頚部より1.5mm離し縦切開，歯槽頂切開を所定の長さまで行う．できるだけ少ない剥離にすることで外科的侵襲を抑えられる．

ドリリング

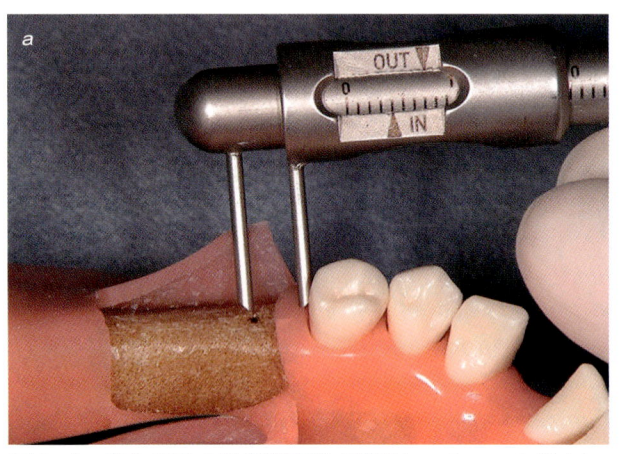

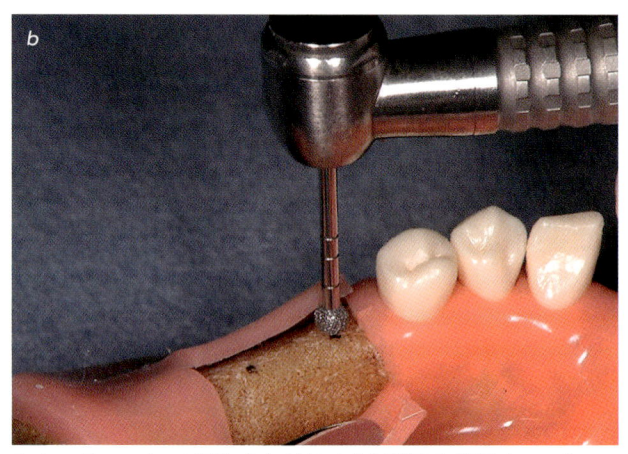

図2a, b　埋入位置を平行測定器で測定し，3mmのダイヤモンドのラウンドバーにて起始点を付ける(皮質骨を貫通させて)．

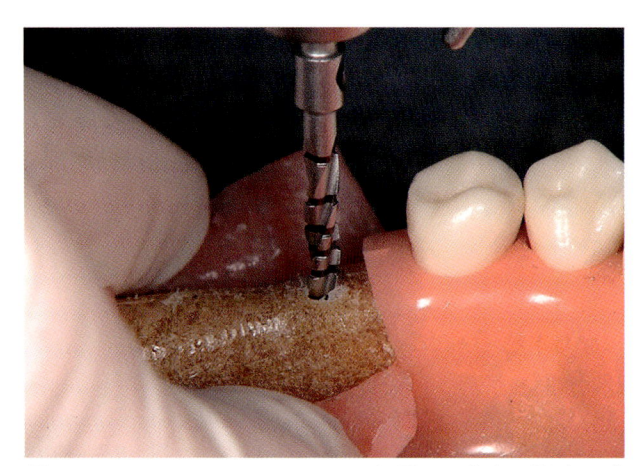

図3　2.3mmのパイロットドリルを用いて方向，深度の確認．55N，800〜1200回転．クーラントを考えて間歇的にドリリングする．長時間のドリリングは火傷の原因であり，術後の疼痛，腫脹となる．

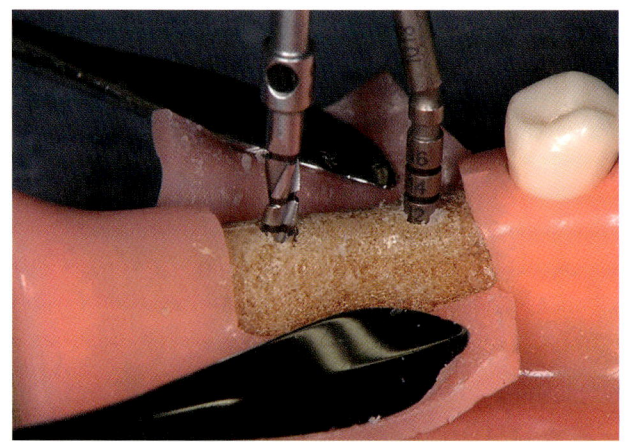

図4　直近の根との近接，方向，下歯槽管までの距離に問題があればこの時点で修正する．エックス線写真などにより問題がなければ方向，最終深度を決定する．

外科術式の実際

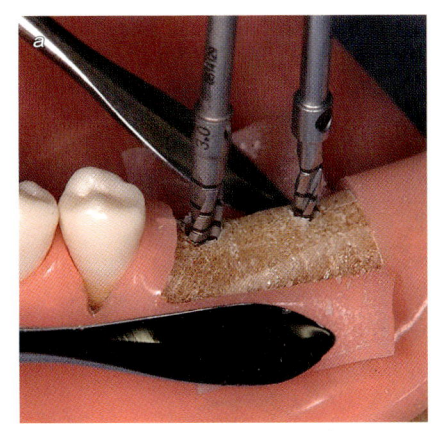

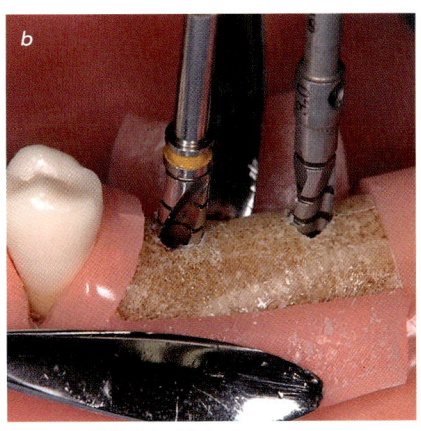

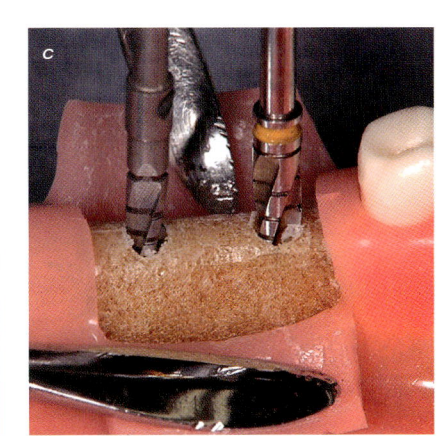

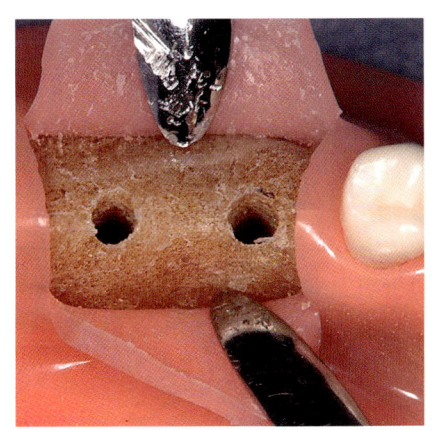

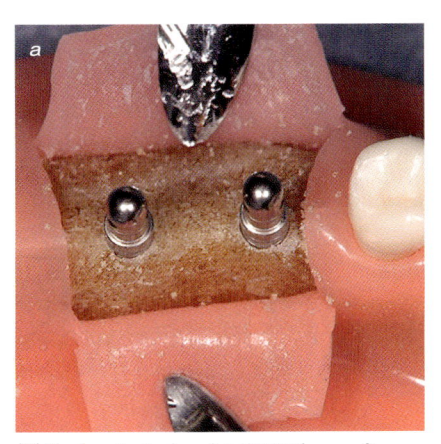

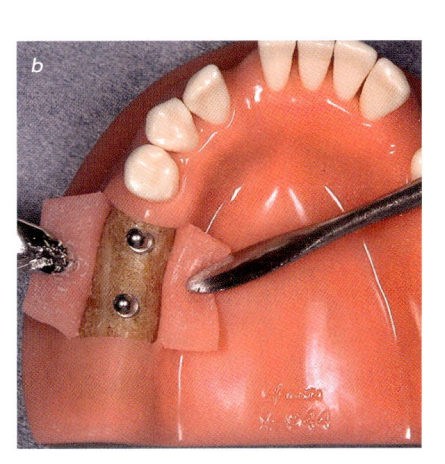

図5a〜c　3.0mmインターメディエートドリルにて埋入窩の拡大.

図6　3.25mmファイナルドリルにて最終形成.

図7a, b　トライ-インにてチェック.

インプラントの埋入

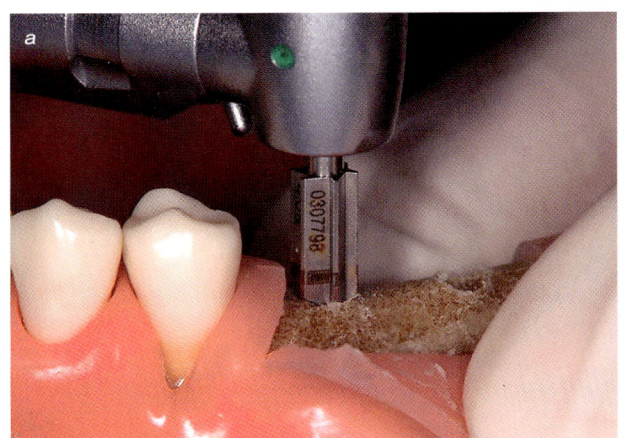

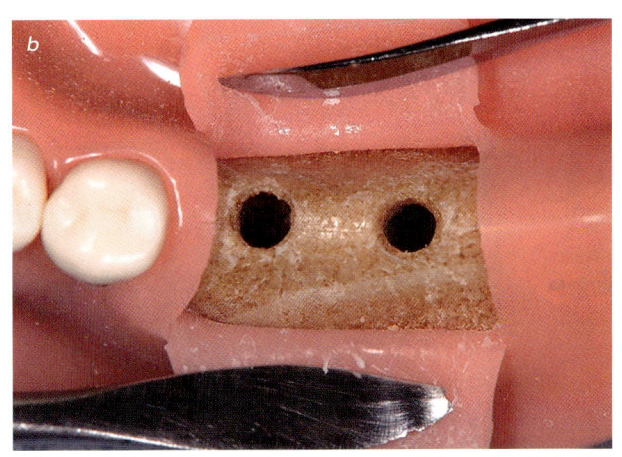

図8a, b　4.0mmカウンターシンクドリルにて，カウンターシンクの形成．下顎の場合で骨質の硬いケースはタップを切る必要がある．＊初期固定がしっかりしていれば(PT値02以下)，一次手術用のボーンカウンターツールを用いて形成を終える．

67

CHAPTER 6

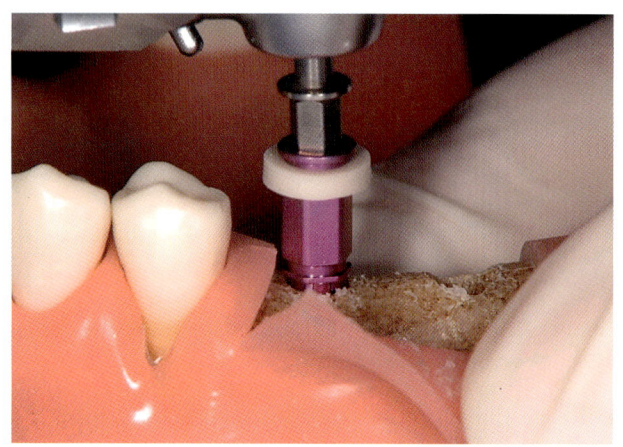

図9　3.75×10mm ツイストインプラント埋入．ハンドピースインサート，35N，25回転の電動埋入．

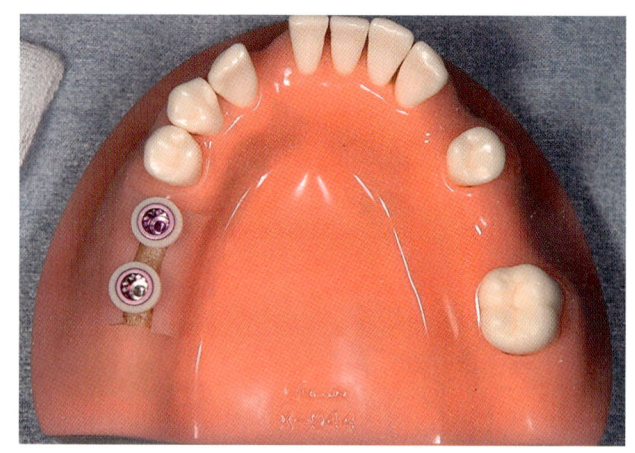

図10　適正な位置にインプラントが埋入された．

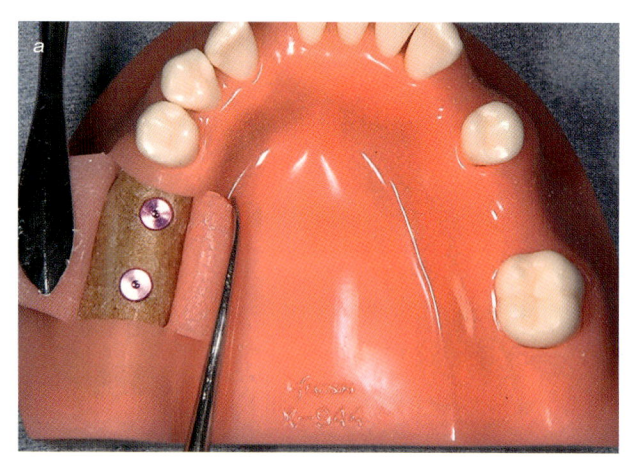

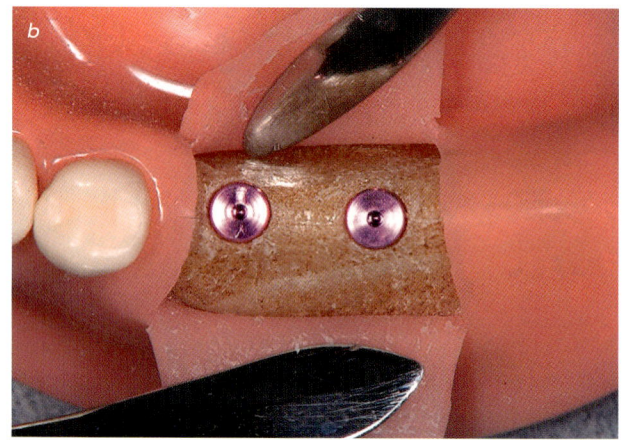

図11a, b　埋入時のトルク，ハンドレンチによる感触で初期固定を確認できたら，ドライバーにてマウントジグをはずす．
＊この時点で必要ならカフを装着し，PTVを測定する．

縫合・結紮

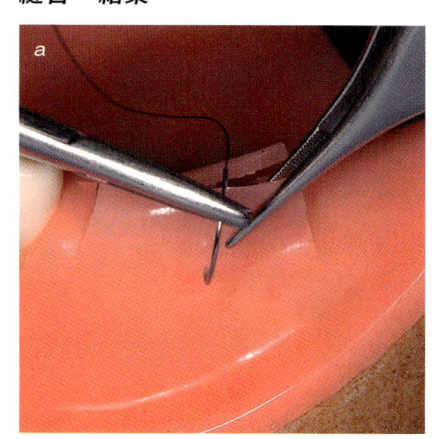

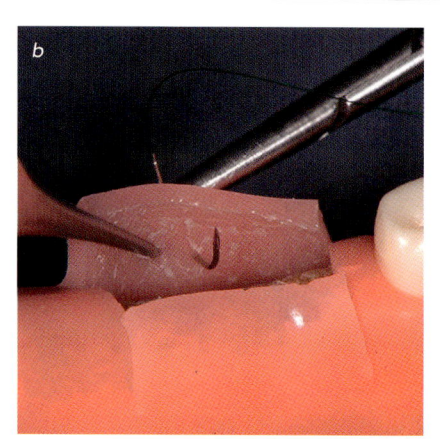

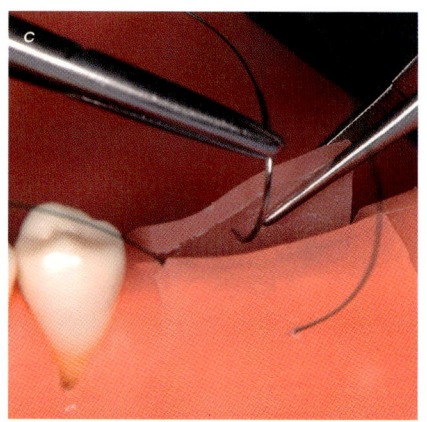

図12a～c　ヒーリングスクリューを装着，縫合する．切開線の中央，両端の順にバーティカルスリングマットレス縫合にて縫合，結紮する．頬側のフラップ弁に直角に刺入し，舌側の弁の内側から直角に通す．

外科術式の実際

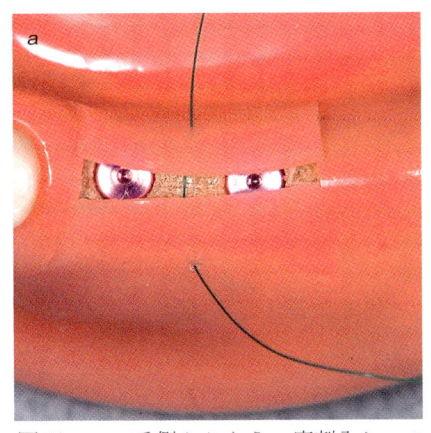

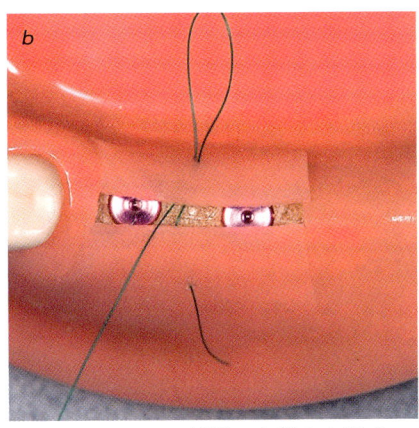

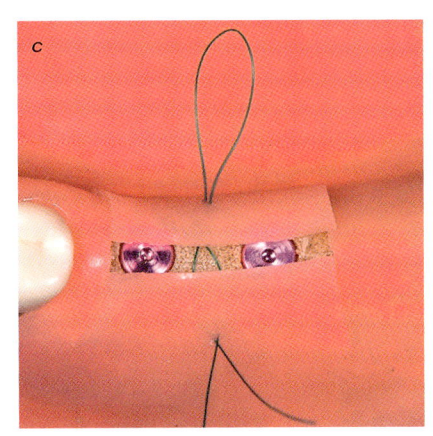

図13a〜c 舌側からもう一度刺入し，ループを残しておく．頬側の内側から通す．ループは少し大きめにしておく．

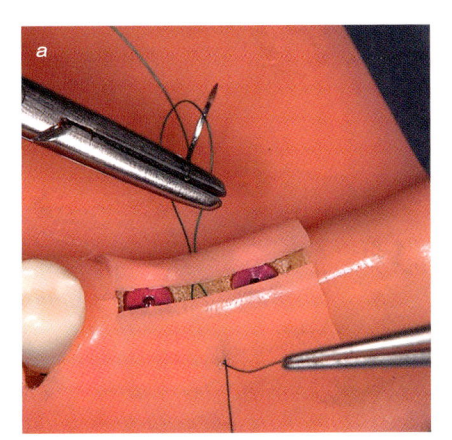

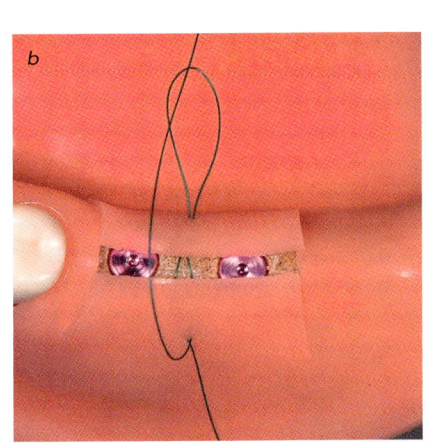

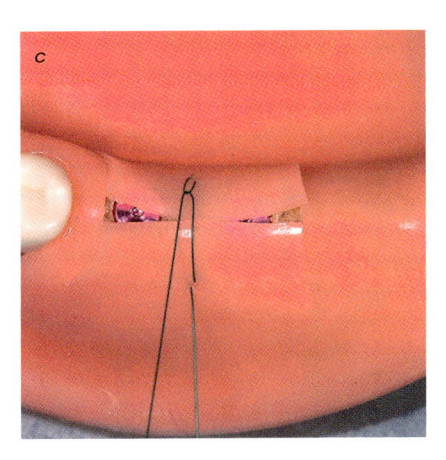

図14a〜c 舌側のループに針を通し，最初の刺入した糸と結紮する．

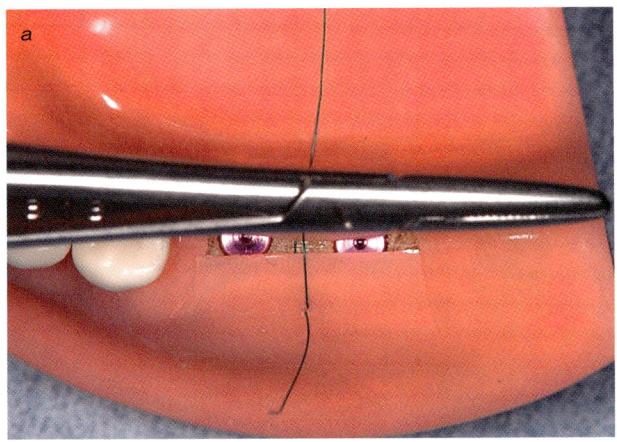

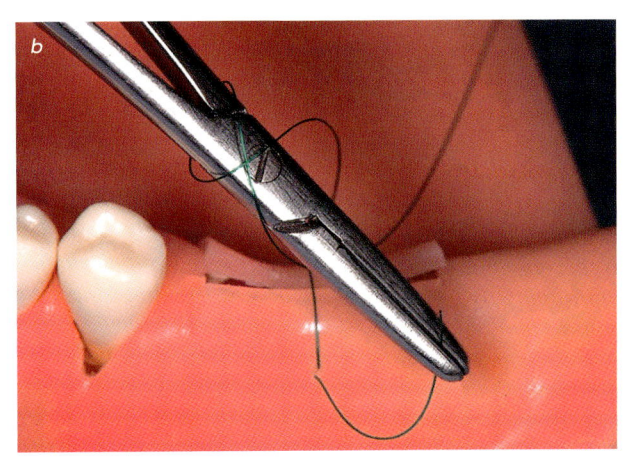

図15a, b 切開線の上に持針器を置き，長いほうの糸を上から2回まわす．

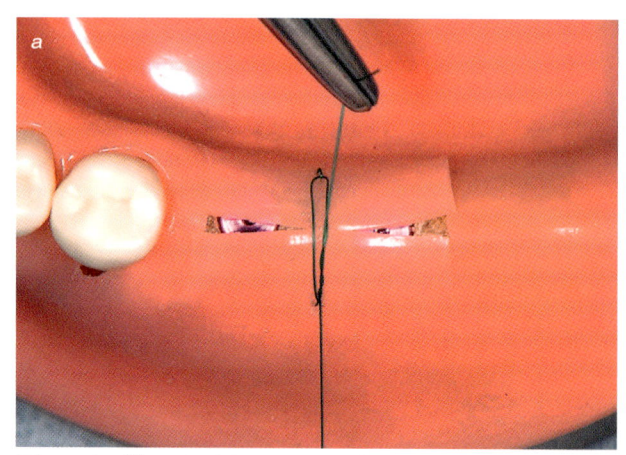

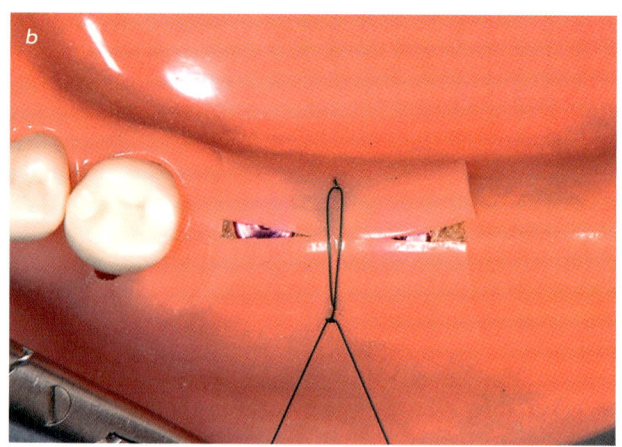

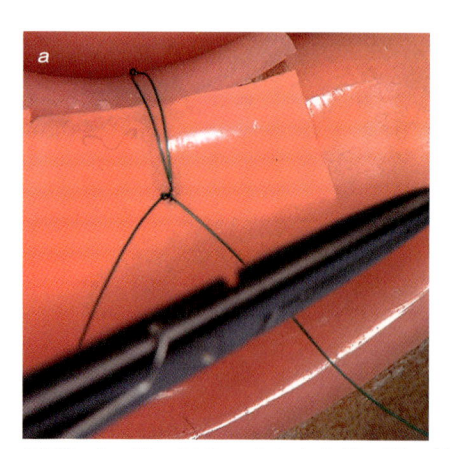

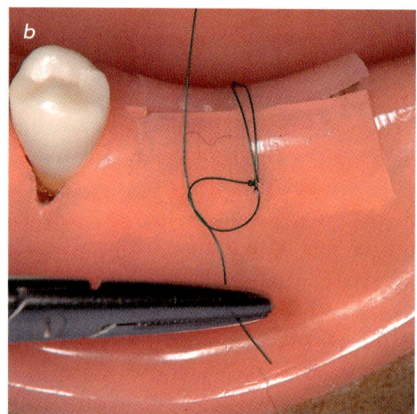

図 16a, b　結び目が緩むときは，自由端にテンションをかけたまま長いほうの糸を引き寄せ，ロックさせる．

図 17a, b　長いほうの糸と自由端の間に持針器を置き，上からまわす．こうすることでねじれのないスクエアノットと呼ばれる結紮になる．

図 18　スクエアノットにすることで結び目は緩まない．

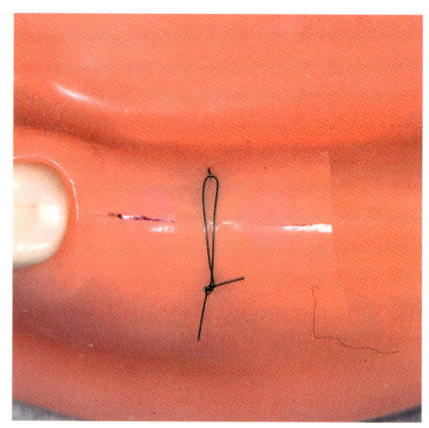

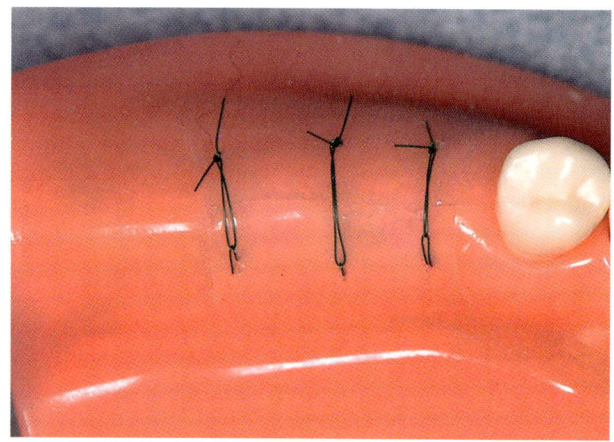

図 19　切開線の前後も同様に縫合，結紮していく．緊密に縫合できれば，縦切開の部分の縫合は必要ない．不足しているようであれば，追加の縫合を行う．

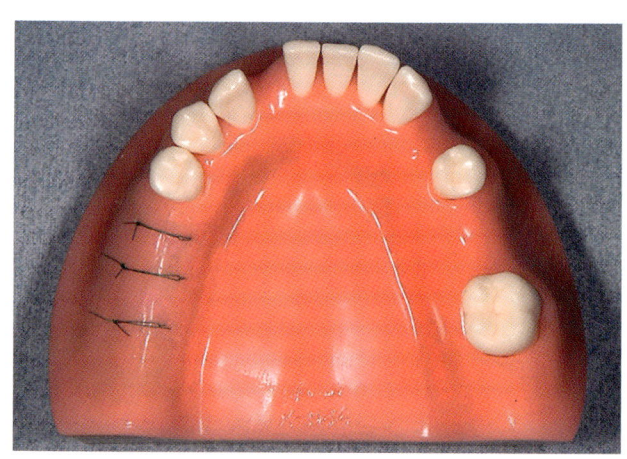

図 20　フラップ弁に均等に圧がかかるように，同じ幅，同じ距離になるようにする．

外科術式の実際

2. 模型による外科術式：リッジエキスパンジョン

狭窄された歯槽堤にインプラントを埋入する場合，外側性骨欠損に対して骨移植やGBR法で骨再生を期待するよりも，オステオトームやスプリットコントロールで内側性骨欠損を作り，骨再生を期待したほうが予知性は高い．

＜狭窄歯槽堤への対応＞
　外側性骨欠損：GBR法，骨移植
　内側性骨欠損：オステオトーム，スプリットクレスト，リッジボーンエクスパンダー，
　　　　　　　　スプリットコントロール

術式の実際

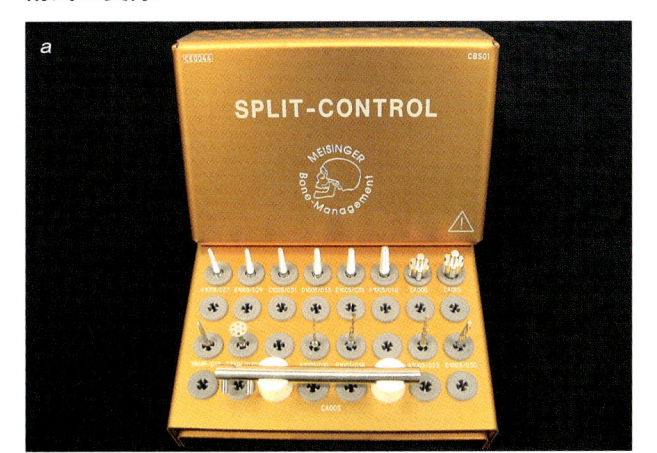

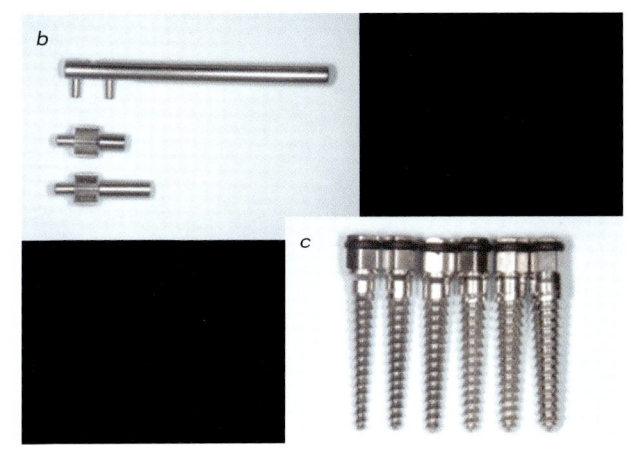

図1a〜c　スプリットコントロール．**b**：ハンドレンチ．A1 2.7mm, B1 2.9mm, C1 3.1mm. **c**：スレッドフォーマー（長さ15mm）．D1 3.3mm, E1 3.5mm, F1 4.0mm.

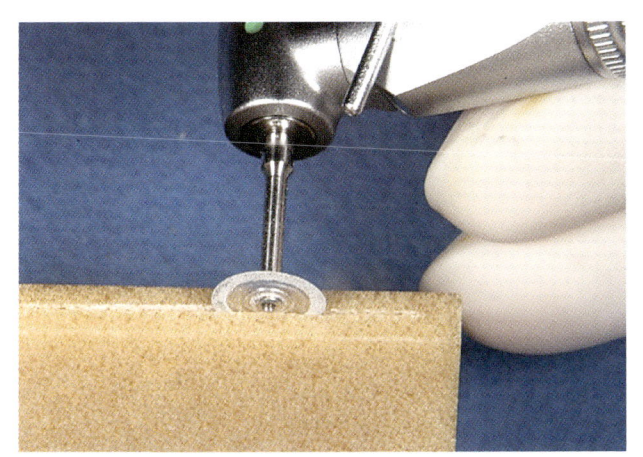

図2　直径8mmのセパレーティングディスクで深さ約4mmの溝を形成する（欠損の短いときはセパレーティングディスクは使用できない場合もある）．

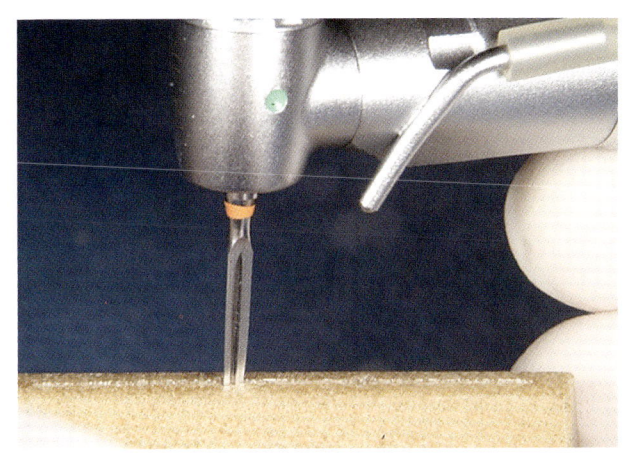

図3　埋入位置にマーキングドリルで起始点をつける．先端がシャープで滑らないので起始点を付けやすい．

71

CHAPTER 6

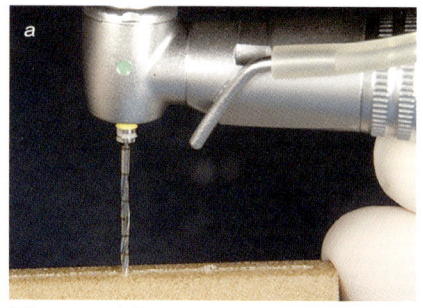

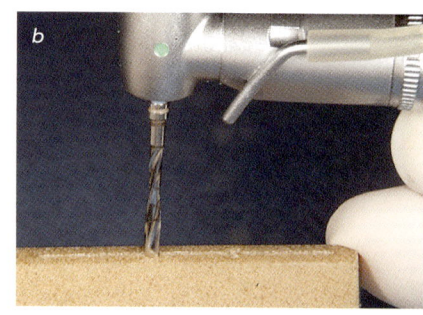

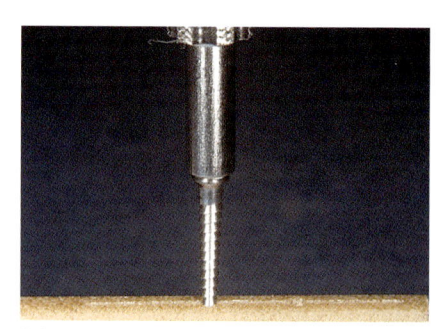

図 *4a, b* 直径0.2mmか1.0mmのパイロットドリルで予定の深さまでドリリングを行う．

図 *5* 15mmのスレッドフォーマーを用いて，歯槽堤に亀裂が生じないか確認しながらハンドで圧縮拡大していく．

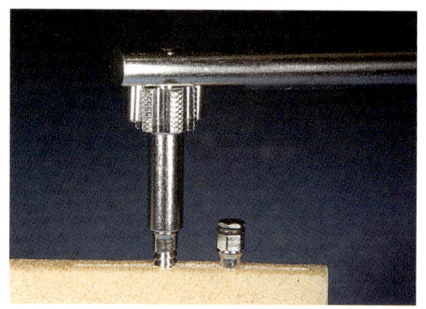

図 *6* ハンドでスレッドフォーマーが進まないときはハンドレンチを用いて拡大する．そのときは正回転，逆回転を繰り返す．モーターも使用可能であるがコンプレッションネクローシスにならないようにトルクには注意が必要である．

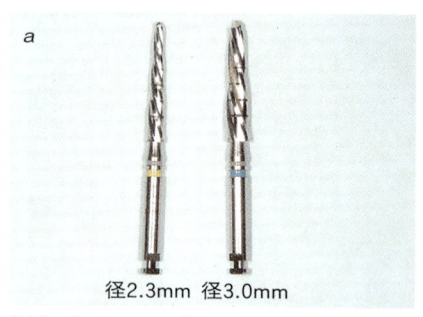

図 *7a, b* スレッドフォーマーでインプラント窩形成が困難なときはエクスパンジョンバー（直径2.3mmか直径3.0mm）で拡大するかドリルを用いてハンドで拡大する．

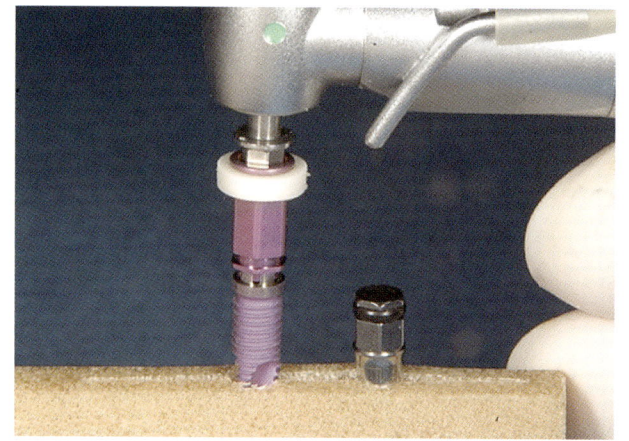

図 *8* 25回転，35N/cmで埋入する．

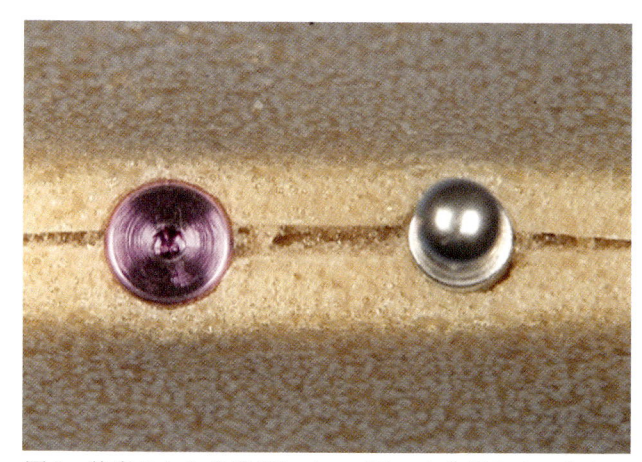

図 *9* 狭窄された歯槽堤にインプラントを埋入するときはできるだけドリリングをしないで，圧縮拡大しながら歯槽骨の弾力を利用してインプラント窩を形成する．

3. フラップレスによる狭小な歯槽堤でのインプラント処置

　フラップレスによるインプラント埋入は，十分に唇舌的な幅があり唇側根尖部での陥凹の少ない症例が適応となる．そして疼痛や腫脹が少ないことが利点として挙げられる．また最近の研究では，従来の切開剥離で行う Reflect flap と比べて，骨接触率の減少や骨量の吸収を抑制できるという報告もある．

　本来であれば，下記のような狭小な歯槽堤における症例では適応とはならないが，本稿ではCTでのシミュレーションを行ったフラップレスによるインプラント植立例を提示する．

症例：⌊1欠損〔21歳，女性．インプラント処置に対して不安を抱えている〕

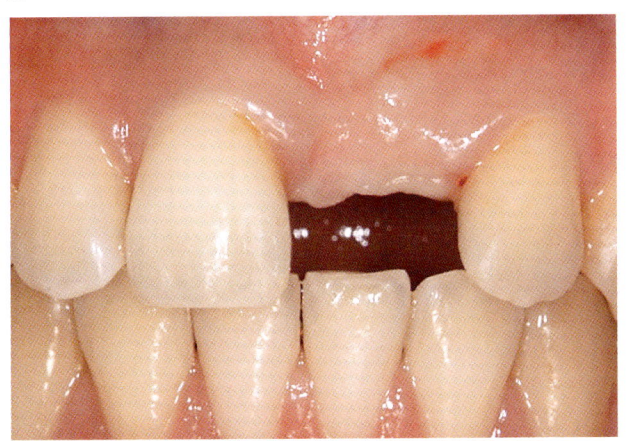

図1　術前．抜歯後12か月経過した状態で来院した．両隣在歯は健全歯であり，インプラント処置が適応となる．

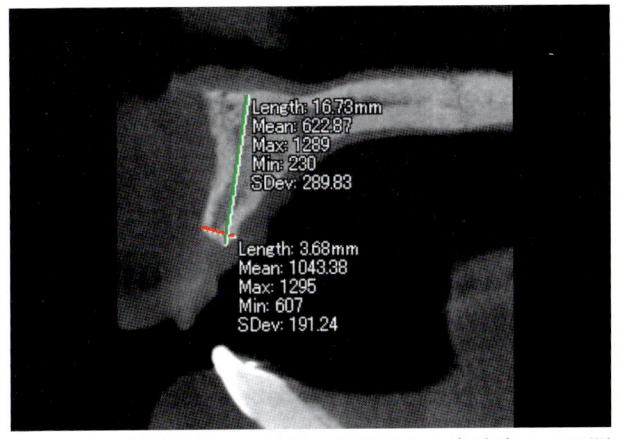

図2　垂直断層画像での計測．歯槽頂から鼻腔底までの距離は十分であったが，歯槽堤の幅は不十分で，骨造成が必要である．

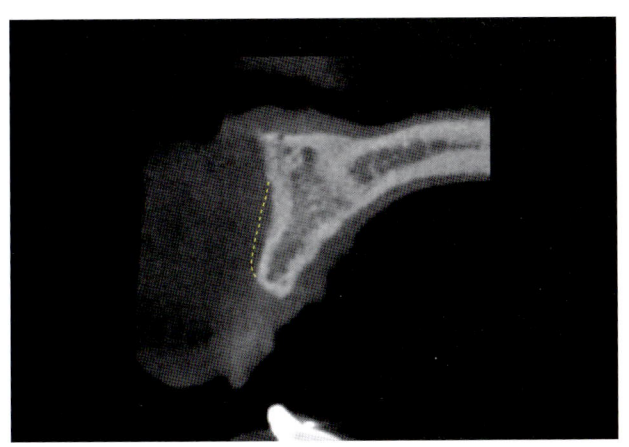

図3　治療計画．患者の侵襲および治療期間の短縮を考慮して，フラップレスによるリッジエキスパンジョンを行い，十分な初期固定が得られれば即時にプロビジョナルレストレーションを装着する計画とした．

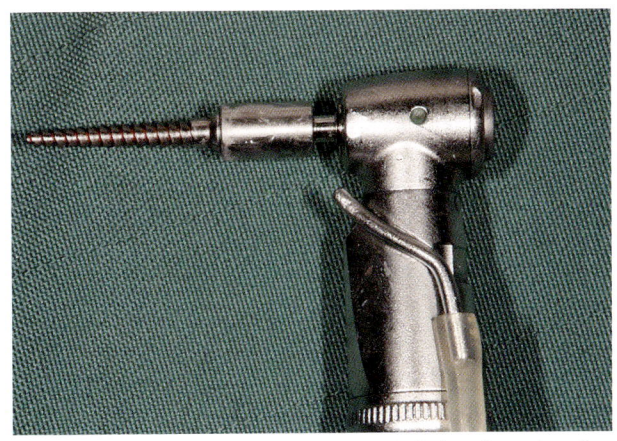

図4　リッジエキスパンジョン．このようなエキスパンジョンドリルを用いて，埋入トルク値を35N/cmに設定し，歯槽堤の水平的拡大を行う（スプリットコントロール　発売元：白鵬）．

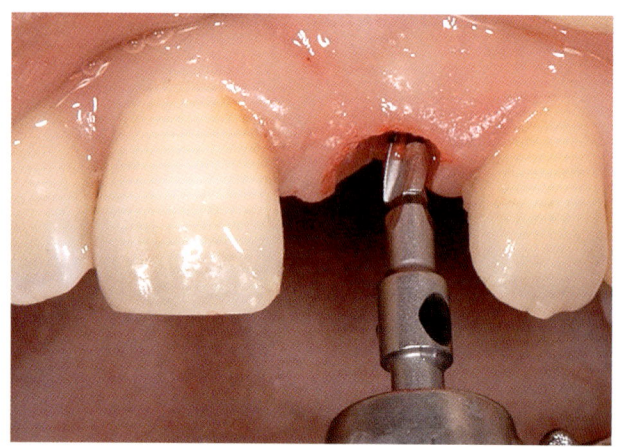

図5 フラップレスサージェリー．インプラント窩より1mm大きめにパンチアウトを行い，口蓋側寄りに起始点を設け，直径2mmのツイストドリルでドリリングを行った．

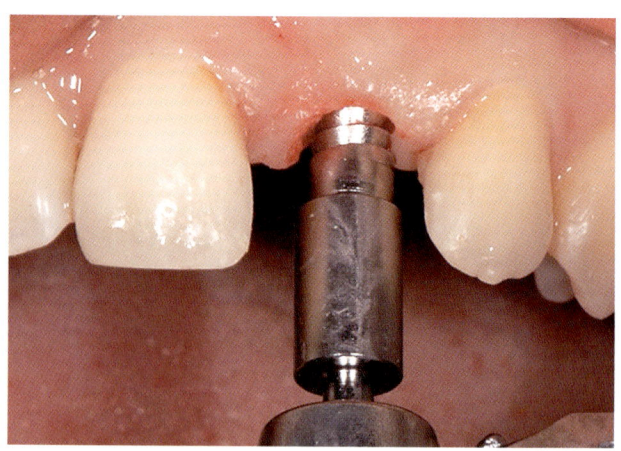

図6 リッジエキスパンジョン．エキスパンジョンドリルを用いて，順次に歯槽堤の拡大を行った．

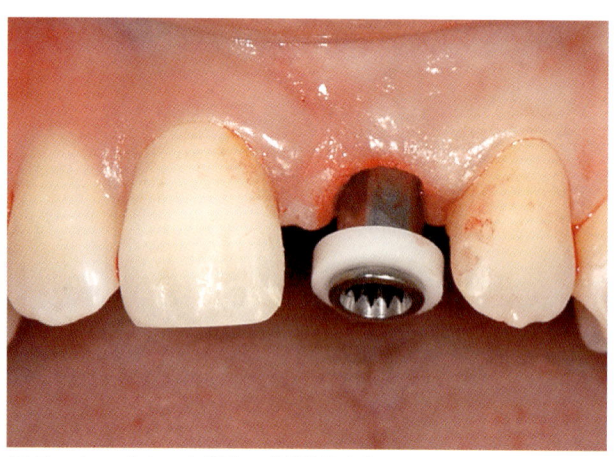

図7 インプラント埋入．唇側歯肉縁より3mm下にプラットフォームが位置するように埋入した．

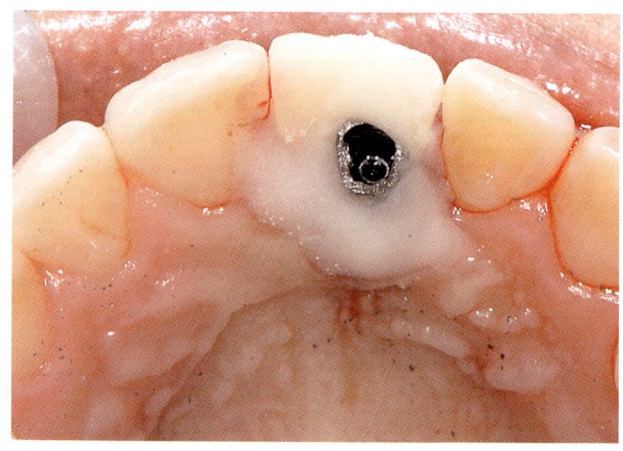

図8 プロビジョナルレストレーションの作製．十分な初期固定が得られたので，テンポラリーシリンダーを装着後，シェルテックに即時重合レジンを築成した．

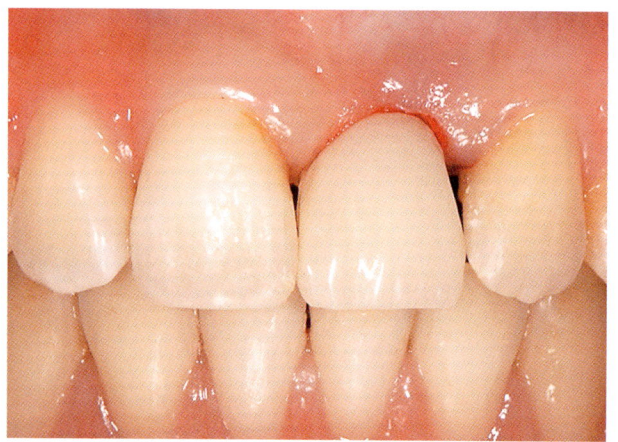

図9 術直後．プロビジョナルレストレーションをスクリュー固定で装着した．単独歯での即時荷重の場合，咬頭嵌合位および側方運動時の接触は避けなければならない．

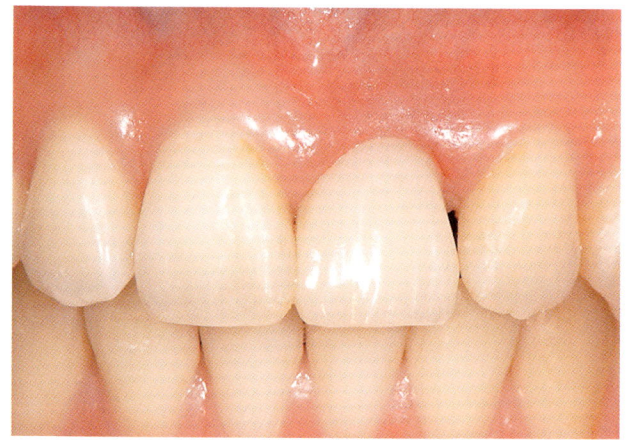

図10 術後2週．術後の腫脹および疼痛は認められなかった．

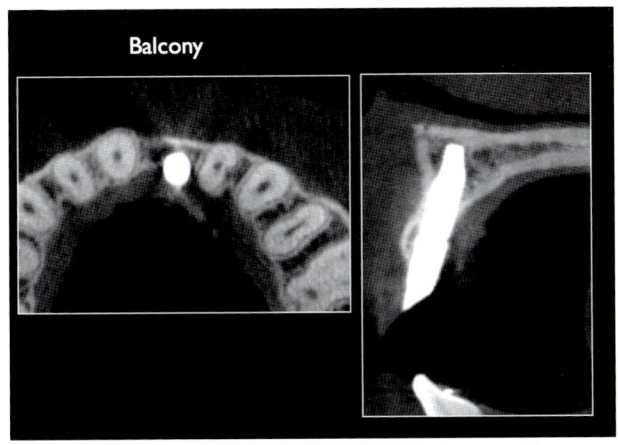

図11 術後6週での断層画像．水平，垂直断層画像においても，唇側のBalconyが認められた．

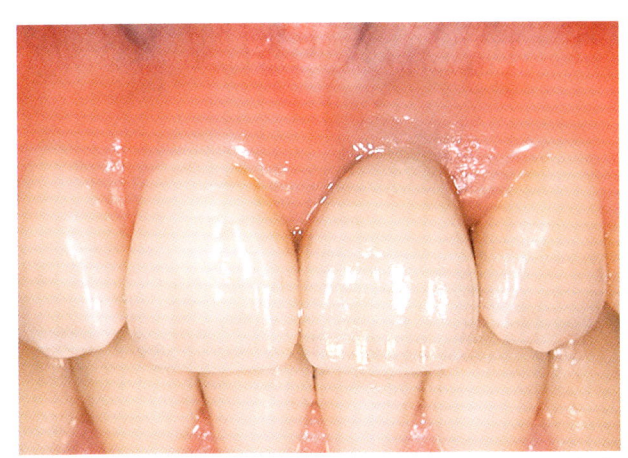

図12 術後8週．最終補綴物装着．患者の都合により短期間でのインプラント修復処置であるが，確実なインテグレーションが得られ，歯肉退縮は認められない．

＜術前と術後の比較＞

図13 視覚的に水平的歯槽堤の増大が認められ，コンビームCTを活用することにより，確実な診断および術後結果を容易に確認することができた．

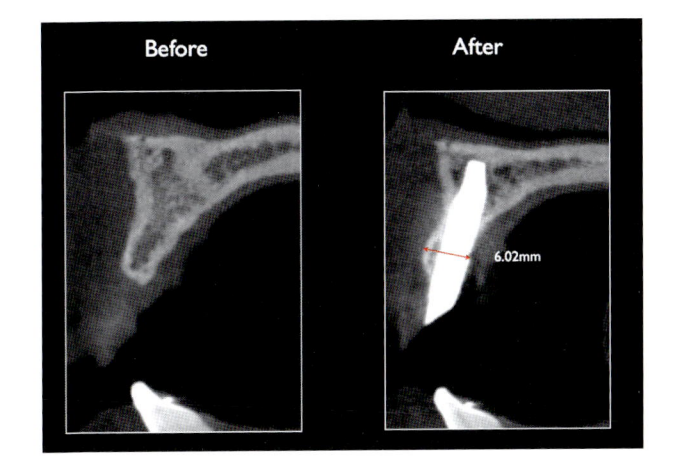

《症例解説》

　単独歯欠損で狭小な歯槽堤の場合，従来であれば，2回法によるGBR法や骨移植が適応とされ，二次手術時に結合組織移植などを行うことが通法である．しかし，患者への多大侵襲や長期の治療期間，手術回数の増加，また長期的な予知性を考慮した場合，これらの方法が最適な治療であるということに疑問が残る．この症例では，CTでのシミュレーションの結果，通法の浸麻下でのパンチアウトによるフラップレスサージェリー，リッジエキスパンジョンドリルを用いての歯槽堤の拡大とインプラント埋入，そして十分な初期固定が得られた後の即時プロビジョナルレストレーションの装着を施した結果，患者自身はこの方法によるインプラント治療および術後の結果に満足している．

CHAPTER 6

4．模型による外科術式：上顎左側中切歯抜歯即時埋入

術式の実際

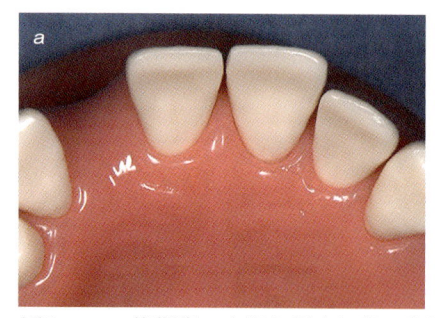

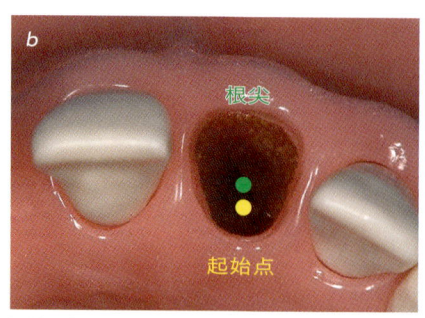

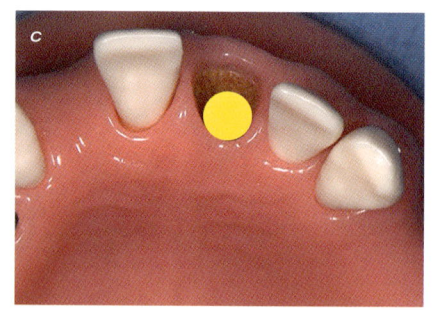

図 1a～c　施術歯：上顎左側中切歯．歯間乳頭を損傷しないよう細心の注意を払い抜歯する．起始点は抜歯窩の根尖方向ではなく，口蓋側壁から垂直方向に設ける．埋入位置は口蓋歯頸線に一致させる（図中黄色の丸印）．

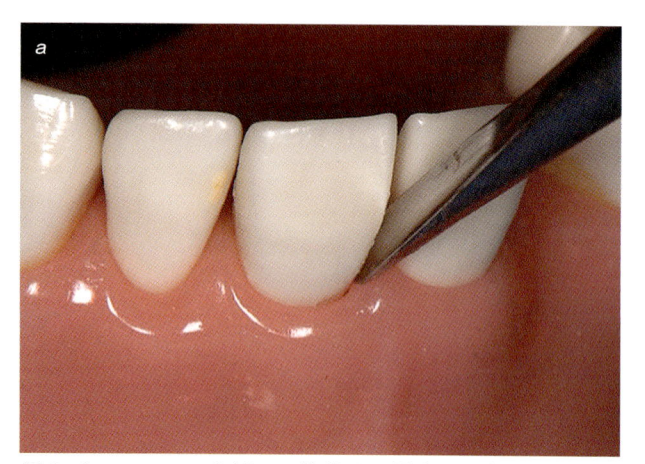

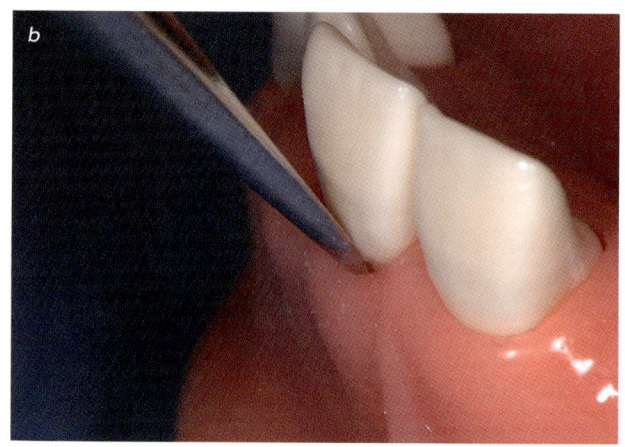

図 2a, b　ヘーベルを使って抜歯する場合は，歯間乳頭部に挿入し，唇側の骨板は薄く壊れやすいので，決してヘーベルはあてない．

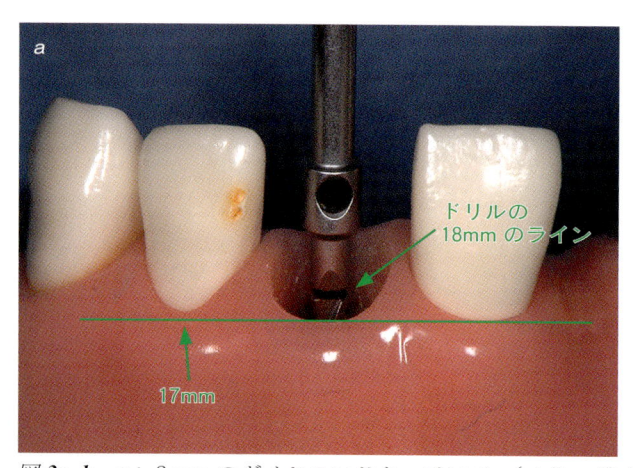

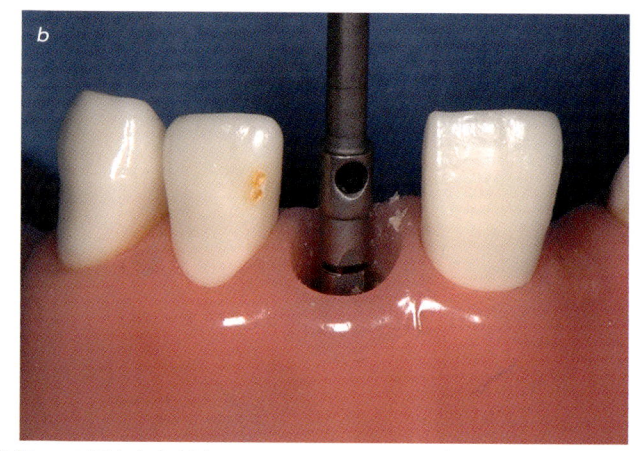

図 3a, b　a：2 mm のダイヤモンドタービンバー（メリーダイヤ）を用いて起始点を付与．フィクスチャーの長さ13mm，生物学的幅径約 3 mm，骨吸収量約 1 mm を想定し，合計17mm，2.3mm のパイロットドリルにてドリリングを行う．約 6 mm 形成し，位置，方向を確認．良ければ所定の深さまで形成する．基準は唇側の辺縁歯肉．b：3.0mm インターメディエートドリルを用いてインプラント埋入窩の拡大を行う．

外科術式の実際

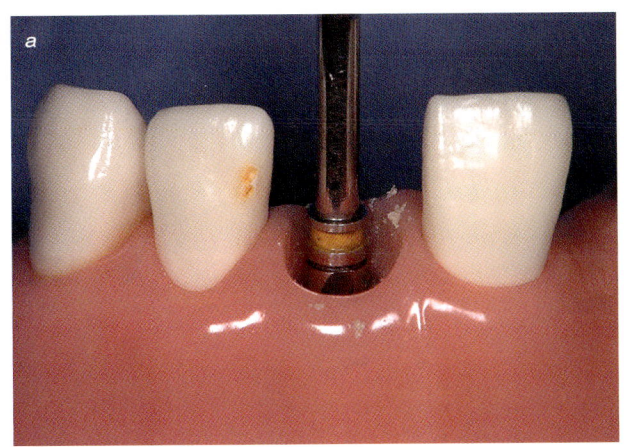

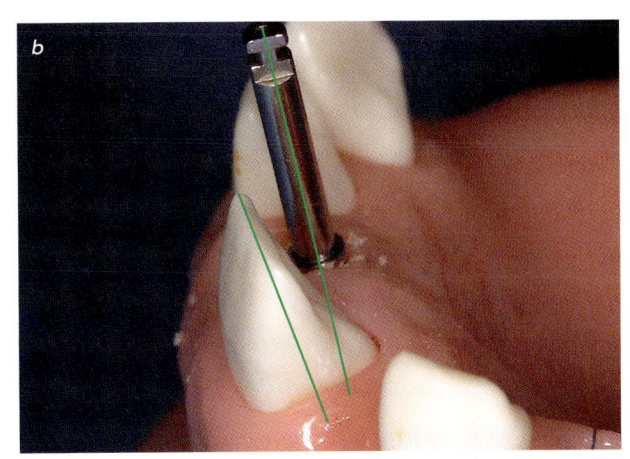

図 **4a, b** 3.25mmファイナルドリルにて最終形成．ドリリング時の感触により，骨質が柔らかければ入口のみ形成し，インプラント体のセルフタップにより埋入を行う．歯軸より角度を立てた状態．

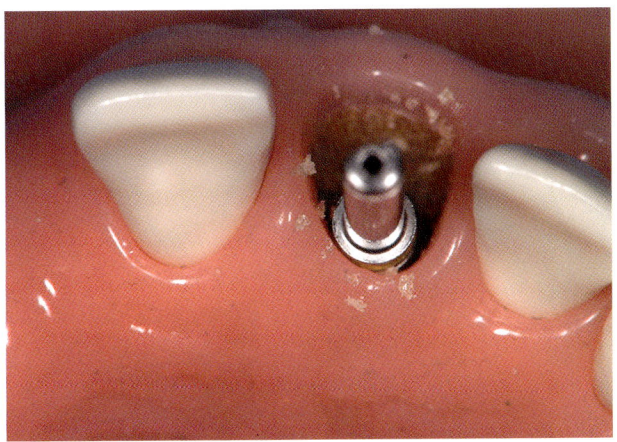

図 **5** 3.25mmファイナルドリル咬合面観．基底結節部に合わせた埋入位置．方向は，歯軸より角度を立てて，切端を結んだラインより内側になっていることを確認．

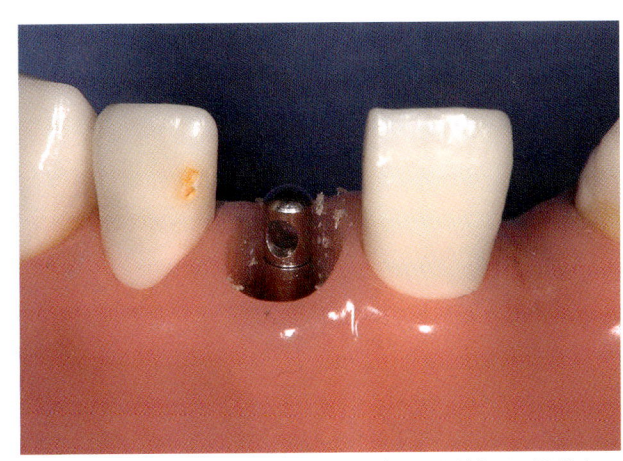

図 **6** トライ－インにて最終深度の確認．唇側の辺縁歯肉より約17mmドリリングを行った．口蓋側の骨板に厚みがある場合には，カウンターシンクを形成する．

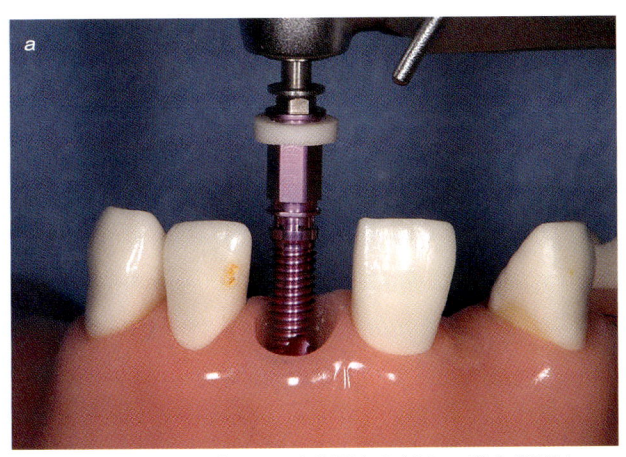

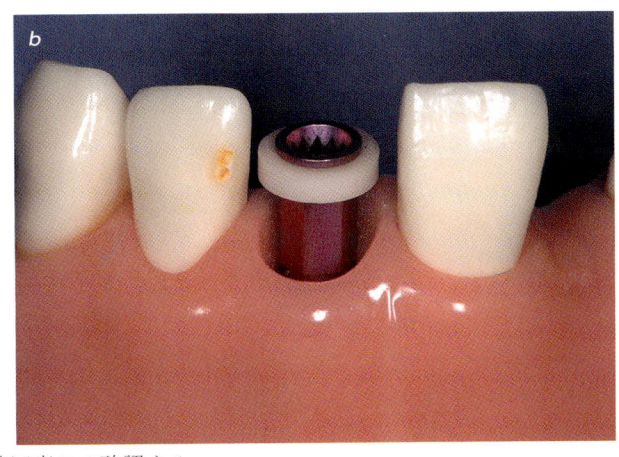

図 **7a, b** 35N，25回転にて電動埋入を行う．埋入深度をエックス線写真にて確認する．

77

CHAPTER 6

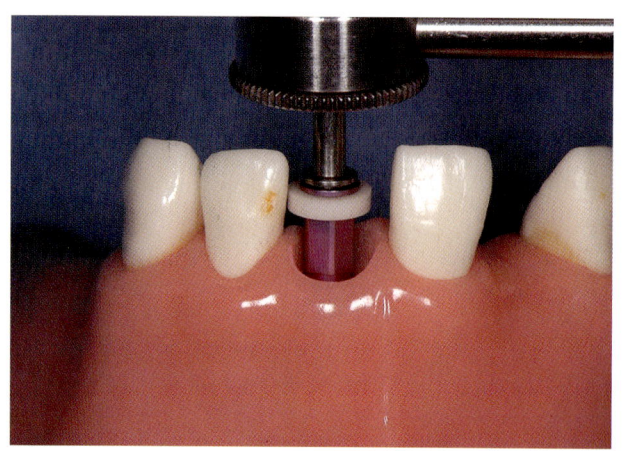

図8 埋入深度の最終調整．初期固定の確認のためにラチェットを使用し，ハンドで行うとよい．

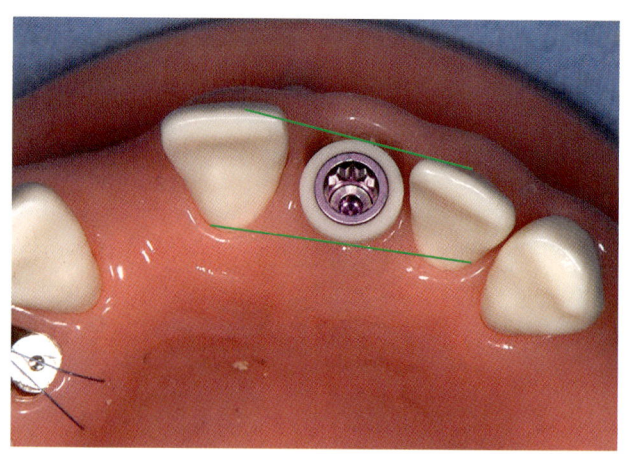

図9 基底結節部の埋入位置．切端を結んだラインより内側に埋入．アクセスホールが口蓋側にあることに注目．

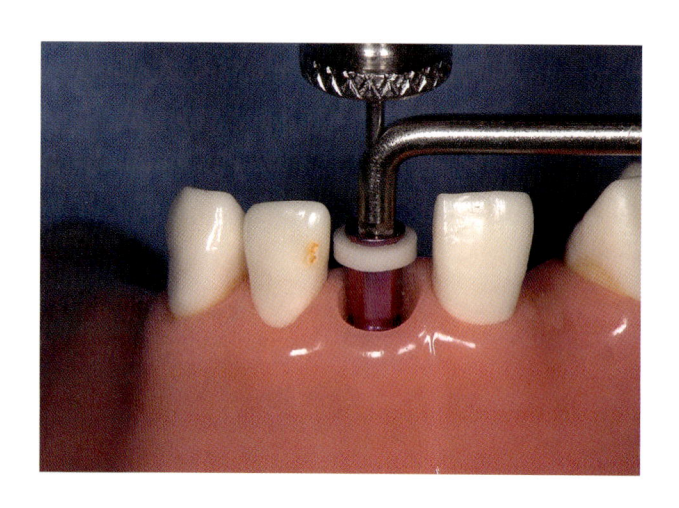

図10 初期固定が弱い場合は，マウントジグにカウンタートルクツールを挿入し，フィクスチャーが回転しないようにして，ヘックスドライバー 0.050"(1.25mm)にてマウントジグを外す．その後，ヒーリングスクリュー専用ヘックスドライバー 0.035"でヒーリングスクリューの装着．

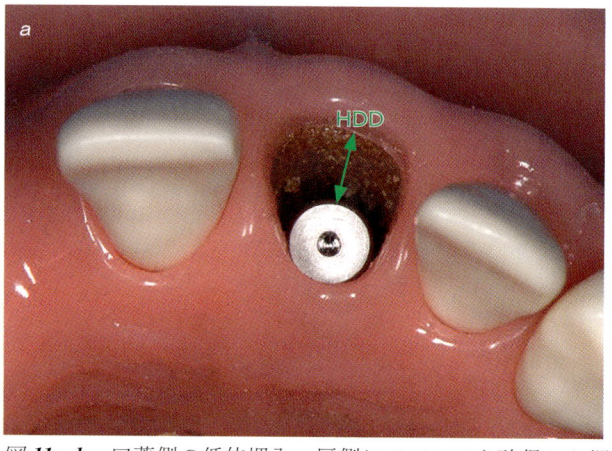

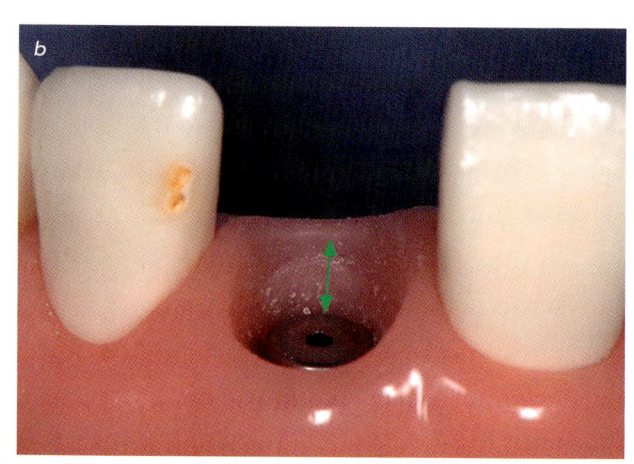

図11a, b 口蓋側の低位埋入．唇側にスペースを確保した埋入位置．口蓋側辺縁歯肉からの埋入深度は約5mm，唇側辺縁歯肉からは3.5mmの深さに埋入できた状態．スペース部には補填材を填入し（血餅保持），スポンゼルやコラテープを置いて，補填材がこぼれないようにして，オベイトにて仕上げる．

5. 前歯部抜歯即時埋入症例

　抜歯即時埋入か抜歯待時埋入か？　その是非がテーマになることが多い．私見であるが，チタンインプラントを使用して抜歯即時埋入の適応症は極めて少ない．極論すれば抜歯即時埋入にチタンインプラントは非適応であろう．

　HAインプラントの有意性は抜歯即時埋入やソケットリフトなど難症例であればあるほど，チタンインプラントに対するアドバンテージは大きくなる．

症例：2 1｜1 2 P_4，79歳，男性

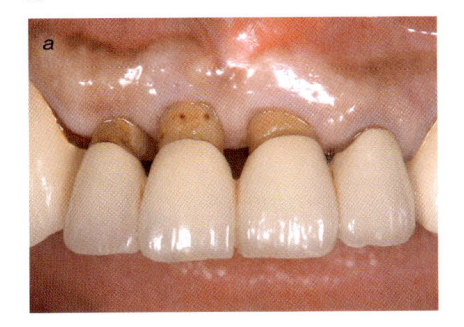

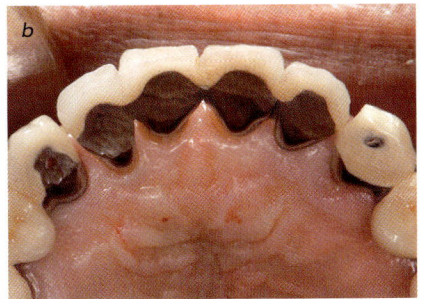

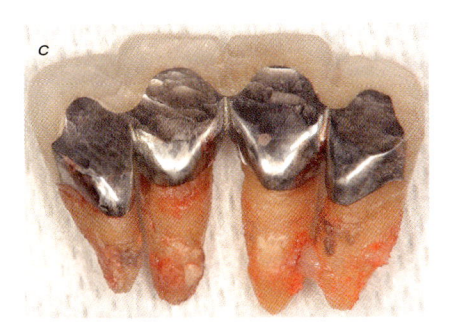

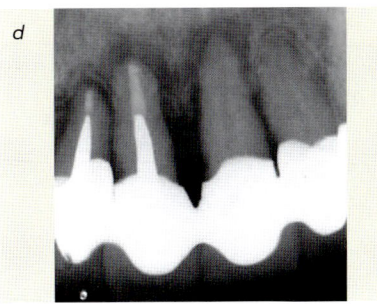

図 1a〜d　重度の歯周炎のため抜歯を行った．骨欠損は大きいが歯肉は線維性でバイオタイプはフラットシックである．

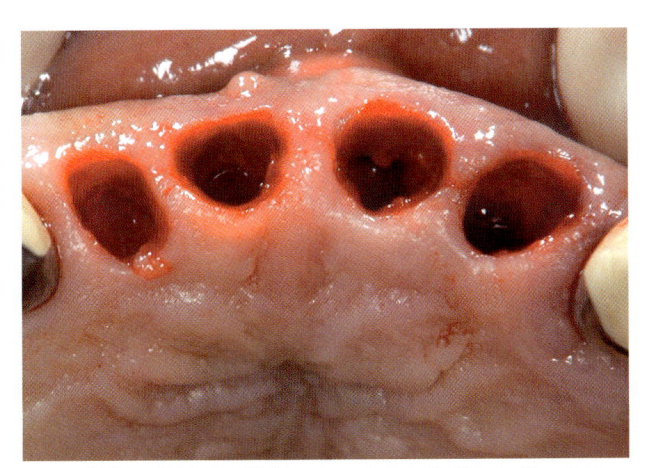

図2　頬側の歯槽骨を損傷しないように抜歯した後，ミラーのキュレットで不良肉芽を徹底的に除去し，その後直径3mmのダイヤモンドのラウンドバーで新生骨面を露出させる．頬側骨板の骨吸収はほぼ根尖部まで達している．

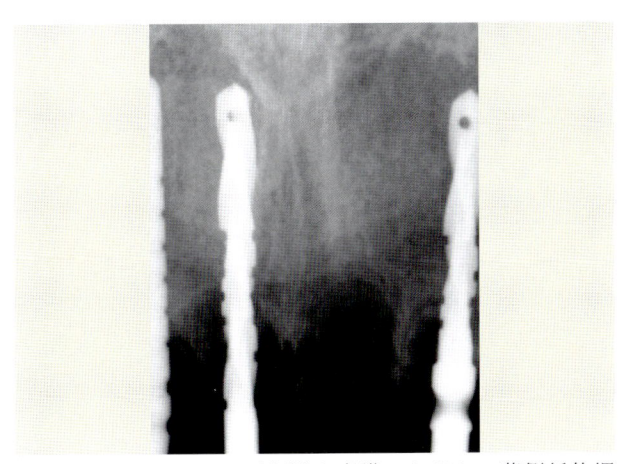

図3　3本のドリルの平行性を意識しながら口蓋側低位埋入を行う．埋入方向は歯根方向ではなく，埋入後ヒーリングキャップが口蓋骨壁に沿うように口蓋側低位埋入を行う．

CHAPTER 6

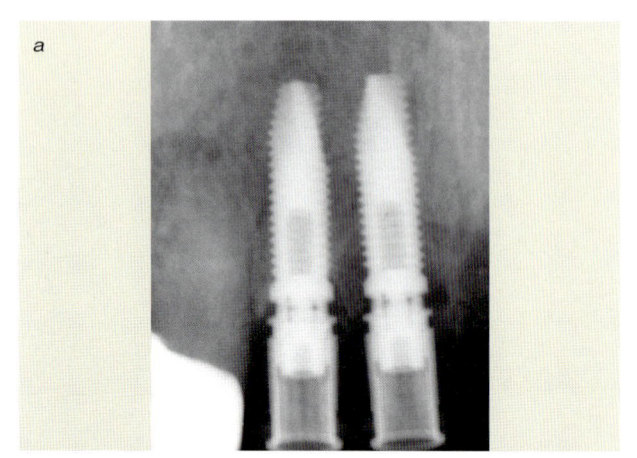

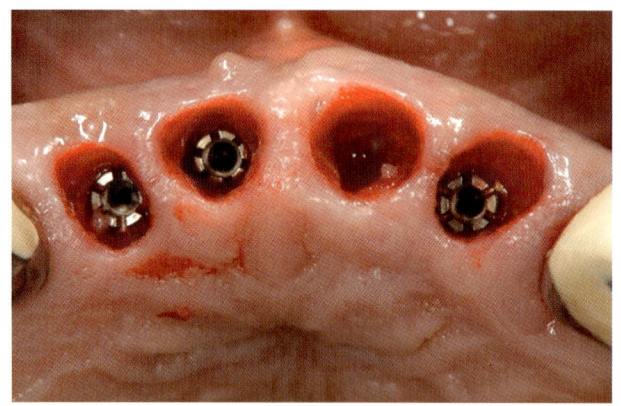

図 4a, b 埋入直後．レントゲン的にも埋入深度を確認する．

図 5 埋入直後．インプラントを埋入しても頬側歯槽骨の吸収は止らないので頬側歯槽骨の吸収を見越して口蓋側低位埋入を行う．HDD≧HDW(Y. Hayashi, K. Morita, 2005)の示す指標に従って埋入することで，骨移植，結合組織移植，GBR等の処置を行うことなく，短期間で外科的侵襲の少ない患者に優しい前歯部の審美的な補綴が可能となる．

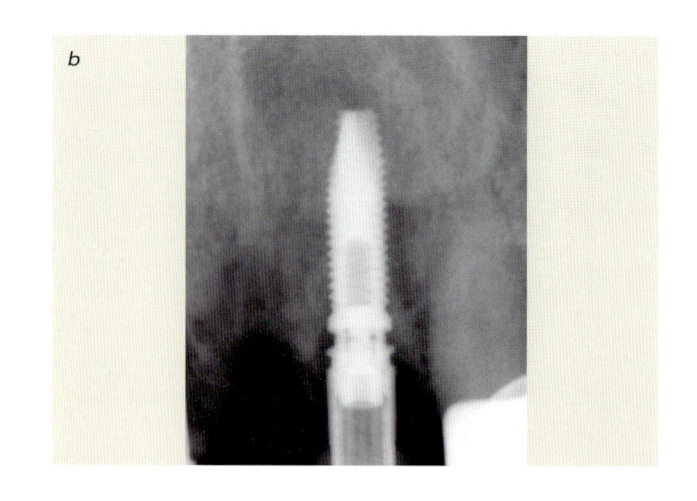

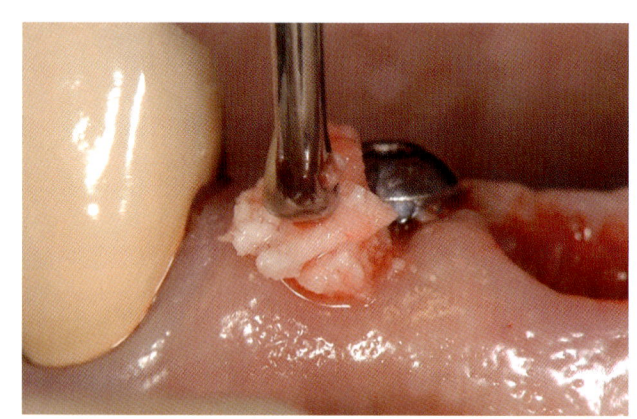

図 6 ドリリング時に採取した自家骨は頬側歯肉とインプラント間に填入し，不足分はβ-TCPを填入する．

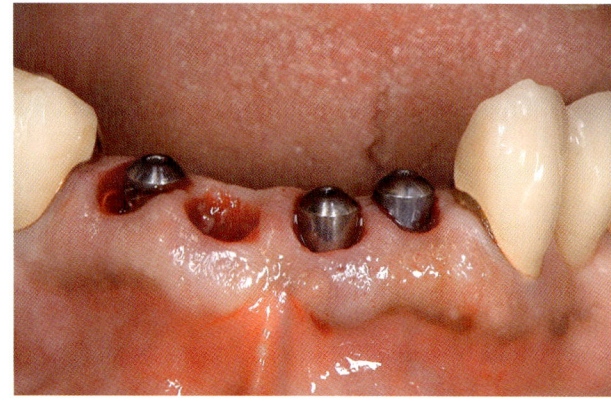

図 7 初期固定が十分とれたので(埋入トルク30N以上，PTV：02以下)，抜歯即時埋入即時テンポラリーとする．頬側歯肉を剥離しないことで血液供給が遮断されることはなく，頬側の骨吸収が最小限に抑えられ，頬側の歯肉形態の保存が可能となる．

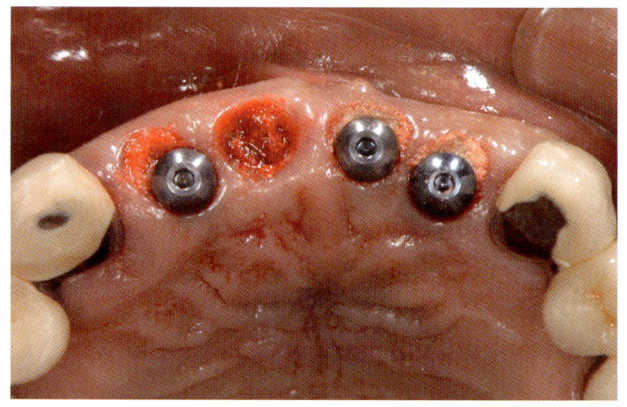

図 8 3-D Placementのチェックポイント．
①唇側から見た平行性．
②咬合面から見て基底結節の真上にあり，
③斜め側方から見て切縁レベルで両隣在歯の切縁を結ぶラインよりも唇側傾斜しない．

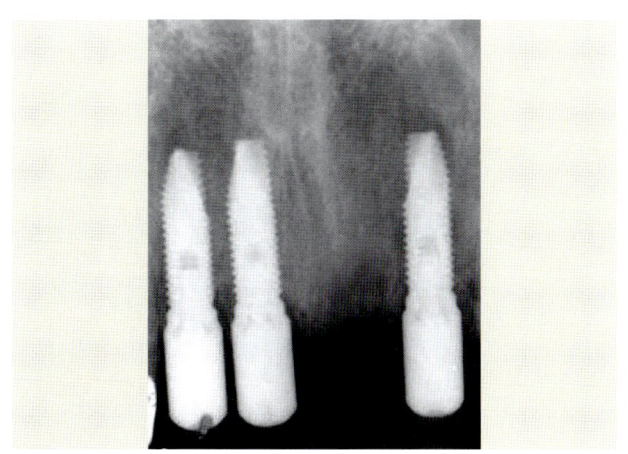

図9 術後4週.PTV：2|：00，1|：00，|2：−01.

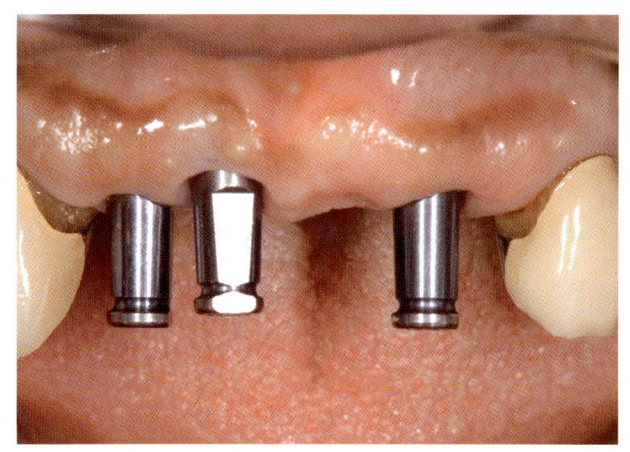

図10 術後8週で印象採得を行う．唇側歯肉形態が保存されている．天然歯の歯根方向に埋入すると，唇側に傾斜埋入となり，インプラント唇側の骨板は吸収し，歯肉は退縮しやすくなる．

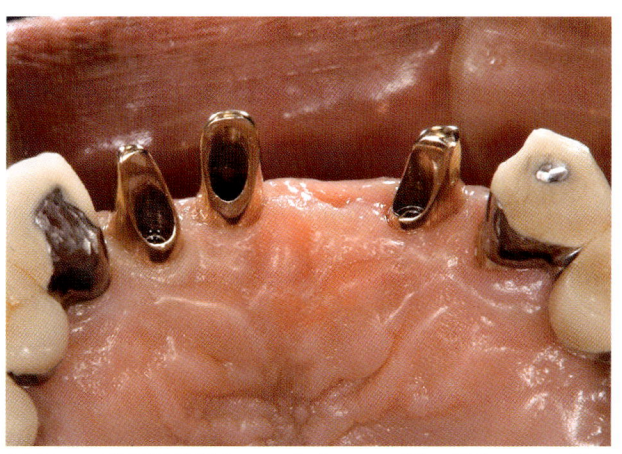

図11 口蓋側低位埋入．スクリューの開口部をみても基底結節の真上に埋入しているのがわかる．

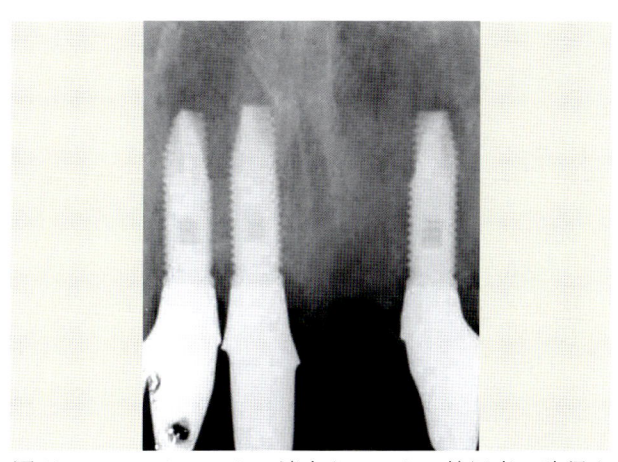

図12 アバットメントの適合もエックス線写真で確認する．

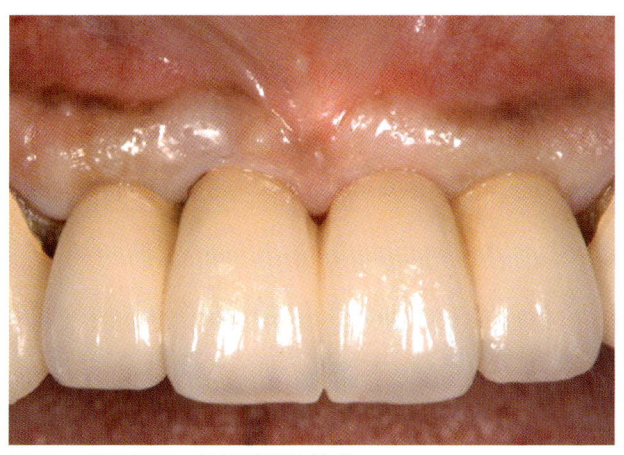

図13 術後10週で最終補綴物装着．

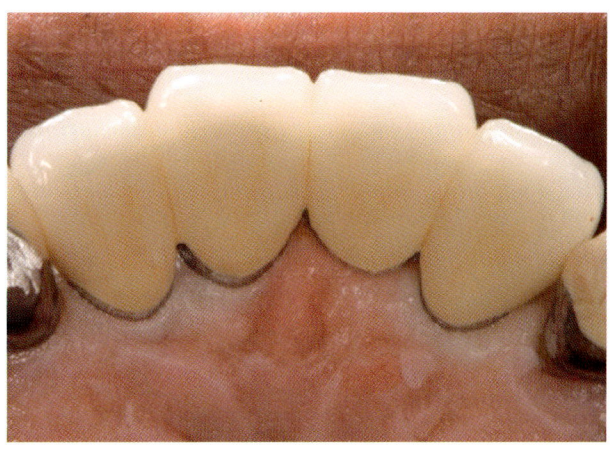

図14 PTV：2|：00，1|：−03，|2：−02.

CHAPTER 6

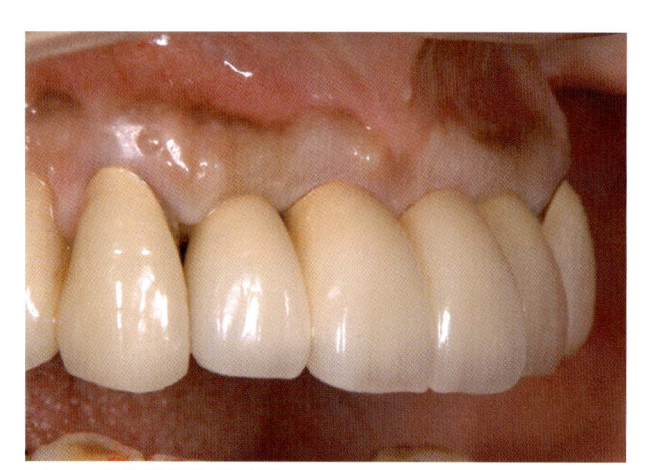

図15 最終補綴物側面観.

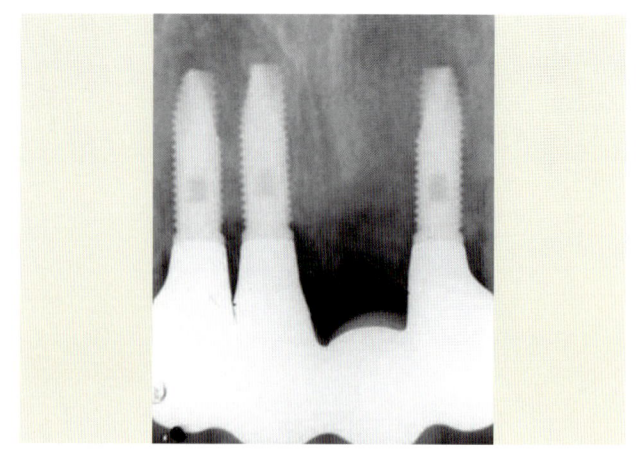

図16 術後1年2か月のエックス線写真.

《症例解説》

・チタンインプラントとHAインプラントの違い

　この症例はかなりの重度歯周炎であり，前歯部唇側骨はほぼ根尖部まで吸収している．この症例でチタンインプラントを使用し，抜歯待時埋入した場合，抜歯前の歯肉形態は失われ，抜歯後の水平的，垂直的な骨吸収は進行し，骨移植や結合組織移植等の外科的な処置が必要になると考えられる．

　したがって，骨伝導性を有する生体活性なHAインプラントを使用して抜歯即時埋入を行うことにより，以下のような多くのメリットがある．

・抜歯直後はインプラント周囲に血液の貯留するスペースが存在し，HAの骨伝導性により早期に骨接触率の高い骨再生が可能である．
・抜歯前の歯肉形態を保存できる．
・患者の侵襲の軽減
・期間の短縮
・歯肉を剥離しないため骨吸収抑制

　また，術後も腫脹や疼痛がなく短期間での審美と機能の回復により患者の満足度は非常に高い．

6．模型による外科術式：ソケットリフト 7 6|欠損（垂直骨量 5 mm ≧）

　HAインプラント使用での上顎洞底挙上法の利点として，必ずしも初期固定を必要としないため，基本的には垂直骨量の制限のないことが挙げられる．

術式の実際

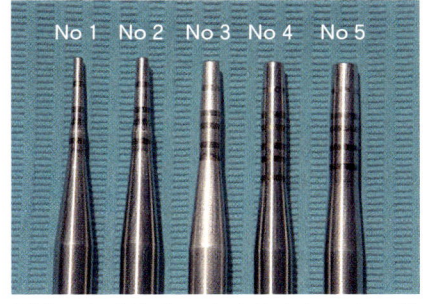

図1　スプラインオステオトーム．径3.75mmツイストの場合はNo.3まで，径4.5mmツイストはNo.5まで使用する．

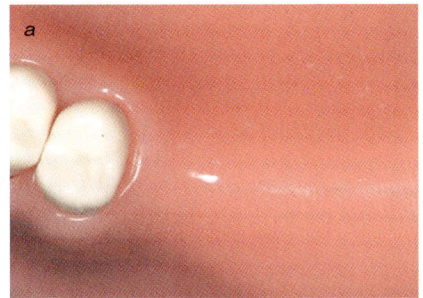

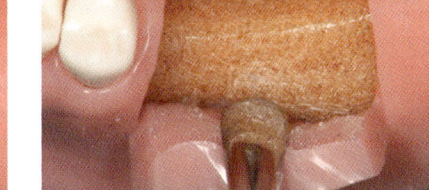

図2a, b　歯冠乳頭を含まない最小限の縦切開，歯槽頂切開で剥離を行う．

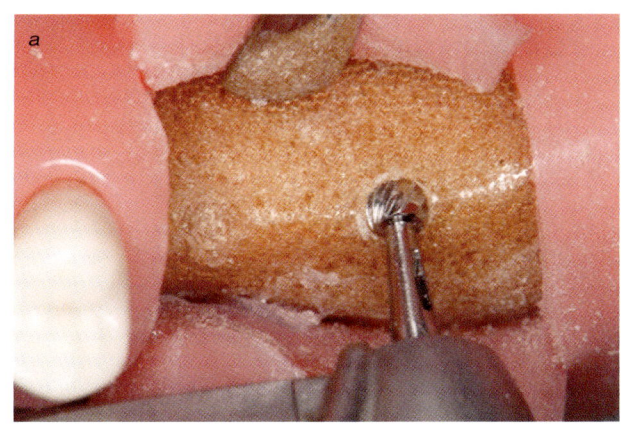

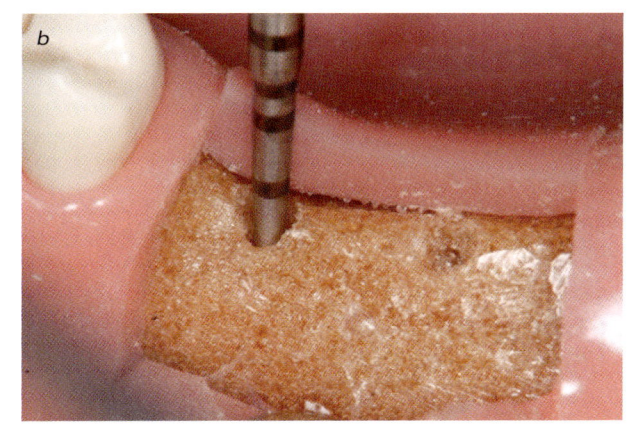

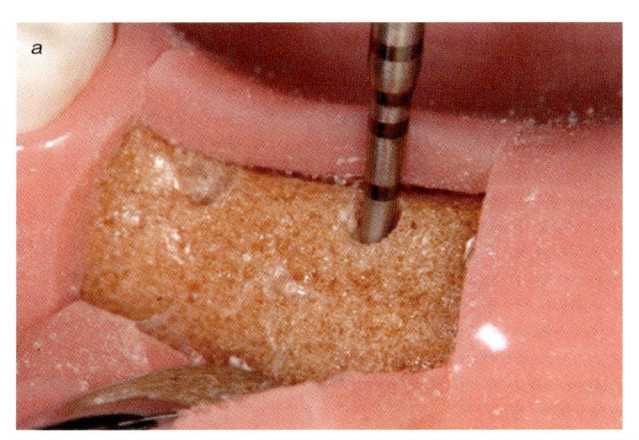

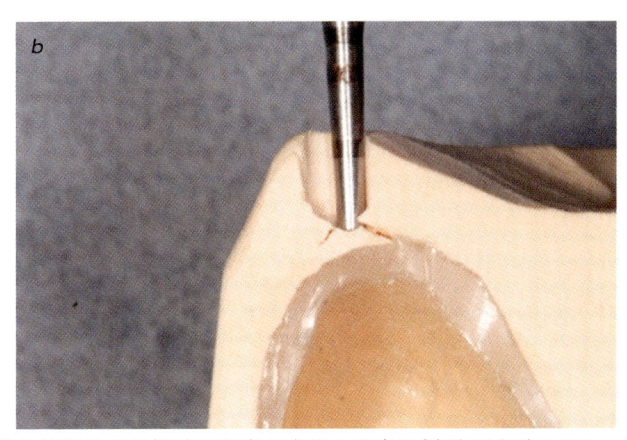

図3a, b　a：インプラント埋入部位にラウンドバーで起始点を設ける．この模型での垂直骨量は3mmであるためラウンドバーで洞底骨1mm手前まで削合した．b：オステオトームNo.1を使用しマレッティングして洞底骨を若木骨折させる．

図4a, b　洞底骨の若木骨折はブラインド操作であるため手指の感覚と清音から骨折時の濁音に変化する音の判断が重要である．

CHAPTER 6

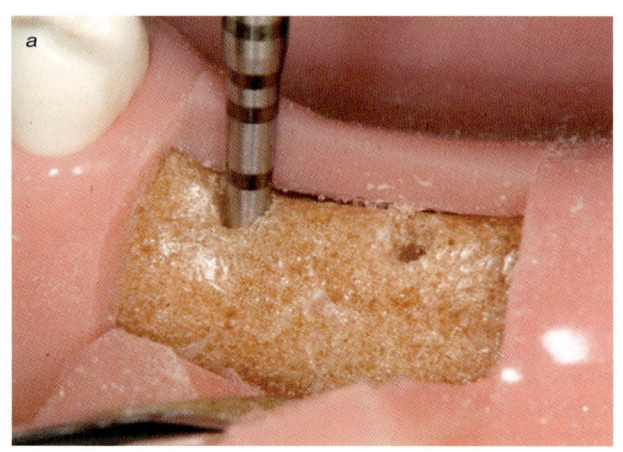

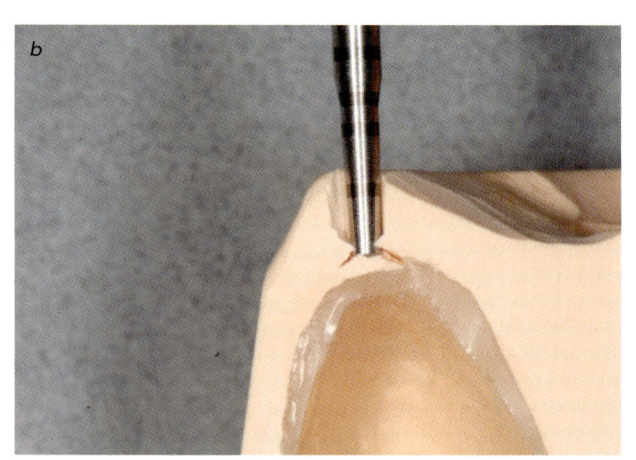

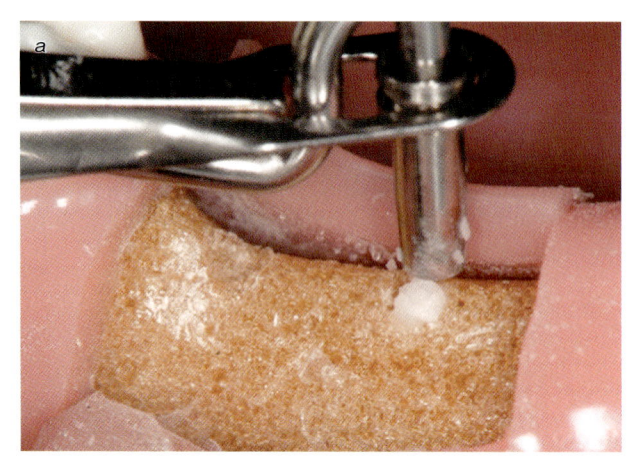

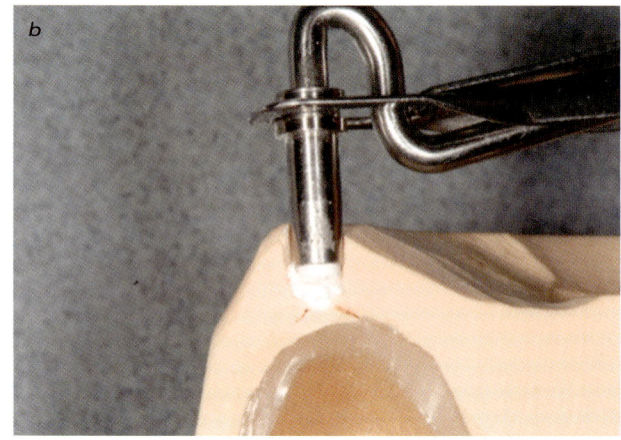

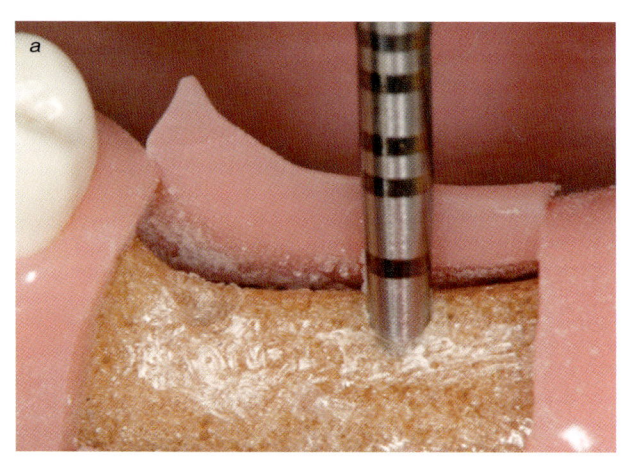

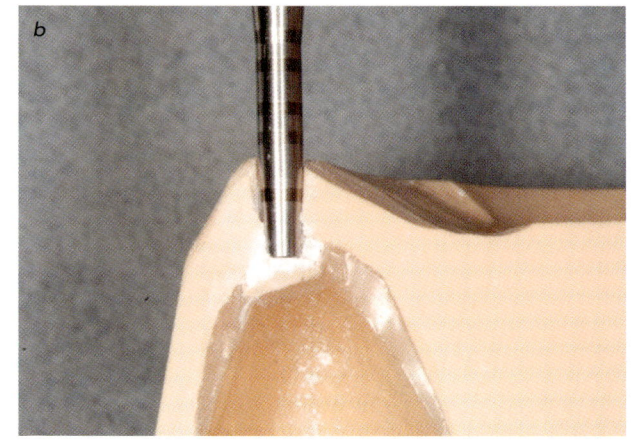

図 5a, b　No.2 による若木骨折部の拡大．骨折部周囲を拡大する場合，オステオトーム先端を深く挿入しないよう注意が必要である．また，強いマレッテイング操作は内耳振盪により一時的な幻暈を起こすことがあるので，優しいマレッテイングを心掛ける．

図 6a, b　骨補填材の填入．大きめのアマルガムキャリアなどを用いて骨補填材を填入する（5 mm 挙上でキャリア約10杯以上）．

図 7a, b　No.3 での挙上．骨補填材を填入後，No.3 を用いて骨補填材を介在させ，シュナイダー膜をパスカルの原理により挙上することで穿孔の危険性から回避できる．

外科術式の実際

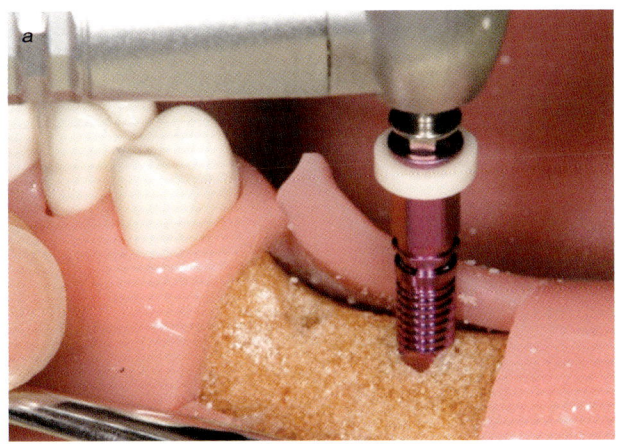

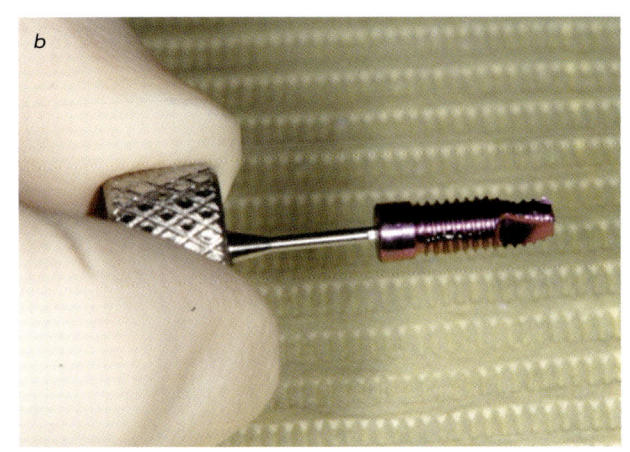

図8a, b　初期固定の確認．十分な骨補塡材を塡入後，初期固定が得られる場合はマウントジグを装着したまま埋入操作を完了する(*a*)．しかし初期固定が得られない場合，マウントジグを事前に外して，大きめのヒーリングスクリューを装着しドライバーで保持したまま挿入する(*b*)．

図9a, b　インプラント径より大きめのヒーリングスクリューを使用することにより，上顎洞への迷入を防ぐことができる．

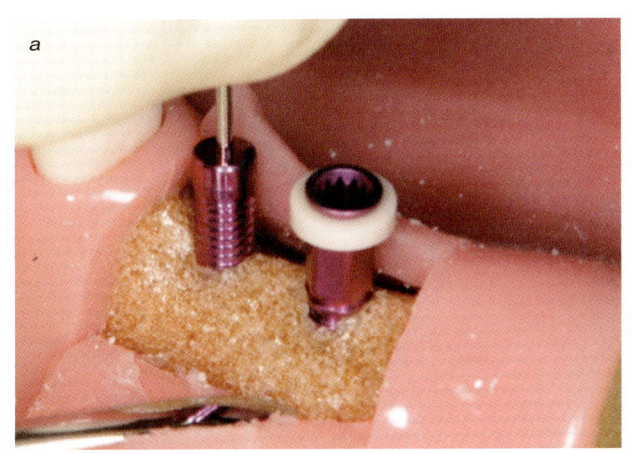

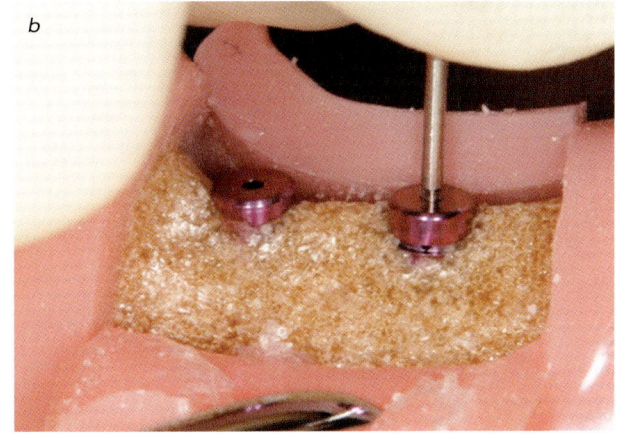

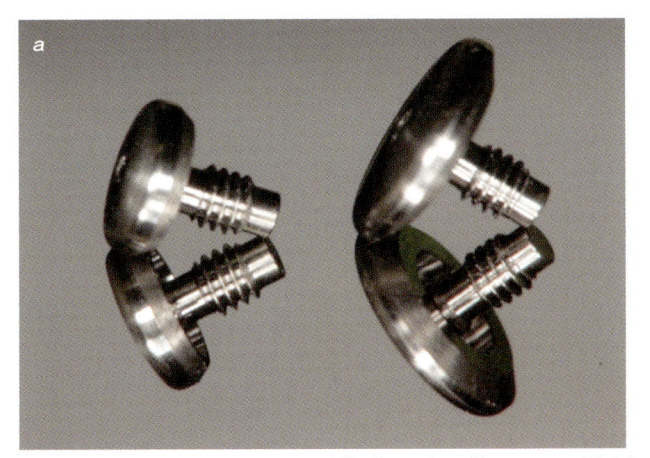

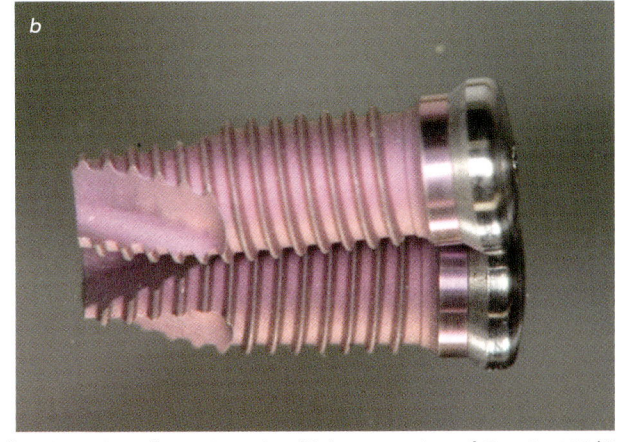

図10a, b　上顎洞への迷入回避(初期固定が得られない場合)．スプラインインプラントでは，径4 mmのインプラントでは径4.5mmのヒーリングスクリューを，径5 mmのインプラントでは径6.5mmのヒーリングスクリューを使用する．

85

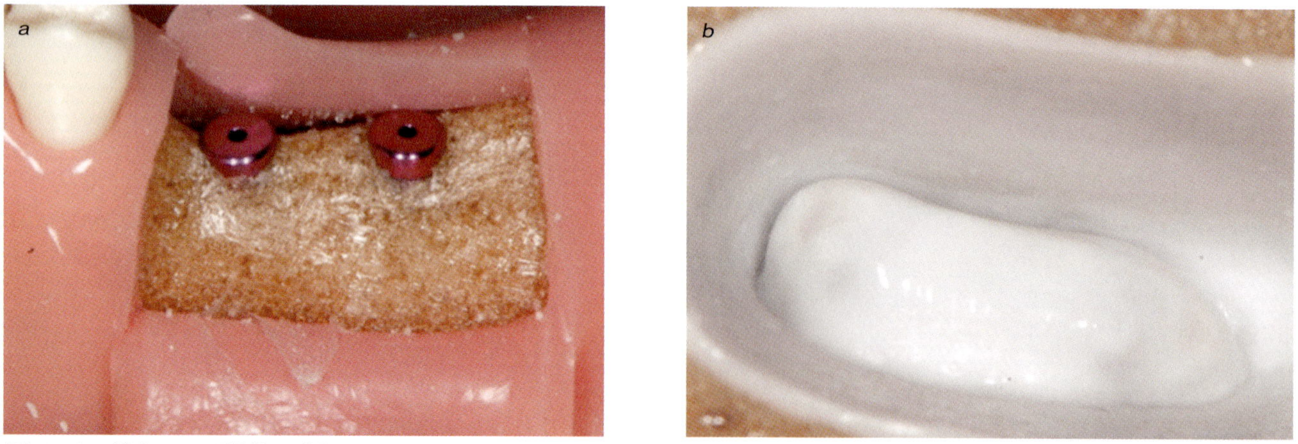

CHAPTER 6

図 **11a, b**　縫合および術後の確認．ヒーリングスクリューの露出がないように縫合する(***a***)．初期固定が取れず歯肉の厚みが薄い場合，術後，ヒーリングスクリューが露出した場合，上顎洞は含気空洞のため初期安定が得られないのでインテグレーションは難しい．この場合は2回法(Staged approach)で行うほうがよい．術後，ドーム状に挙上された(***b***)．

＜参考症例＞

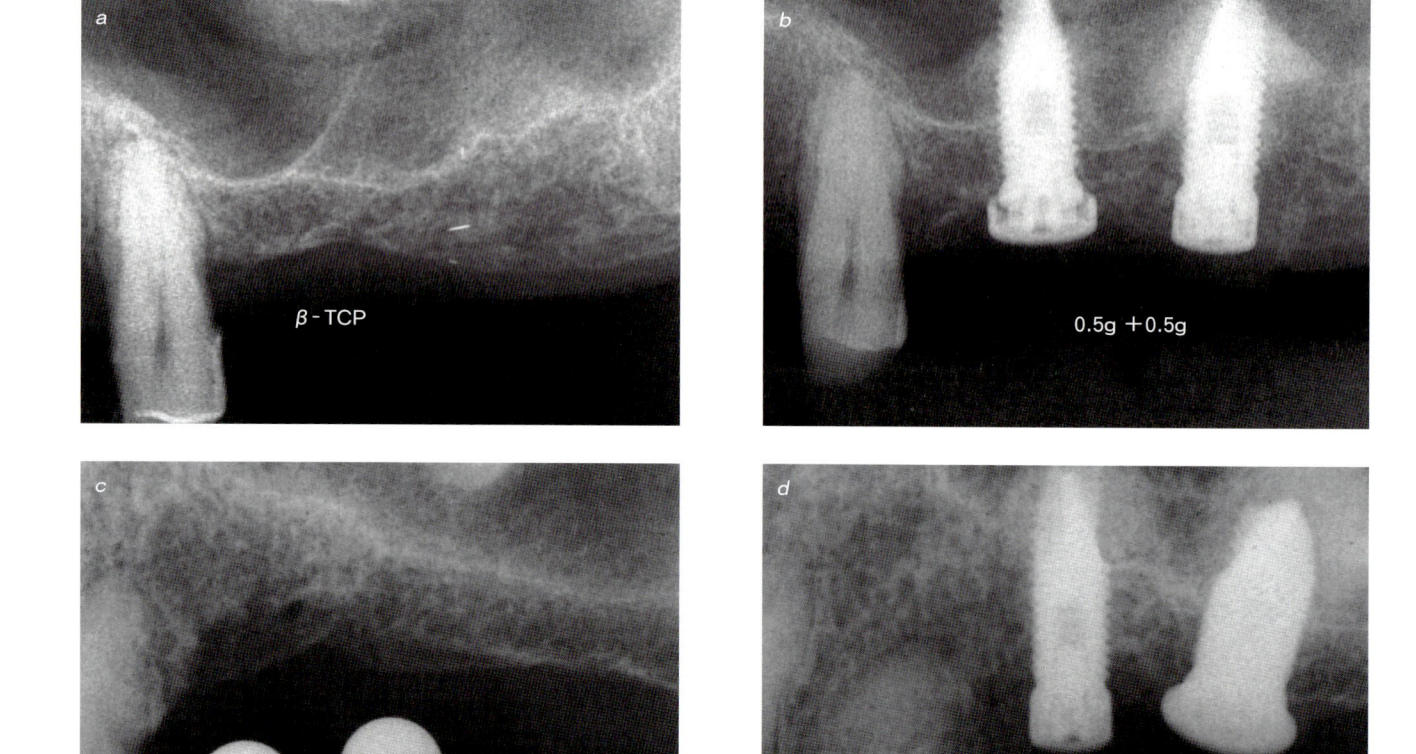

図 **12a～d**　骨補填材(β-TCP)の量による術後挙上形態の違いと初期固定が得られない場合の大きめのヒーリングスクリューの使用に注目．

7．コッシのサイナスリフティングバーを用いた抜歯待時埋入

　筆者の臨床において，歯槽頂アプローチによるサイナスフロアーエレベーションの症例では，基本的にオステオトームテクニックを用いる．しかし骨質タイプ1や2でオステオトームによる上顎洞底の若木骨折が困難であったり，マレッティングが患者に負担を与えすぎる症例では，マレッティングがなく短時間で上顎洞底を若木骨折できるコッシのサイナスリフティングバーは効果的である．ただし条件として下記の3つが挙げられる．

1）上顎洞底までの垂直骨量が5mm以上ある．
2）歯槽頂部にリフティングバーのストッパーとなる平坦な骨が存在することが必要である．
3）上顎洞底の形態はフラットが望ましい．

症例： 6│ C_4 ，42歳，女性

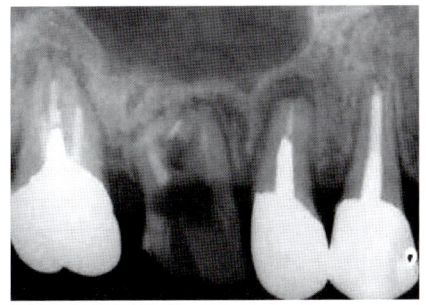

図1　術前．6│は C_4 で要抜歯である．分岐部病巣もあり，分岐部から上顎洞底までの距離が5mm以下なので，抜歯即時埋入は非適応である．

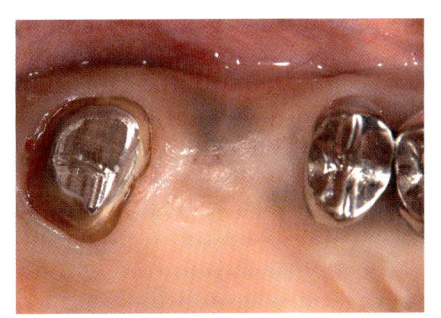

図2　頬舌的骨幅と付着歯肉は十分である．歯槽頂切開と歯肉溝切開で歯肉弁を形成し全層弁で剥離する．剥離は必要最小限にとどめる．

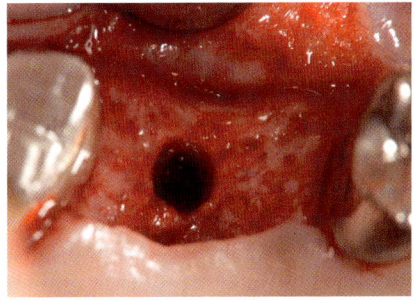

図3　コッシのサイナスリフティングバーでインプラント窩を形成する．皮質骨の部分がストッパーになる状態であることが，このバーを使用するときの注意点である．

図4　抜歯後3か月で垂直骨量は4mm，骨質はタイプ3．350〜500回転，30N〜50N/cmで上顎洞底を穿孔する．上顎洞底の骨は穿孔し，シュナイダー粘膜は穿孔しない．

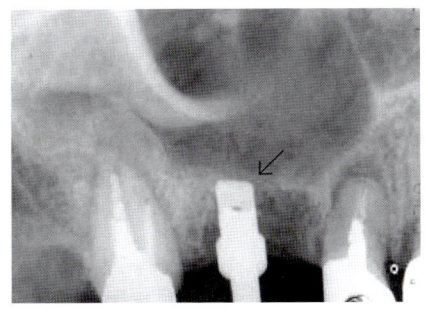

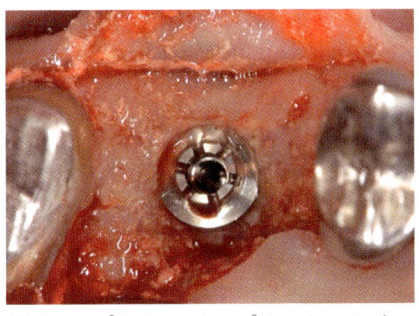

図5　スプラインインプラントのツイストタイプ．直径5mmの長さ10mm．初期固定は十分である．カウンターシンクドリルは使用せずセルフタップ（25回転，35N/cm）で埋入する．

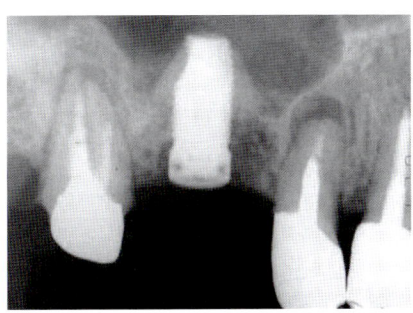

図6　骨補填材 Bio-Resorb（バイオリゾーブ）の填入後インプラントを埋入する．上顎洞を約5mm挙上するのにバイオリゾーブを約0.5mg填入する．

CHAPTER 6

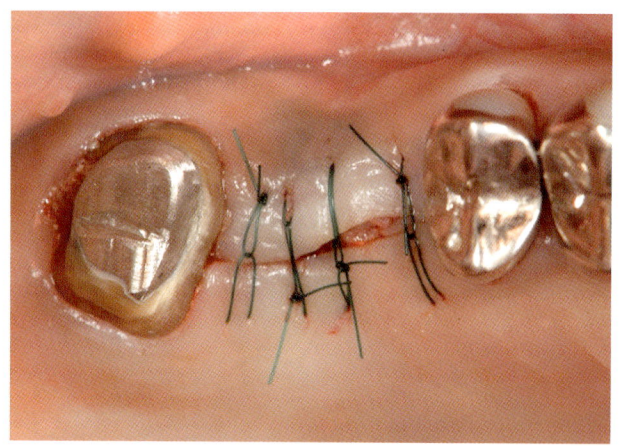

図7 骨縁上に約1.5mmインプラントのヒーリングキャップが露出するので，バーティカルスリングマットレススーチャーにて弁を傷めずにテンションをかけて縫合する．

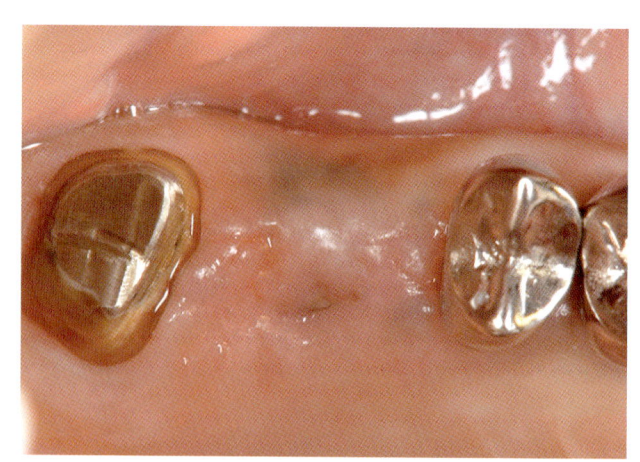

図8 術後10日．抜糸時．

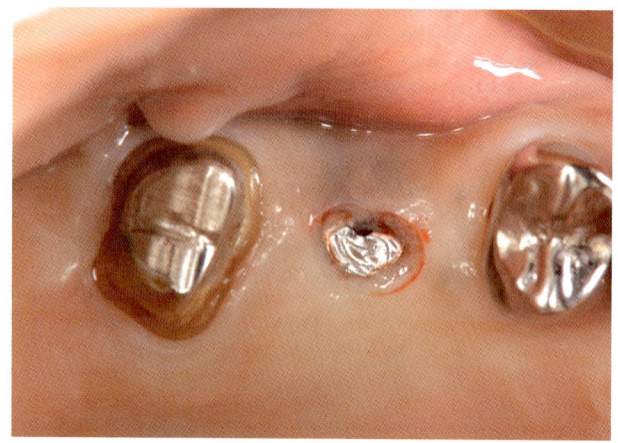

図9 術後11週．付着歯肉が十分あるのでダイヤモンドの歯肉バーでヒーリングキャップを露出させる．

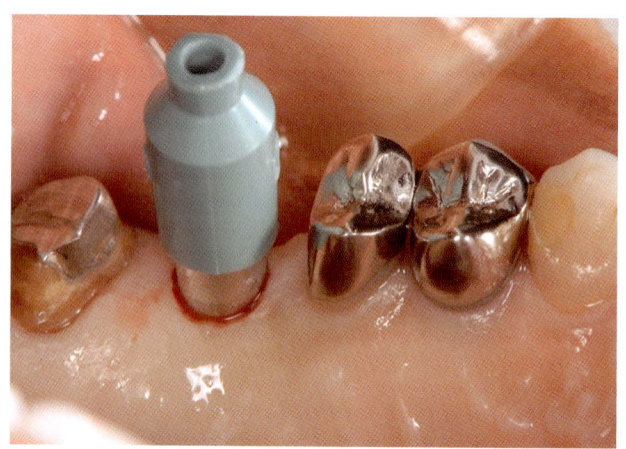

図10 直径5mmの歯肉パンチで直上の付着歯肉を除去する．パンチでの二次手術後は即日印象も可能である．

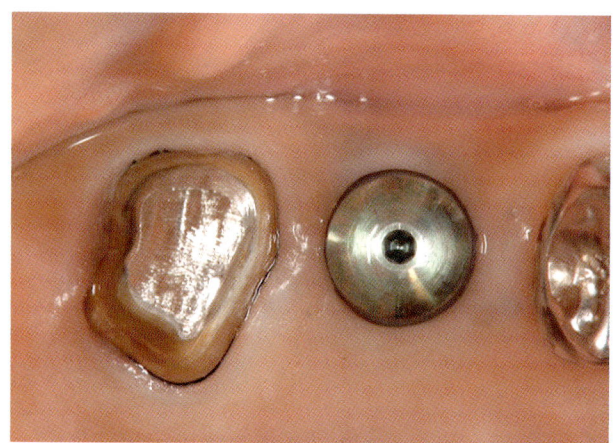

図11 ジンジバルカフを装着する．インプラントの二次固定をペリテストで確認する．PTV：−03．

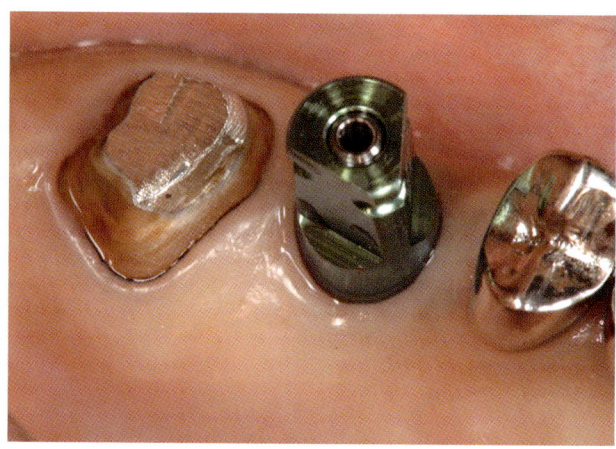

図12 インプレッションポストを装着し，エックス線写真で適合を確認した後，印象採得を行う．

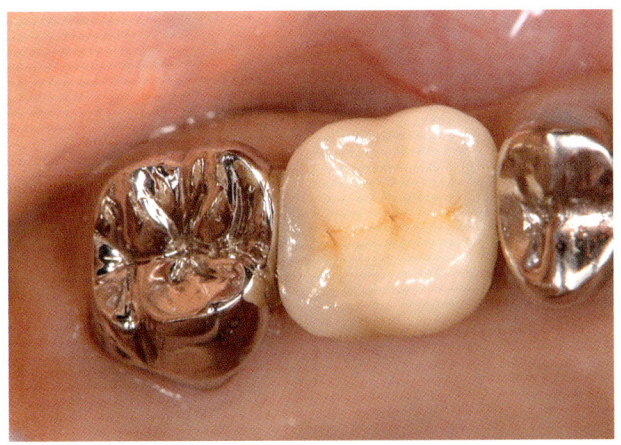

図13 術後14週で最終補綴物装着．PTV：−03．外科的侵襲，手術時間，治療期間，すべてにおいてチタンインプラントを使用するよりも，患者・術者とも負担が軽減できる．

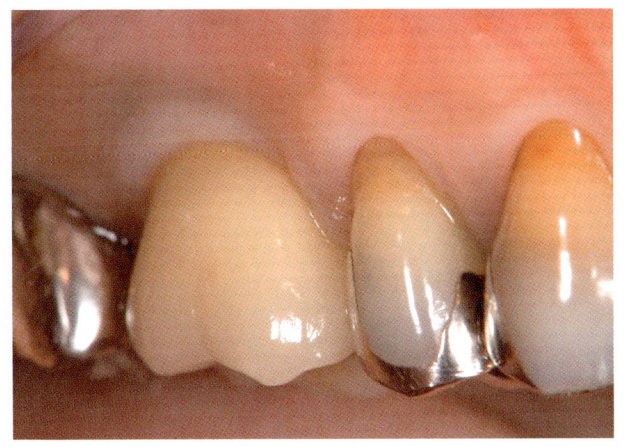

図14 アバットメントは30N/cmでスクリューをしめる．

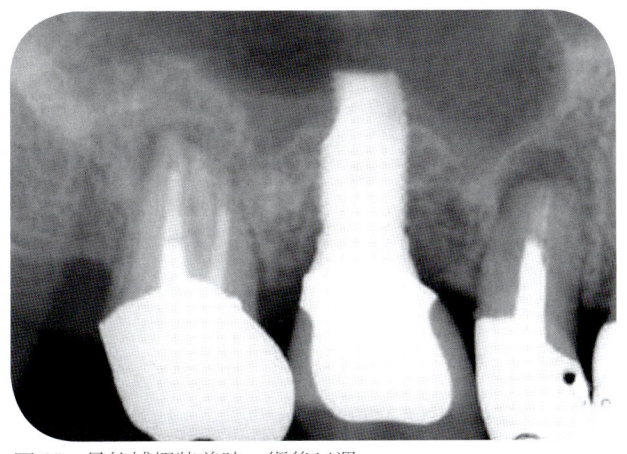

図15 最終補綴装着時．術後14週．

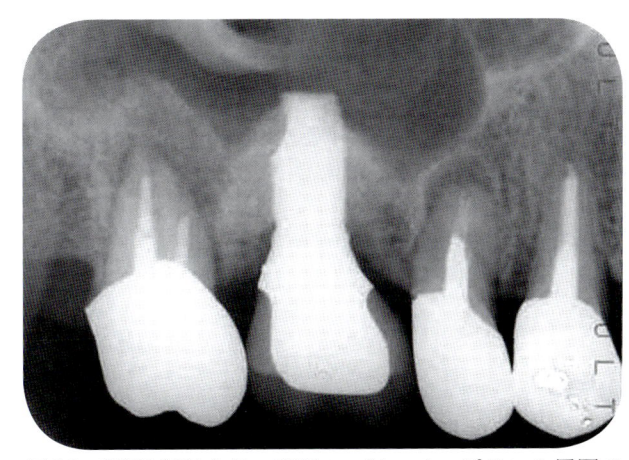

図16 術後1年11か月．PTV：−04．インプラント周囲の骨質はより成熟したエックス線写真像である．

《症例解説》

　この症例で抜歯前のエックス線写真でもわかるように，患歯はC_4で分岐部病変が存在し，上顎洞底までの垂直骨量は3mm程度で骨質はタイプ3と考えられる．問題は抜歯即時埋入の場合，炎症組織の徹底除去が不可能と判断し抜歯待時埋入を選択した．コッシのサイナスリフティングバーを用いたソケットリフトはマレッティングのストレスがなく，条件がそろえば短時間で侵襲の少ないソケットリフトが可能である．

＜抜歯即時でソケットリフトをするときの臨床的判断基準＞
- 炎症が徹底的に除去できるか．
- 出血の量と血液の貯留する環境かどうか．
- 初期固定が可能か．
- 抜歯窩周囲の歯肉の厚みは十分か．

8. オステオトームを用いた抜歯待時のソケットリフト症例

　ソケットリフトは外科的侵襲や感染のリスクおよび術後の合併症に関して，サイナスリフトよりも患者の負担の少ない術式である．筆者はソケットリフトにおいて上顎洞底を若木骨折させる方法として以下の器具や方法を用いている．

＜器具＞
　①オステオトームテクニック
　②コッシのサイナスリフティングバー
　③リッジボーンエクスパンダー
　④ピエゾ
　なかでもオステオトームテクニックは最もベーシックで，確実かつ応用範囲の広いテクニックである．

＜オステオトームを用いたソケットリフトのポイント＞
　・若木骨折時の音の変化（清音から濁音に変わる）
　・若木骨折時，手に伝わる触覚

＜問題点＞
　・マレッティングによる振動
　・マレッティングによる精神的ストレス
　・マレッティングによる内耳震盪(めまい)
　・暴力的なマレッティングでシュナイダー膜を穿孔する
などがあるのでジェントリーな操作が要求される．

症例： 6|P₄， 7|欠損，70歳，男性

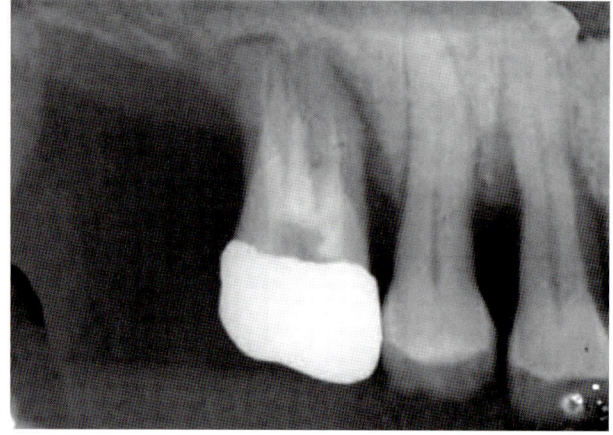

図1　患者の希望により，重度の歯周疾患を保存的に十数年間メインテナンスしてきたが，動揺度が大きくなり抜歯する．

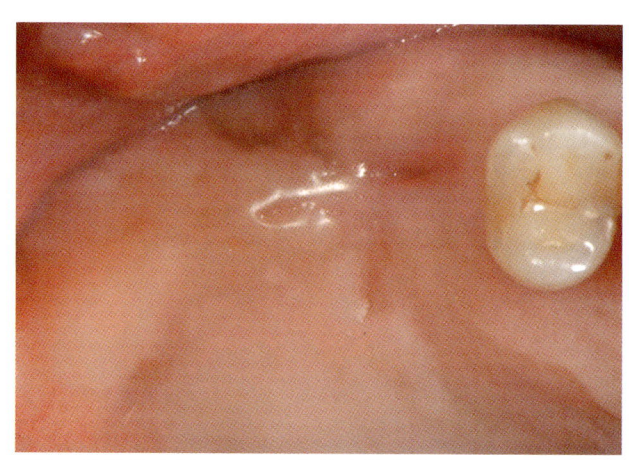

図2　抜歯後9週． 6|は歯肉治癒後抜歯待時埋入． 7|は成熟側埋入．

外科術式の実際

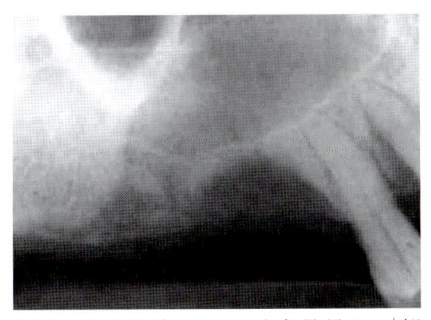

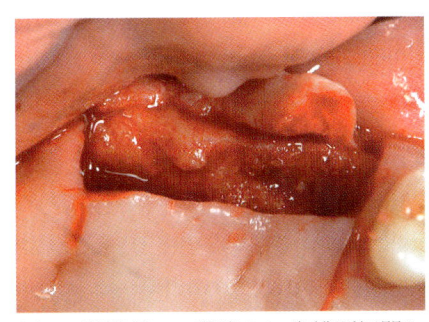

図3 上顎洞底までの垂直骨量は 6| 部 2 mm と 7| 部 5 mm. 5| 部の歯槽骨とのギャップが大きく，オステオトーム（ストレートタイプ）を用いたソケットリフトは操作が困難である．

図4 歯槽頂の口蓋寄りに歯槽頂切開し粘膜を剥離する．天然歯とインプラント間は 2 mm. インプラント間は 3 mm あける．5| の遠心より 6 mm と 14 mm のところを起始点とする．

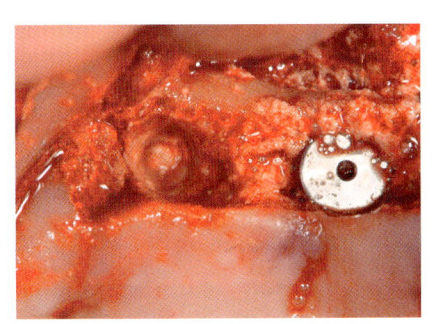

図5 シュナイダー膜を挙上後 6| に直径 5 mm，長さ 10 mm のスクリュータイプのインプラントを埋入する．

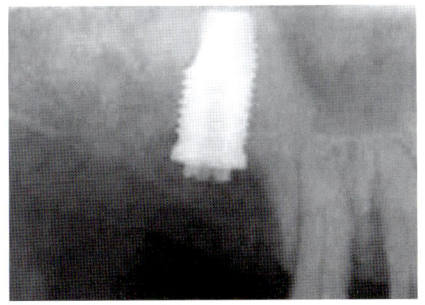

図6 シリンダータイプのインプラントは上顎洞迷入の可能性もありソケットリフトには非適応であると考えている．

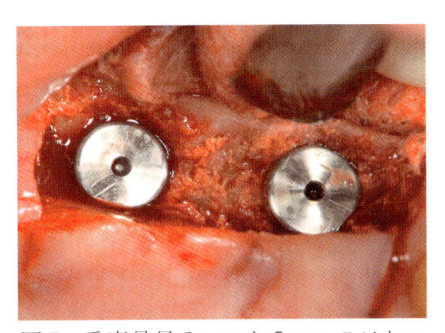

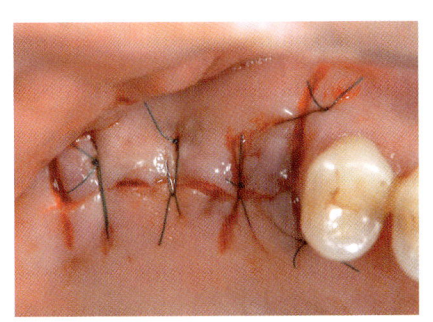

図7 垂直骨量 2 mm と 5 mm のソケットリフト埋入直後．初期固定は十分獲得されている．

図8 バーティカルスリングマットレス縫合．一次閉鎖が可能であれば縦切開部は強いて縫合しない．

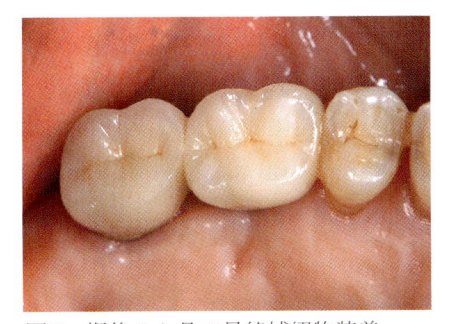

図9 術後 5 か月で最終補綴物装着．

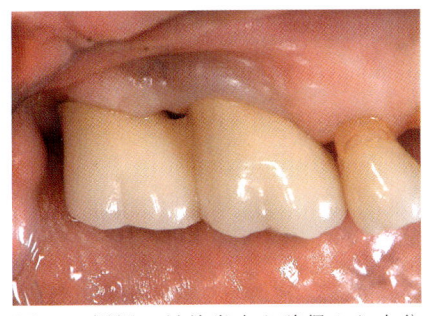

図10 頰側の付着歯肉も確保され十分にメインテナンスされている．

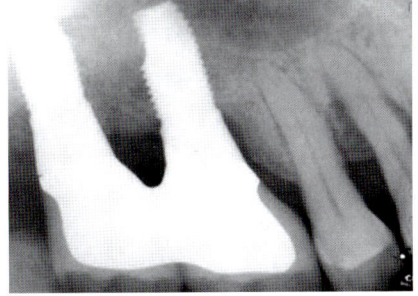

図11 術後 1 年 9 か月．ネック部の骨吸収もなく安定している．PTV：6|：−04，7|：−06．

《症例解説》

　この症例の 6| 部は上顎洞底垂直骨量 2 mm であり，サマーズのいう条件（垂直骨量 5 mm 以上）には当てはまらない症例ではある．しかし，1994年にサマーズが発表したオステオトームテクニックのソケットリフトはチタンインプラントを使用しており，生体活性で骨伝導性を有する HA インプラントを使用することで，2～3 mm 程度の骨でも十分に予知性の高いソケットリフトは可能である．ソケットリフトの難易度は垂直骨量だけで判断するのではなく，骨質や皮質骨の有無，歯肉の厚み，出血量など総合的判断が不可欠である．

9. platform switching を用いた下顎臼歯部抜歯即時埋入・早期埋入

　生体活性な HA インプラントは自然治癒を阻害しないため，抜歯即時埋入時のインプラント埋入深度に関しては，予測できる骨再生位置にプラットフォームが来るように埋入すれば，インプラントと周囲骨とのギャップの骨再生は可能である．チタンインプラントのように，インプラントと周囲骨とのギャップが 2 mm 以内でなくても，メンブレンを使用することもなく十分な骨再生が可能であることは，多くの臨床症例が示すように明らかである．

　ただし，以下の症例では埋入深度をより深く設定する必要がある．
・歯肉弁が薄い・喫煙者・審美領域・歯肉辺縁を根尖側に移動したいとき

症例：6 Per，7 欠損，65 歳，男性

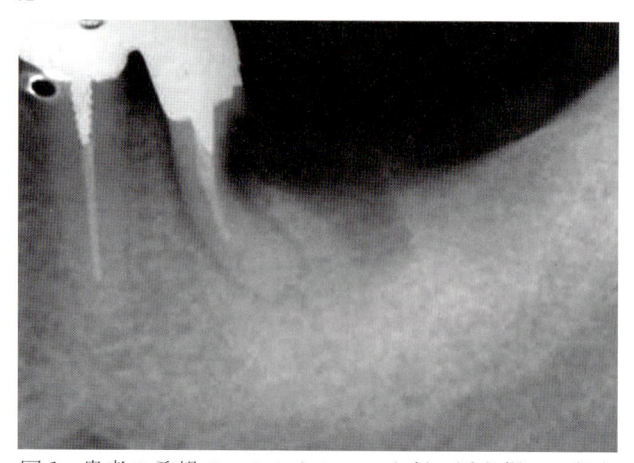

図1 患者の希望でヘミセクションを行い近心根のみ保存するも，咀嚼機能低下のため6抜歯即時埋入，7成熟側埋入を行う．

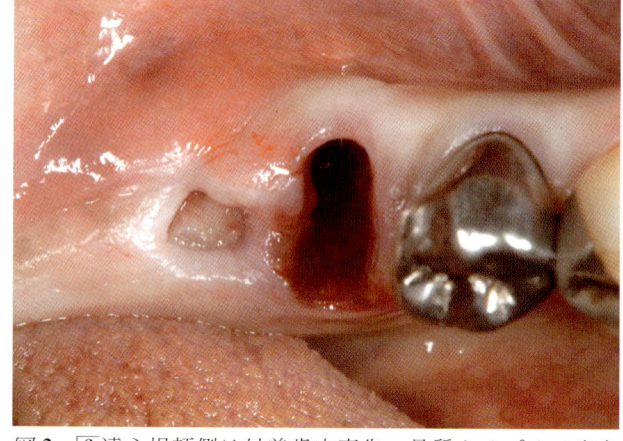

図2 6遠心根頰側は付着歯肉喪失．骨質タイプ4で出血量は少なく粘膜の厚みも薄く，コンプレッション・ネクローシスの可能性がある．

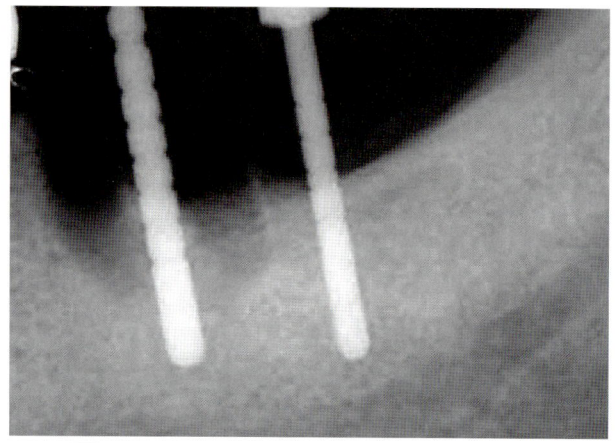

図3 6の中隔と7にパイロットドリルで方向と下歯槽管との距離を確認する．

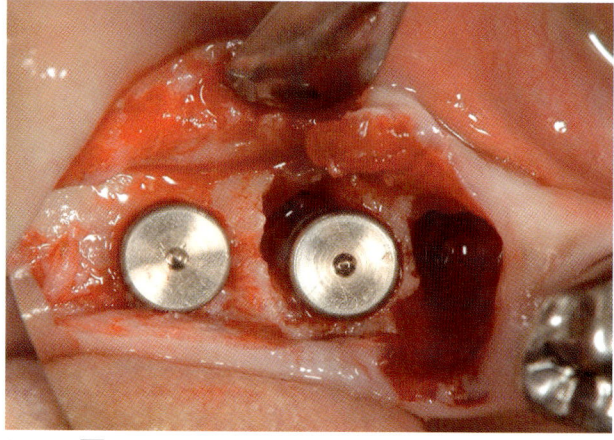

図4 6遠心根部の骨吸収．HDD は 3 mm，HDW は 4 mm，骨質タイプ4で出血量は少ない．

外科術式の実際

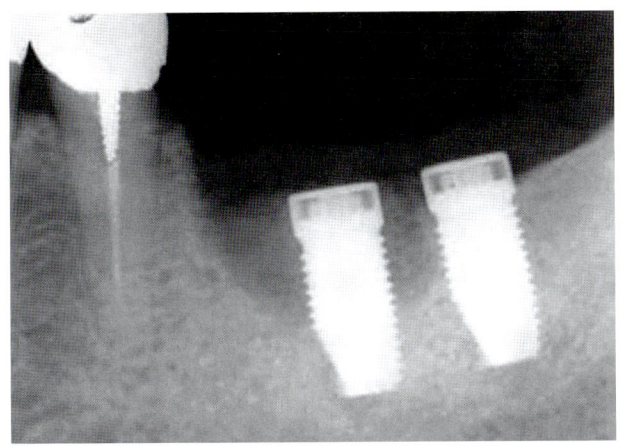

図5 5と6の歯槽骨量のギャップがあるので前方への延長ブリッジとする．埋入直後，下歯槽管までは最低2 mmの距離を保つ．

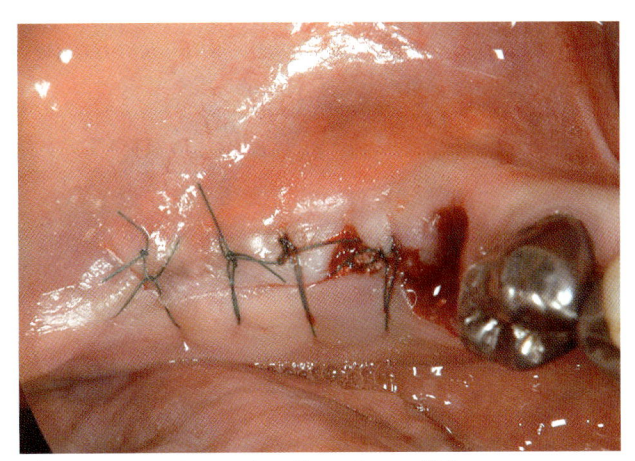

図6 バーティカルスリングマットレス縫合．

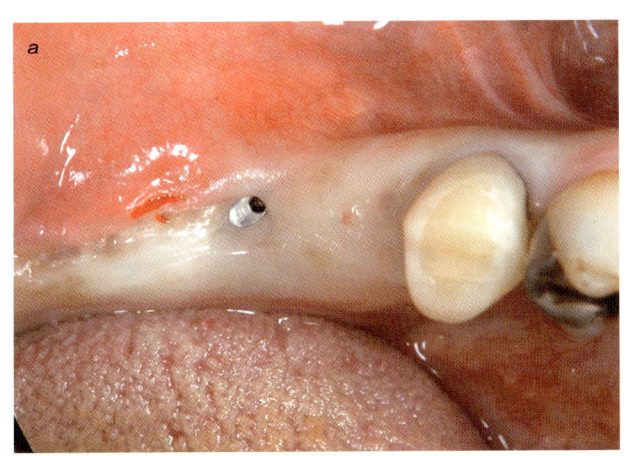

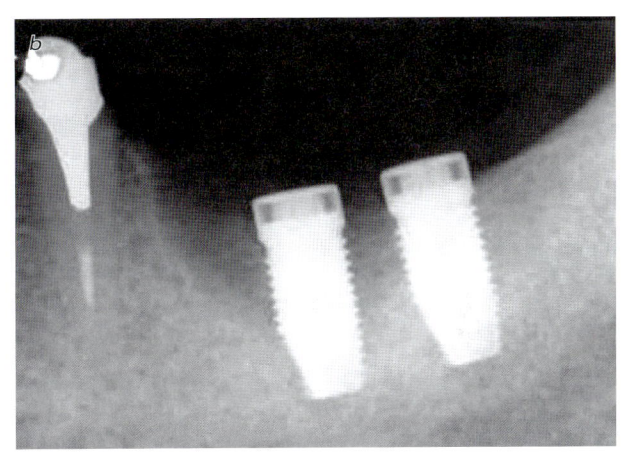

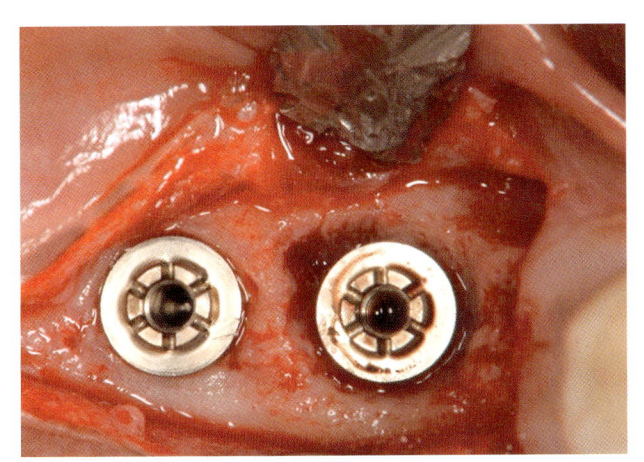

図7a, b 6のインプラントの頬側部は付着歯肉が存在せず，可動粘膜部には骨再生は望めない．

図8 術後14週で二次手術．6のHAの部分は骨再生されているが研磨面の骨再生は不十分である．インプラント間距離は3 mmに満たない．

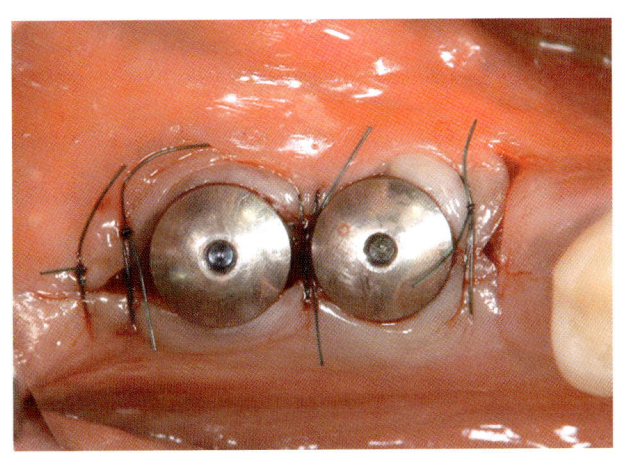

図9 インプラント周囲の環境を改善するために，角化歯肉をインプラントの周囲に移動させる．

図10a, b　プラットフォームスイッチングを行い，インプラントネック部の骨吸収を予防する．

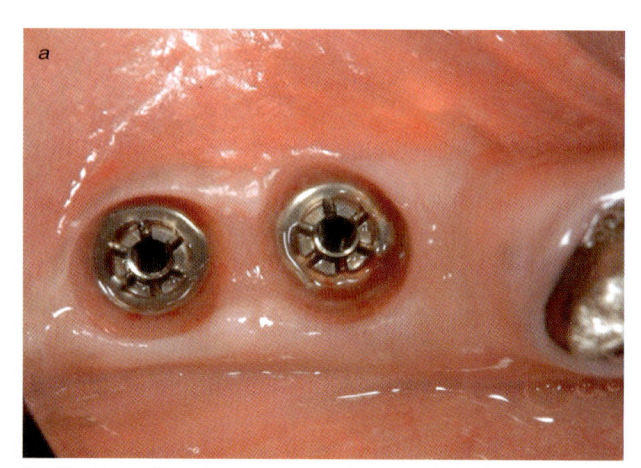

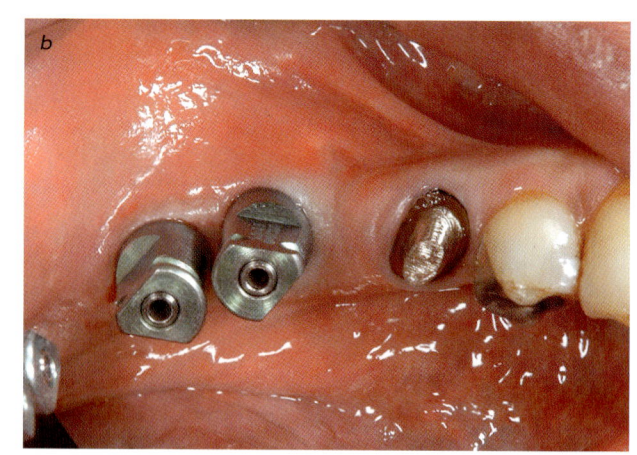

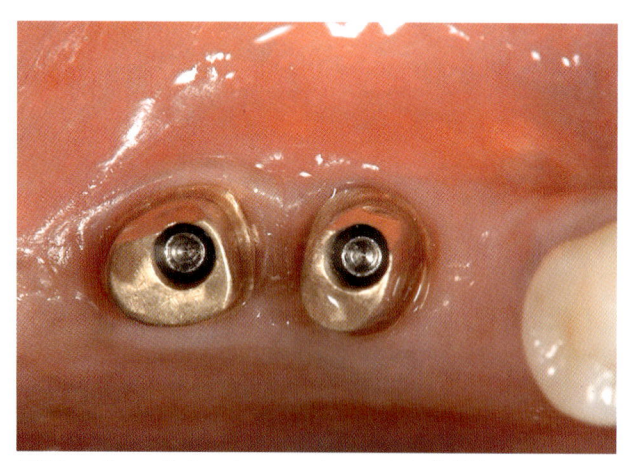

図11　ゴールドカスタムアバトメントを作製する．30N/cmでリテンションスクリューを締める．

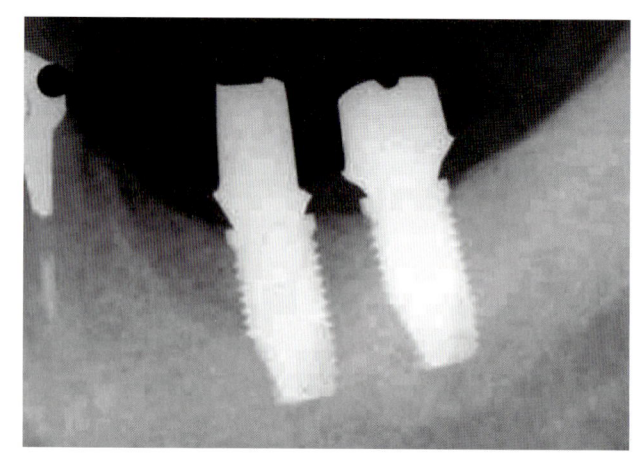

図12　プラットフォームスイッチングにより，マクロギャップと骨縁の距離を増加させることにより，インプラント周囲骨の安定をはかる．

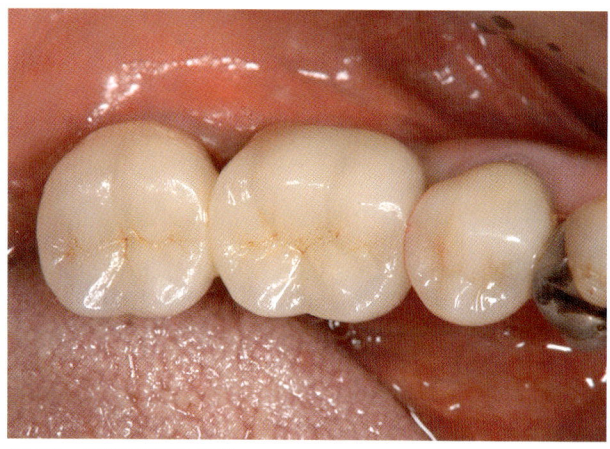

図13　最終補綴物装着．

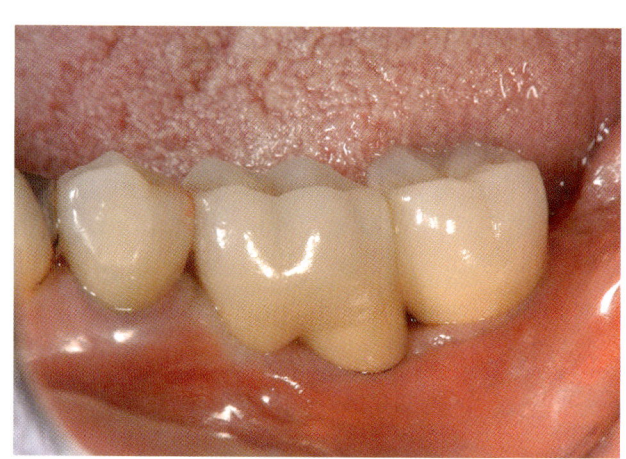

図14　頬側の付着歯肉は十分ではないが，定期検診でメインテナンスされている．

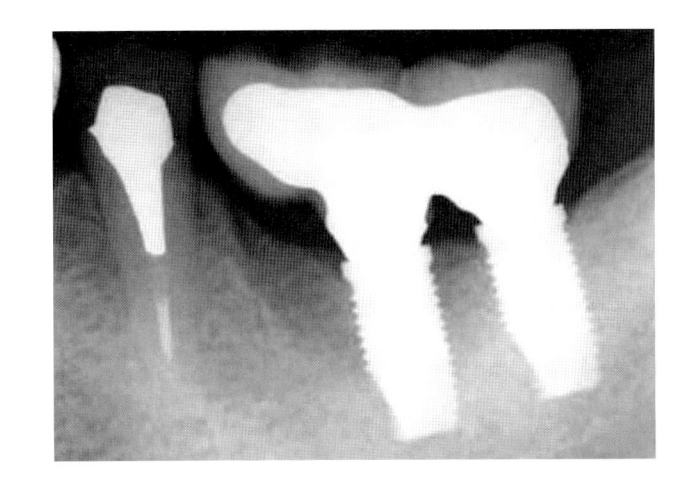

図15 PTV：|6：-04，|7：-07．抜歯後短期間で機能と審美は回復された．PTV，エックス線写真から，インプラント周囲の骨の安定がうかがわれる．

《症例解説》

　インプラント埋入時よりも，補綴後にインプラントネック部が骨吸収するケースは，臨床においても稀に経験する．インプラント周囲の骨吸収に関して影響を与える因子は多数あるが，マイクロギャップ(フィクスチャーとアバトメントの接合部)の位置が最も影響度が大きいと考えられてきた．

　しかし，HAインプラントを用いた自分の臨床例を観察すると，マイクロギャップの位置が同じでも，骨吸収を起こす症例と起こさない症例があることに気づく．最も影響度が大きいと考えられてきたフィクスチャーとアバトメントの接合部が5～10ミクロン程度のマイクロギャップで，炎症性細胞浸潤が必ず起こるということも考えにくい．

　逆に，マクロギャップ(クラウンマージン)と骨縁との位置関係が，より大きな影響を与えていることに気づかされる．すなわちクラウンマージンであるマクロギャップが骨縁から3mm以上離れていると骨吸収が極めて少ない．逆に2mm以内であれば，大きな骨吸収を起こしていることが観察される．

　この症例は歯肉弁が薄く，インプラント間距離が3mm以下のため，プラットフォームスイッチングを行い，マクロギャップと骨縁間の距離(直線距離ではない)を3mm以上に増加させ，補綴後のインプラントネック部の骨吸収を抑制した．

インプラント周囲組織のティッシュマネージメント

1. インプラント周囲の角化歯肉の必要性

　インプラント埋入予定部位は硬軟組織の量が不足していることが多い．インプラント補綴後，口腔内の健康を回復し，獲得した健康状態を維持するためには，ブラッシング時の機械的刺激に抵抗するため，インプラント周囲に角化歯肉が必要である．その結果，プラークによる炎症に対するインプラント周囲組織の抵抗力を増加させることが可能となる．
　ただし，最小の付着歯肉でも補綴後健康状態を維持できれば，強いて遊離歯肉移植や根尖側移動術等の外科処置を行わない場合もある．

〔1回法埋入〕
　埋入部位の骨幅，骨高径，付着歯肉が十分ある症例では，初期固定が十分あれば1回法で埋入する場合が多い．術前の付着歯肉をインプラント周囲に保存するようにつとめる．

1回法埋入：症例1

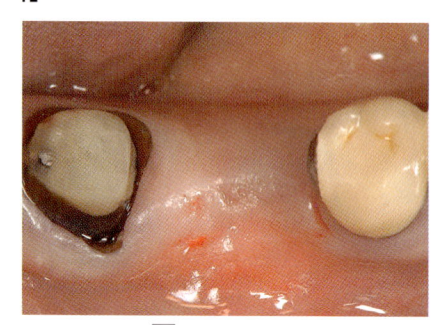

図1　術前．6̄の付着歯肉が十分ある．

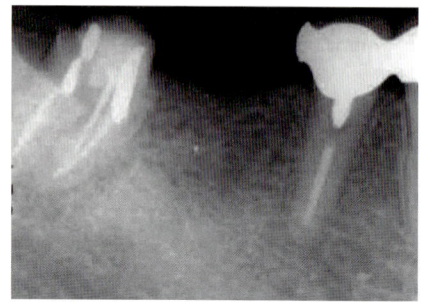

図2　骨高径は十分であるが下顎臼歯部は骨質が硬いことが多い．ドリリング時，歯槽頂より8mmくらいから骨質がタイプ4に近い．舌側の顎舌骨筋付着部の陥凹にも十分注意し，インプラントの頰舌的角度を調整する必要がある．

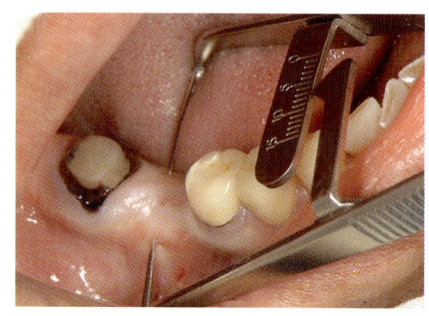

図3　術前に骨幅だけではなく，骨の形態を十分に把握する．

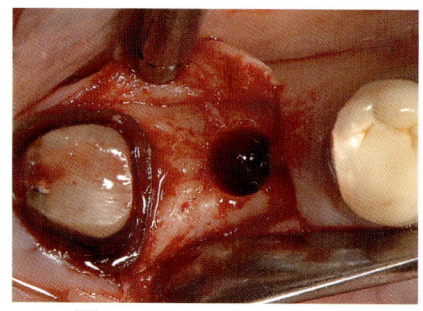

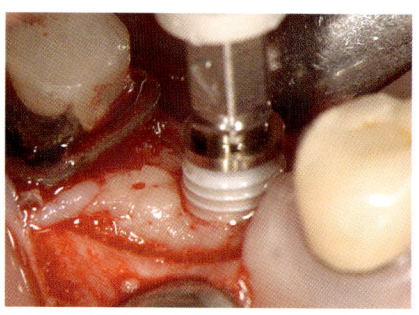

図4　5̄は補綴されているので縦切開を入れて近心の補綴歯の歯肉退縮を防ぐ．

図5　埋入トルク35N/cm，25回転．初期固定は十分である．

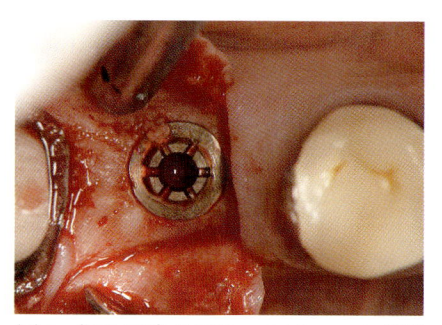

図6　埋入深度はプラットフォームが頰側の骨縁と同レベルになるように．

インプラント周囲組織のティッシュマネージメント

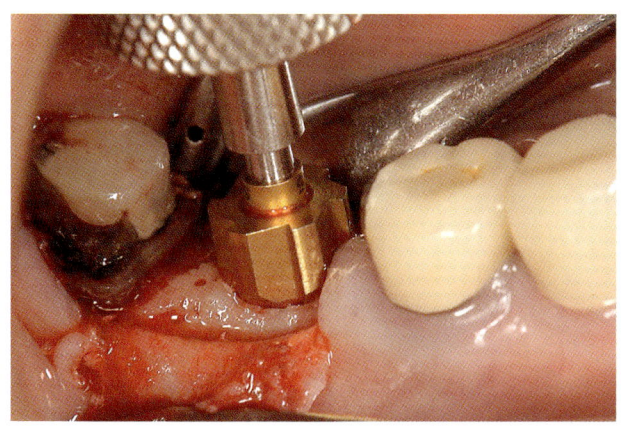

図7 1回法とするのでボーンカウンターツールを用いて周囲骨の修正をする.

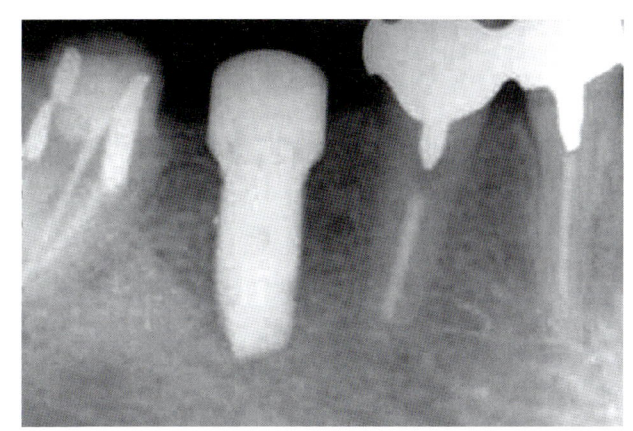

図8 ジンジバルカフを装着. 手術直後. PTV：-06.

図9a, b ジンジバルカフの周囲に付着歯肉を固定する.

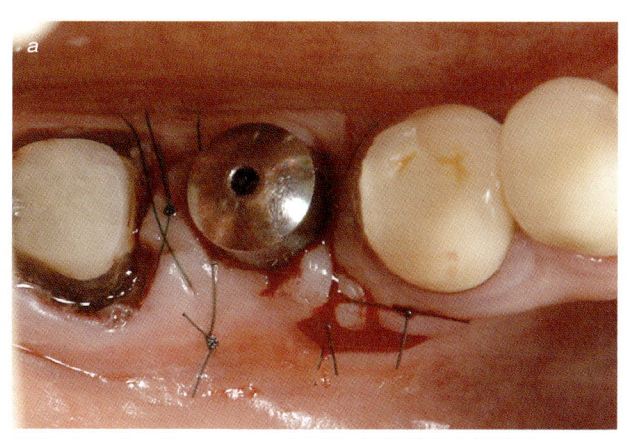

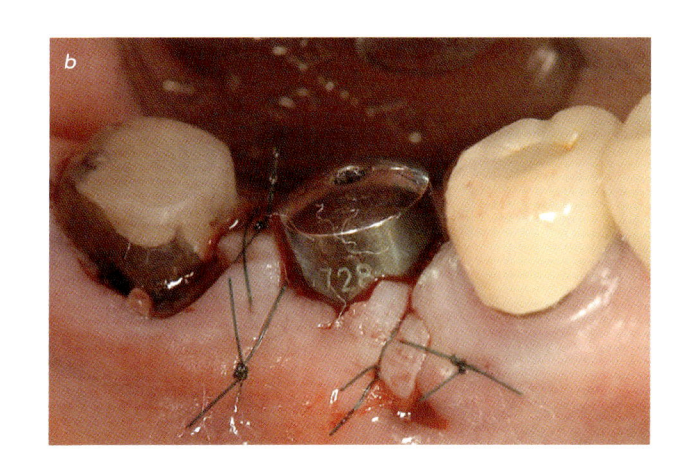

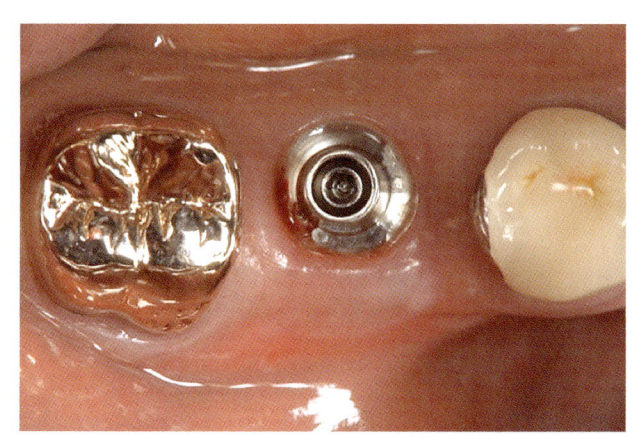

図10 既製のアバットメントを装着. インプラント頬側には十分な付着歯肉が確保されている.

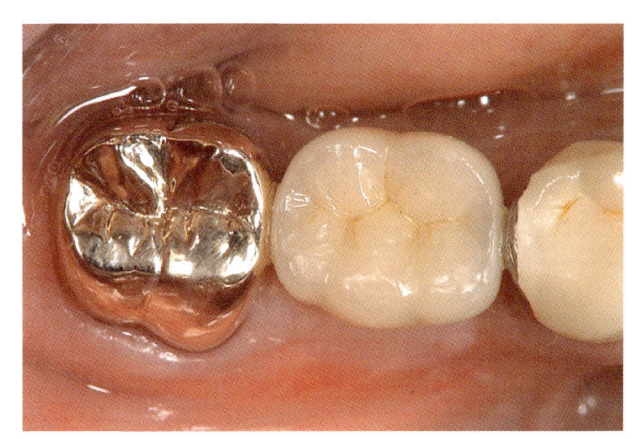

図11 最終補綴物装着.

CHAPTER 7

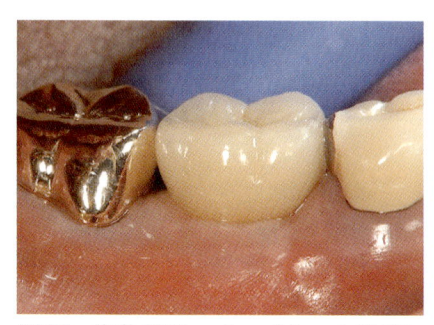

図12 術後12週.インプラント頬側に付着歯肉が保存され,インプラント周囲の環境は良い.

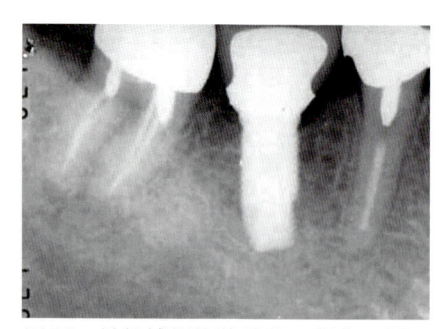

図13 最終補綴物装着時.術後12週. PTV：-05.

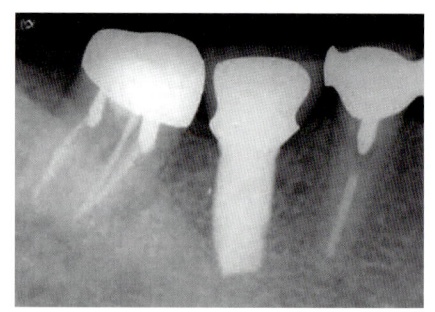

図14 術後1年8か月.PTV：-05.インプラント周囲の骨欠損は認められない.

〔1回法埋入：炭酸ガスレーザーによるインプラント周囲の歯肉の改善〕

　インプラント埋入部位に付着歯肉が少ない症例では,術前もしくは術後に遊離歯肉移植を行うが,患者の同意を得られないときは炭酸ガスレーザーにより頬側歯肉の清掃性の改善を行い,定期検診によりその健康を維持している.

1回法埋入：症例2

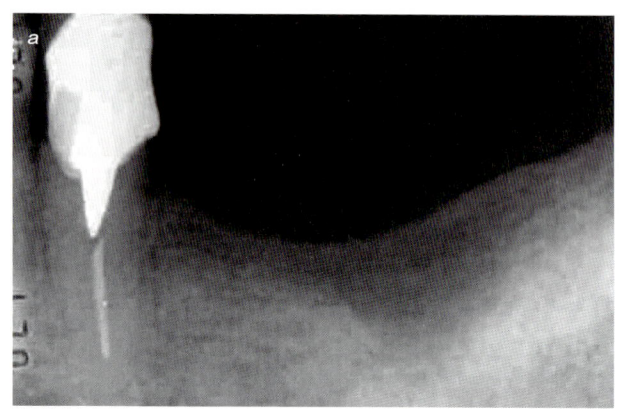

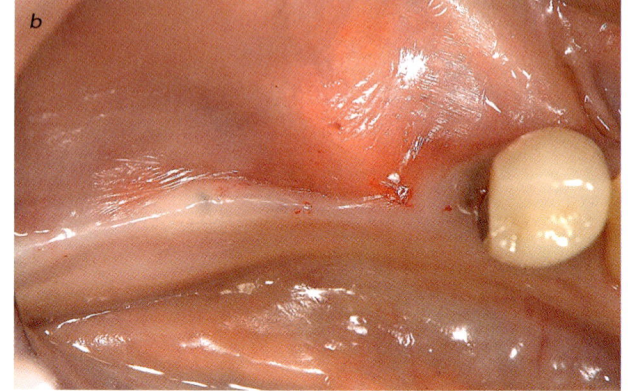

図1a, b　付着歯肉の幅が少なく,頬小帯の線維は強く,付着は高位である.

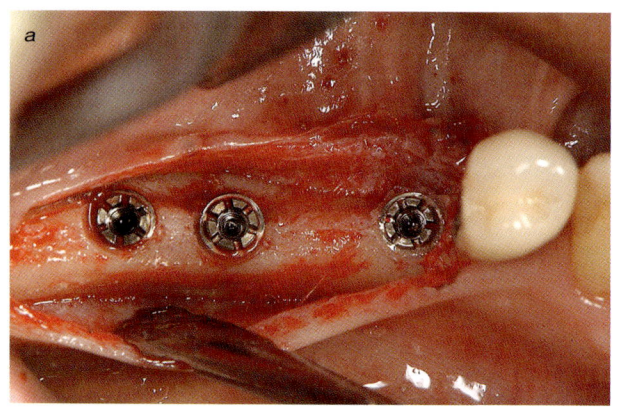

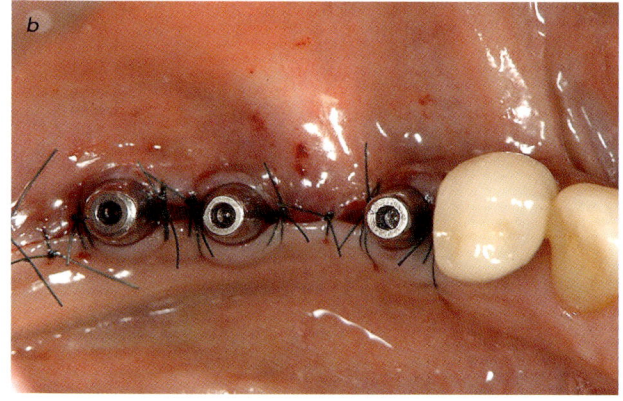

図2a, b　a：埋入直後.歯槽頂切開を行い歯肉弁剥離.歯肉は薄く骨幅も狭小なため,術後のインプラント周囲骨の吸収を予測し埋入深度は深めにする.b：術直後.初期固定が十分得られたので1回法とする.PTV：$\overline{|5|}$：-04.$\overline{|6|}$：-03.$\overline{|7|}$：-03.

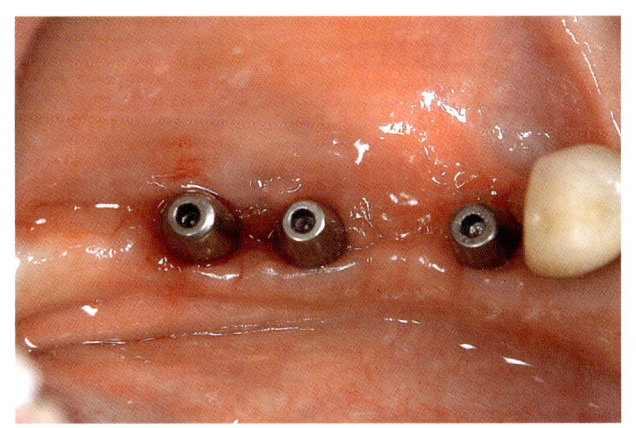

図3 術後3週．インプラント頬側は可動粘膜であり，この状態では補綴後のメインテナンスは極めて困難である．

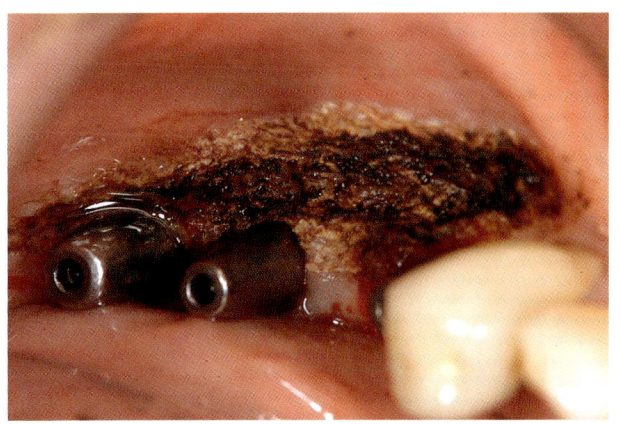

図4 遊離歯肉移植は患者の同意を得られず，炭酸ガスレーザーで頬側の粘膜を蒸散し頬側歯肉の清掃性の改善をはかる．炭酸ガスレーザーの設定は浸潤麻酔下，2.0W，連続波，ジャストフォーカス．

図5 炭酸ガスレーザーによる歯肉蒸散後4週．インプラント周囲の粘膜の改善を待ち，印象採得を行う．

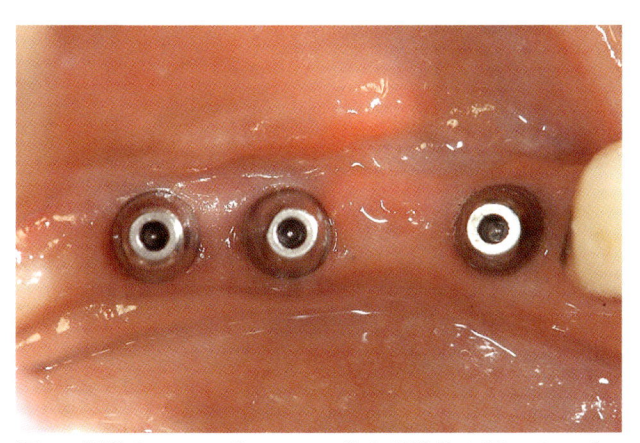

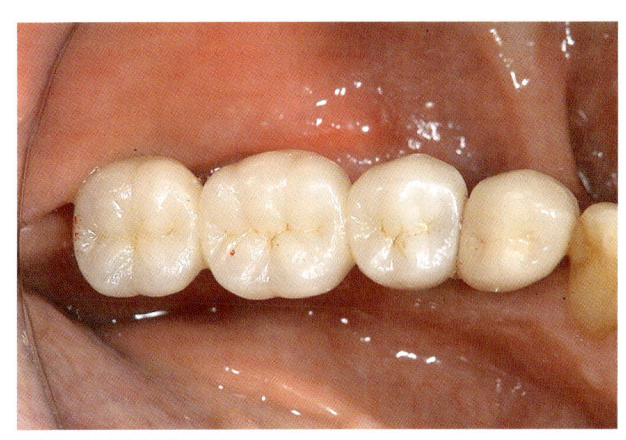

図6 最終補綴物装着．

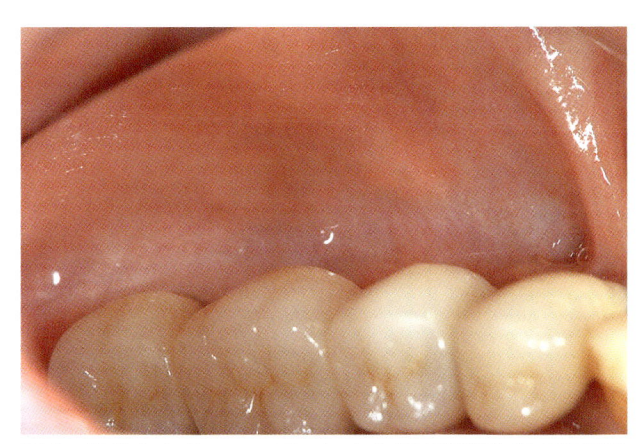

図7 術後5か月．レーザーによる歯肉形態改善で清掃性は保たれている．

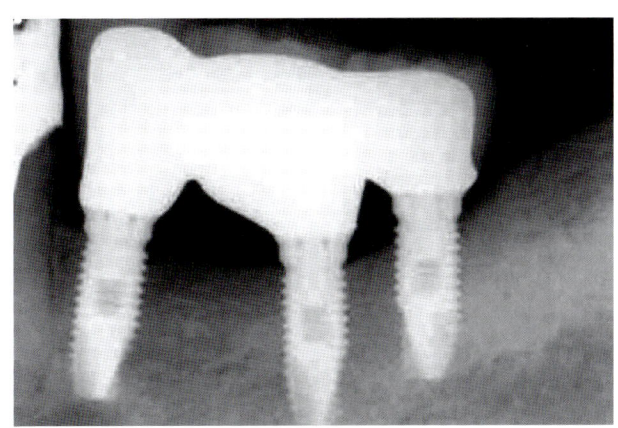

図8 術後7か月．PTV：⌐5：−04，⌐6：−04，⌐7：−03．

CHAPTER 7

〔2回法埋入：二次手術時付着歯肉根尖側移動術〕
＜2回法埋入インプラント二次手術の目的＞
　①フィクスチャーを露出し，アバットメントを連結する．
　②インプラント周囲の軟組織の厚さを調節する．
　③角化粘膜の保護と獲得．

2回法埋入

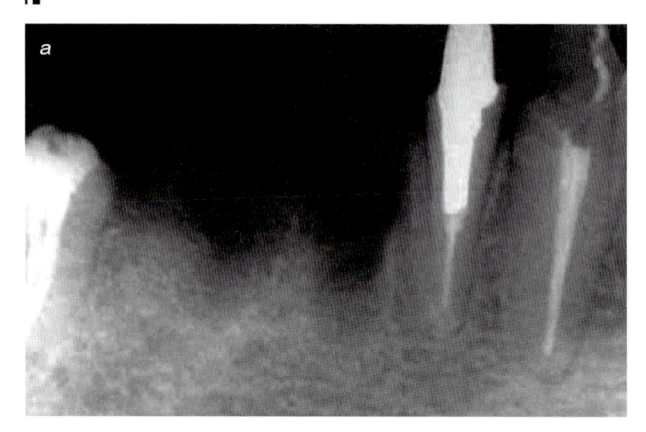

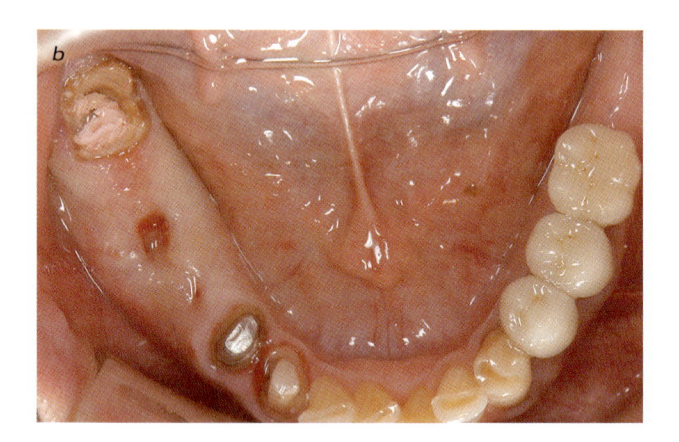

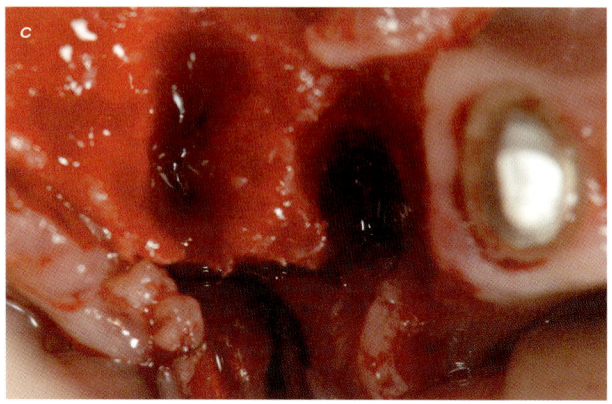

図1a〜c　*a*, *b*：インプラント周囲軟組織を審美的，かつ清掃しやすい形態に改善．5⏌，6⏌近心根抜歯後5週．*c*：抜歯後5週．7⏌のクラウンレングスニングと同時に5⏌，6⏌部に抜歯待時インプラントを行う．

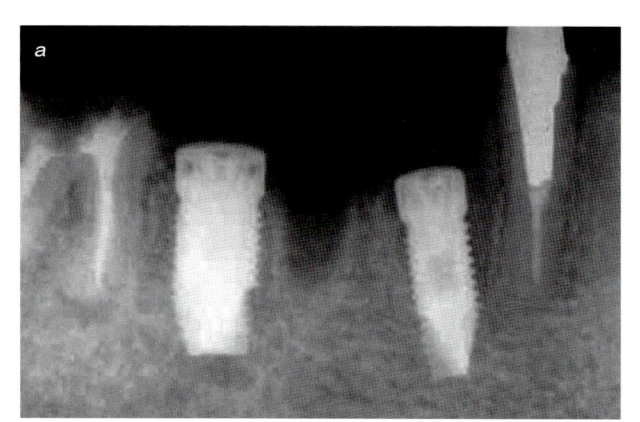

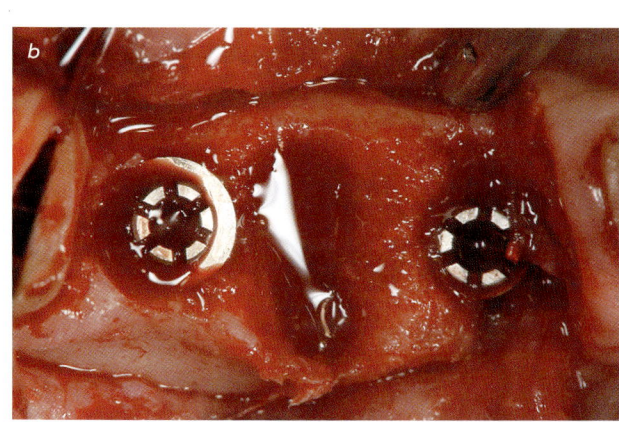

図2a, b　7⏌のクラウンレングスニングと同時に5⏌部に抜歯早期埋入を行う．6⏌の遠心根の部分に成熟側埋入．

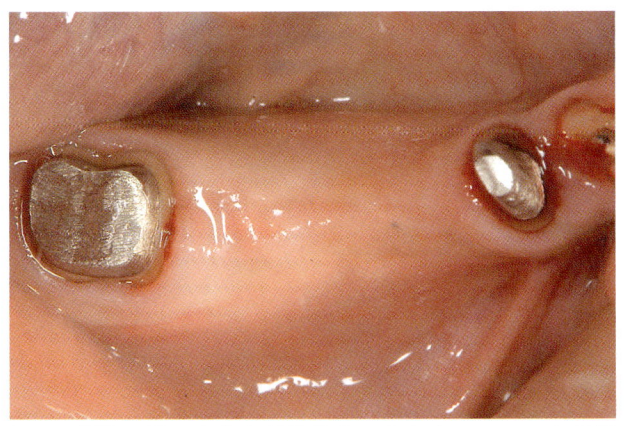

図3 術後14週．十分な付着歯肉が存在するので二次手術時に付着歯肉を根尖側に移動し，インプラントの頬側の環境を改善する．

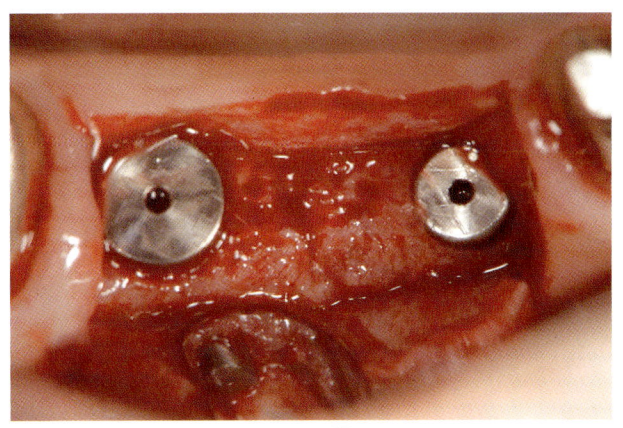

図4 術後14週．裂開のあった5̄の頬側はプラットフォームの高さまで骨再生されている．

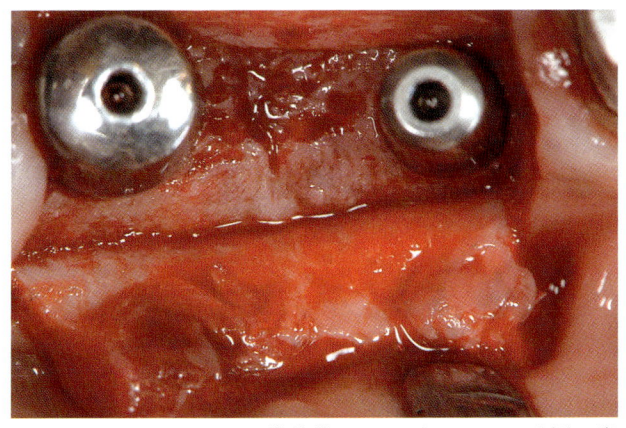

図5 ジンジバルカフを装着後，インプラントの舌側に歯槽頂切開，頬側に縦切開を入れ，全層弁で剥離．角化歯肉を根尖側に移動する．

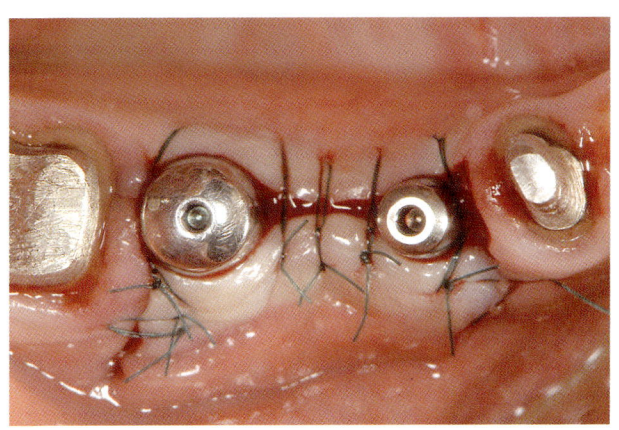

図6 二次手術直後．インプラント周囲にデッドスペースができないように，周囲の角化歯肉をジンジバルカフに密着させる．PTV：5̄：−04，6̄：−05．

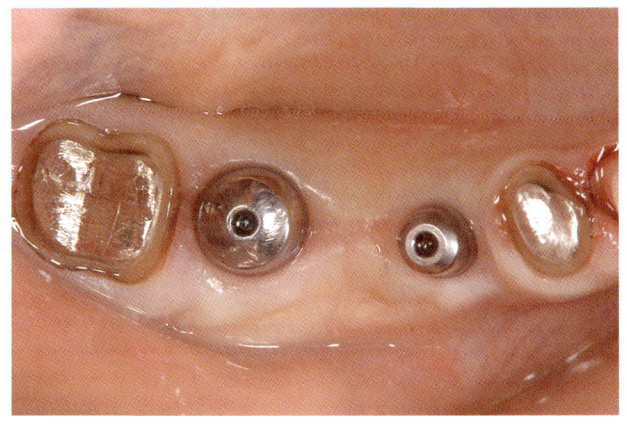

図7 二次手術後25日．十分な付着歯肉が獲得されてインプラント周囲の環境は良好である．

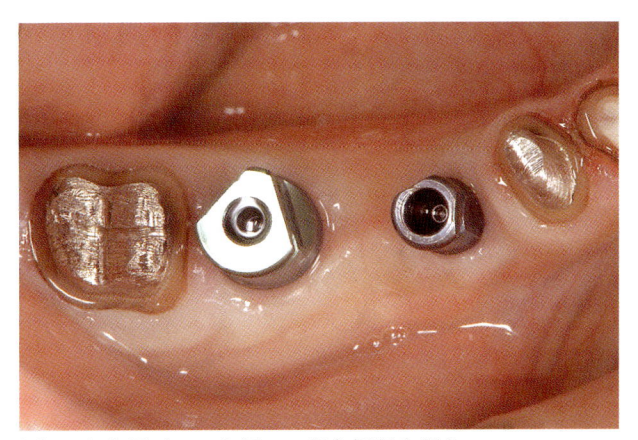

図8 印象用ポストを用いて印象採得を行う．

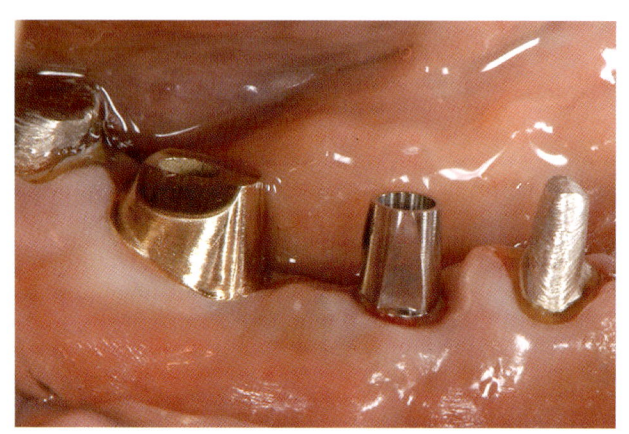

CHAPTER 7

図9 [5]：フィックスアバットメント，[6]：カスタムアバットメント．

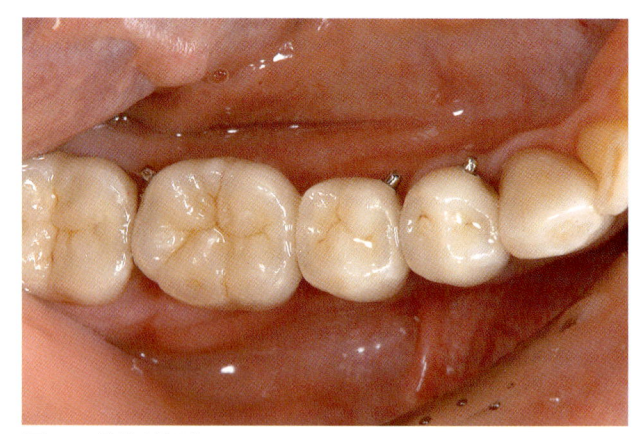

図10 最終補綴物．

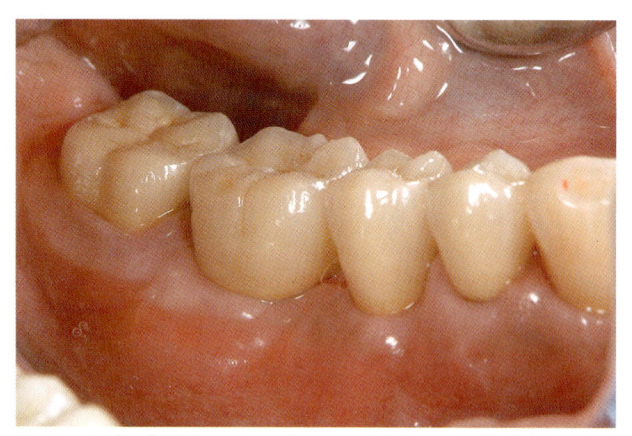

図11 最終補綴物．インプラント周囲にも歯間乳頭が再現され，機能と審美の改善がなされた．

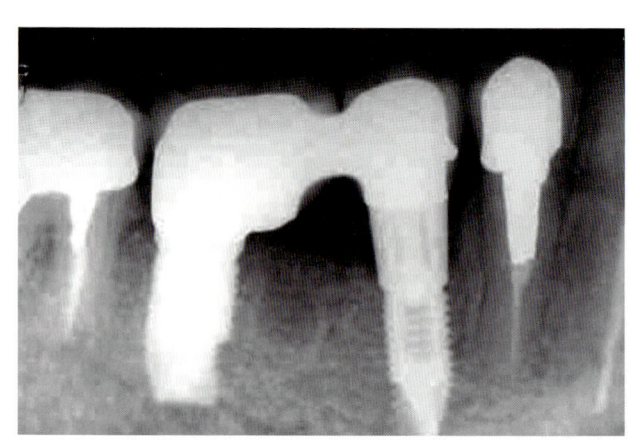

図12 術後18週．

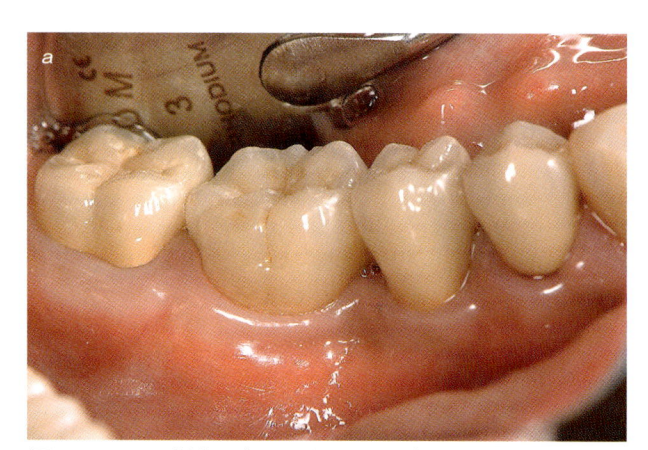

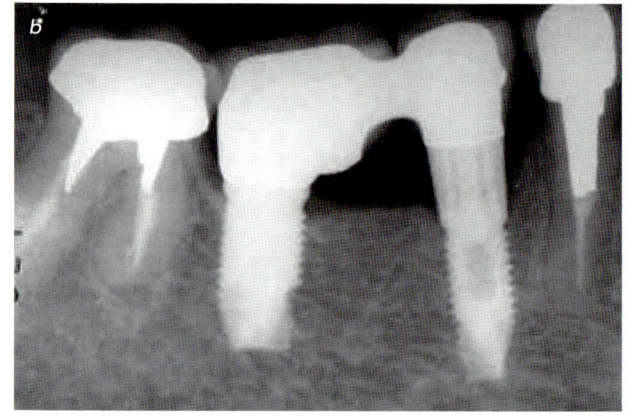

図13a, b　a：術後3年6か月．インプラント周囲は十分な付着歯肉に囲まれ安定している．b：同，インプラント周囲の骨と歯肉は安定している．PTV：[5]：-04，[6]：-03．HAインプラントを使用した場合，埋入深度が深いことがインプラント周囲に骨吸収を起こす原因とはならない．マイクロギャップ（フィクスチャーとアバットメントの接合部）よりも，マクロギャップ（アバットメントとクラウンの接合部）と骨との距離がインプラント周囲の骨吸収に大きな影響をもたらすと考えている．

〔抜歯即時埋入におけるインプラント周囲組織の自然治癒〕
＜HAインプラントを用いた抜歯即時埋入の臨床的利点＞
・Simple and easy：治療費の抑制，治療手順，処置の単純化
・Minimal invasive surgery：最小の外科的侵襲，GBR．FGG等の回避・最小限適用
・Esthetic merit：歯肉縁形態の保存・歯槽堤の保存
・Short period：治療期間の短縮

など数多くある．
　術後のインプラント周囲粘膜に関しても，インプラント埋入時に歯肉を剥離しないで，抜歯窩の自然治癒に委ねることにより，付着歯肉および口腔前庭の可及的温存につながる．

抜歯即時埋入におけるインプラント周囲組織の自然治癒

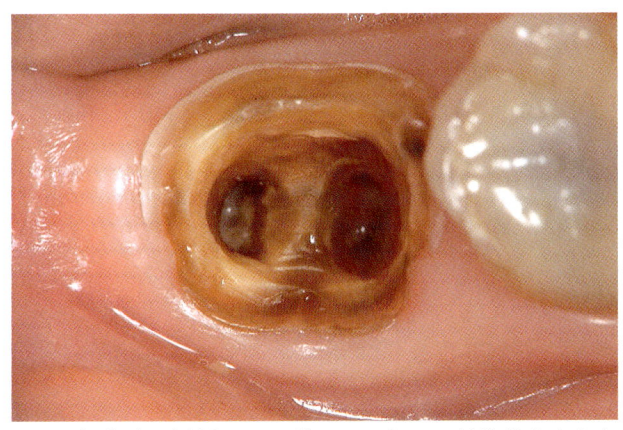

図1　初診時．頬側にはわずかではあるが付着歯肉が存在する．

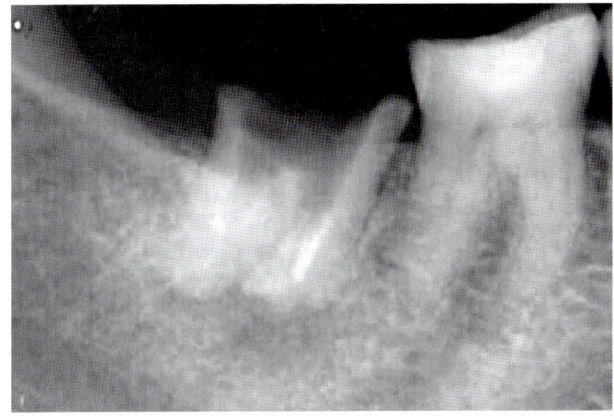

図2　他院で数か月根管治療するも改善せず．精査の結果亀裂のため保存不可能と判断する．

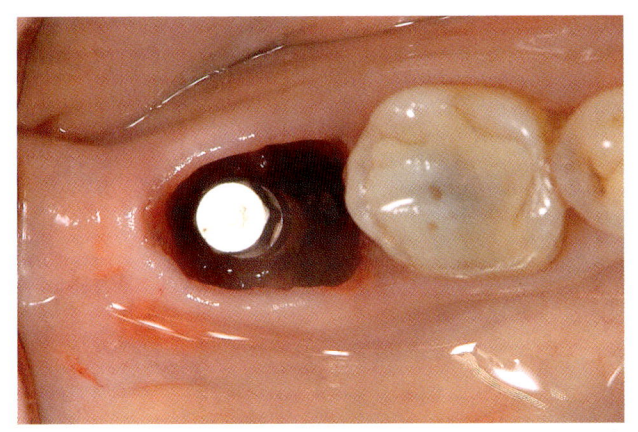

図3　感染源を徹底的に除去し抜歯即時埋入を行う．下歯槽管までの距離が十分ないのでスプリットコントロールを使用し，下歯槽管直前までハンドでインプラント窩を形成する．

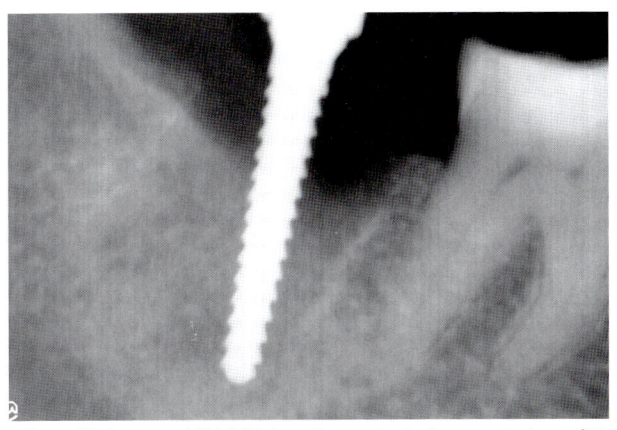

図4　根尖から下歯槽管まで3 mmしかないのでインプラントの初期固定をうることが困難である．

CHAPTER 7

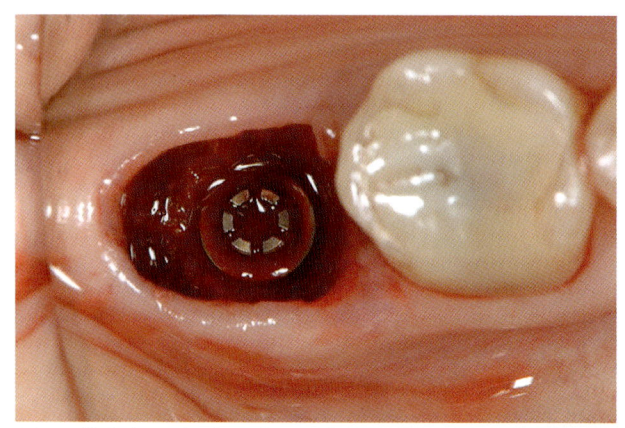

図5 抜歯窩の近心根の部分の頬舌的中央に直径5.0mm，長さ10mmのインプラントを埋入．インプラントと周囲骨の距離は3mm以上ではあるが4壁性骨欠損である．

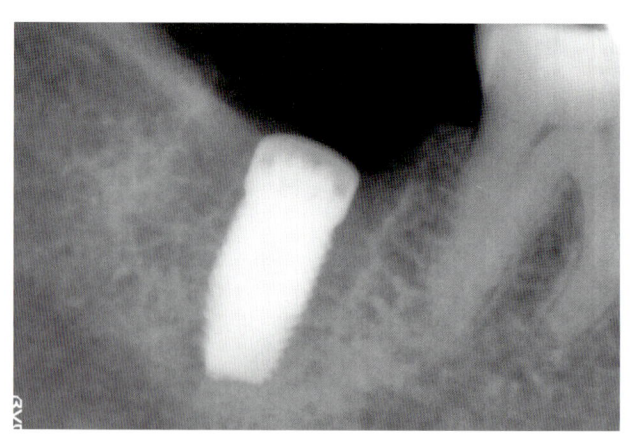

図6 初期固定は得られていない．

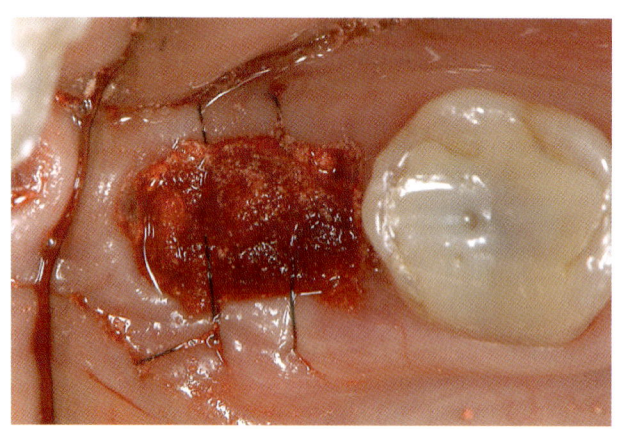

図7 インプラントの周囲に血餅保持の目的で骨補塡材を塡入し，スポンゼルでカバーする．

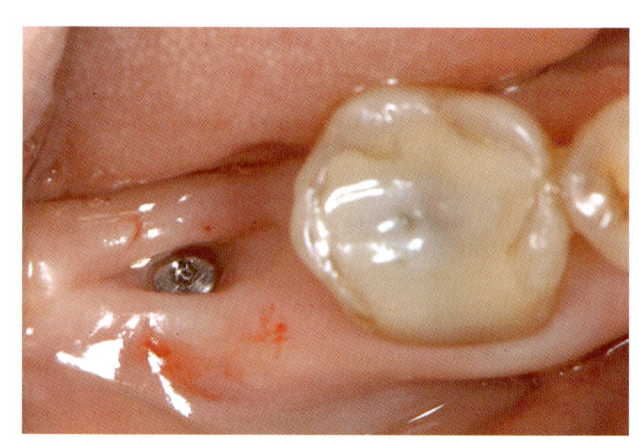

図8 術後8週．インプラント埋入時に粘膜を剝離しないので，頬側の付着歯肉は保存されている．

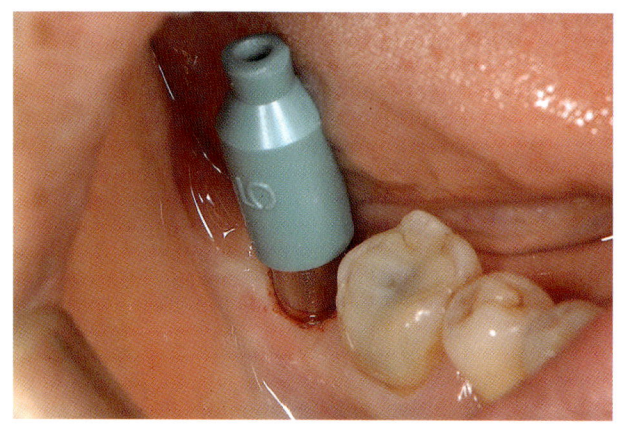

図9 術後8週．レーザーでヒーリングスクリューを確認し，5mmの歯肉パンチで完全に歯肉を除去する．

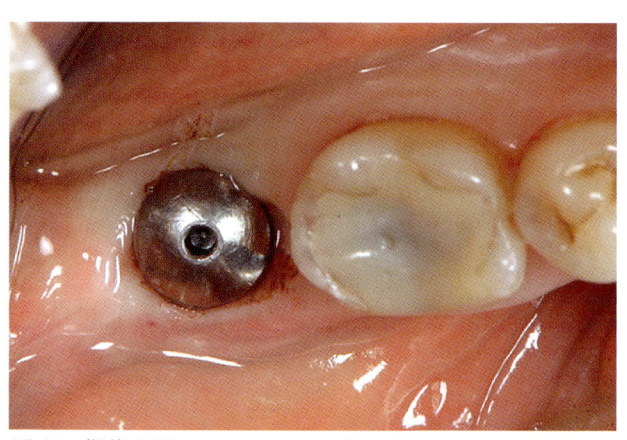

図10 術後8週．PTV：－03．ジンジバルカフセット．

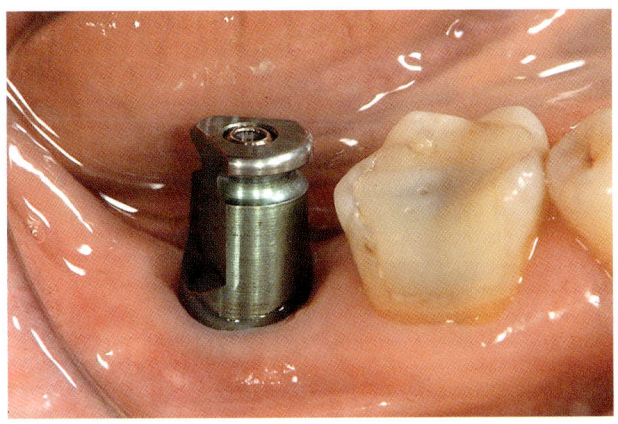

図11 術後11週．インプレッションポストをセットし，クローズドトレーで印象を行う．

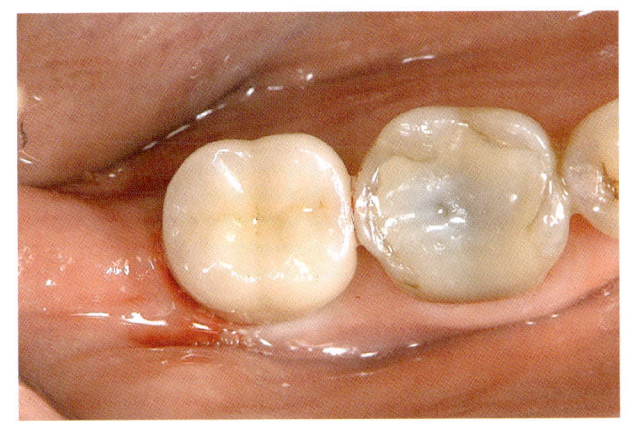

図12 術後13週．抜歯即時埋入時．初期固定は得られなかったが術後13週でPTV：−03．

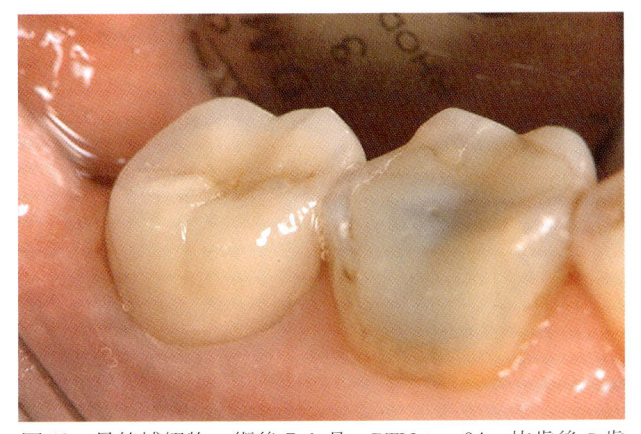

図13 最終補綴物．術後7か月．PTV：−04．抜歯後の歯槽骨の頬舌幅は抜歯前の約70％となる．抜歯即時埋入の場合，歯肉弁を形成しないことから付着歯肉および口腔前庭は保存されやすい．

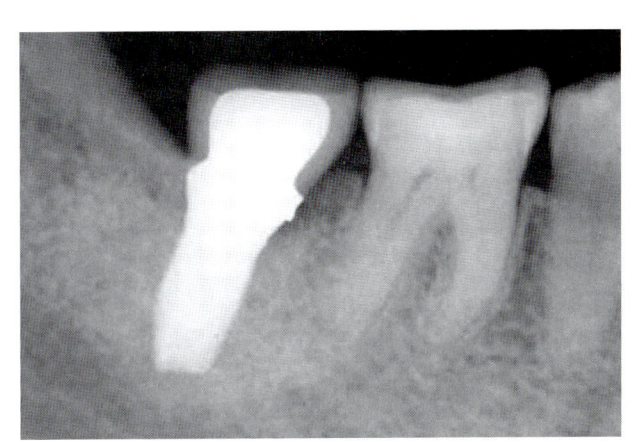

図14 インプラント周囲は非常に安定している．術後7か月の状態．

CHAPTER 8

印象採得

1．印象採得

　現在，インプラント治療の精密な印象材としては，シリコン印象材が一般的に用いられている．

　いろいろなメーカーより多種多様なシリコン印象材が紹介されているが，物理的特性や取り扱いの違いはあっても，それぞれにほとんど差はないと考えられる．

　それぞれの持つ特性を十分理解し，把握し，使いこなしていくことで，精密なシリコン印象採得を行うことができる．

　以下に注意点を列記する．

＜シリコン印象材の使用上の注意＞

〔他社製品との併用に関して〕
- ○ヘビーボディとライトボディの接着
- ○硬化のタイミングが違う

⇒印象材のはがれ

〔より正確な印象ワンポイント〕
- ○シリコンは弾性歪みが小さいので，ブリッジのダミー部や残存歯列や顎堤のアンダーカット部に，ブロックアウトを行う必要がある．
- ○材料としては，印象用寒天，水硬性仮封材，ユーティリティワックスなど．

〔硬化しないときの原因〕
- ○ラテックスグローブとの接触
- ○即時重合レジンの残留
- ○ユージノールセメントの残留
- ○縮重合型シリコン印象材との併用，接触
- ○練和不良‐硬化体の先詰まりなど
- ○期限切れ

〔石膏注入のタイミング〕
- ○印象採得後　60分〜2週間
- ＊水素ガスを発生→石膏表面のあれ

106

2. 印象採得の実際

〔個人トレーの作製〕
　クローズドトレー法またはオープントレー法
　単独歯はクローズドトレー法
　2歯以上だとオープントレー法

　スプライン インプラントの場合，アバットメントの連結機構が外部連結機構なので，多少の角度がついてもフィクスチャーレベルでの印象採得が可能である．しかし，傾斜していたり，方向がそれぞれである場合は，どうしても印象材のひずみが影響してくるものと思われる．
　そこで，我々は各個トレーを作製し，オープントレー法にてインプレッションポストと各個トレーをパターンレジンで固定し，できるだけ精密に採得するようにこころがけている．

印象採得術式①（少数歯）

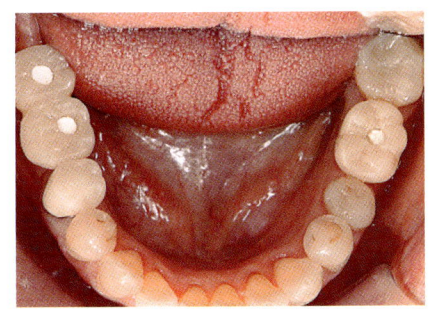

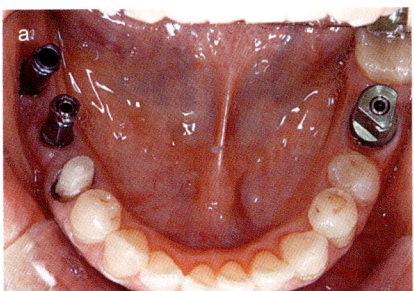

図1　プロビジョナルレストレーション．

図2a, b　まず，インプレッションポストを装着し，アルギン酸にて予備印象を採る．

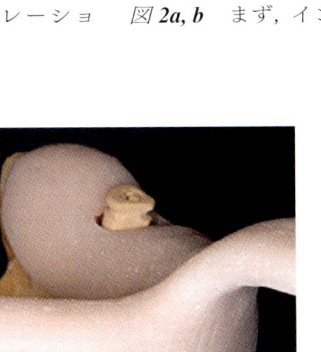

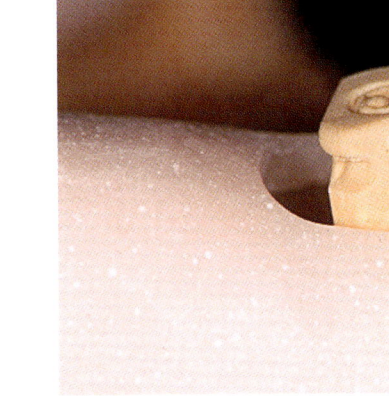

図3a, b　各個トレーを作製し，ポストがトレーから2～3mm出るようにする．

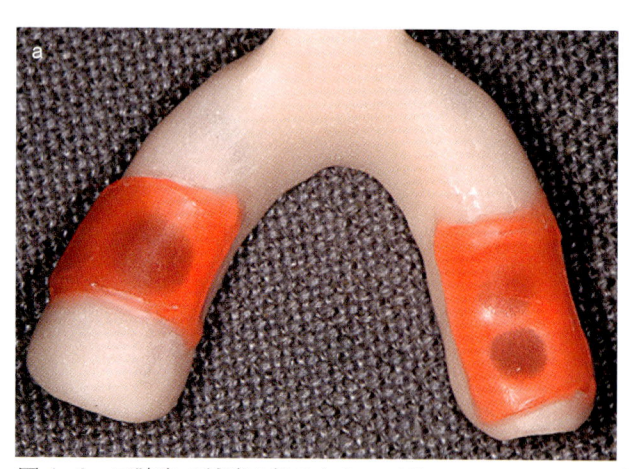

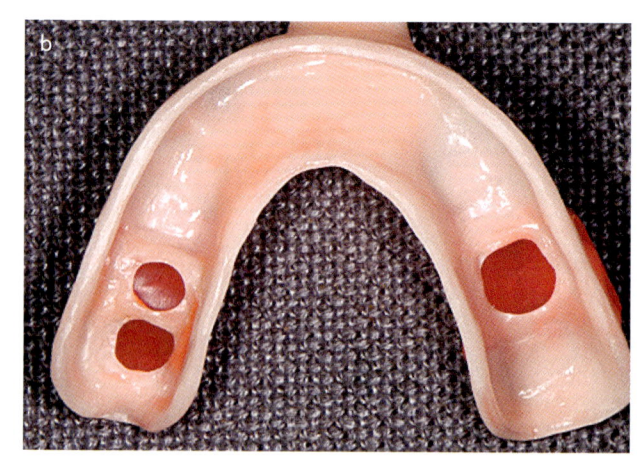

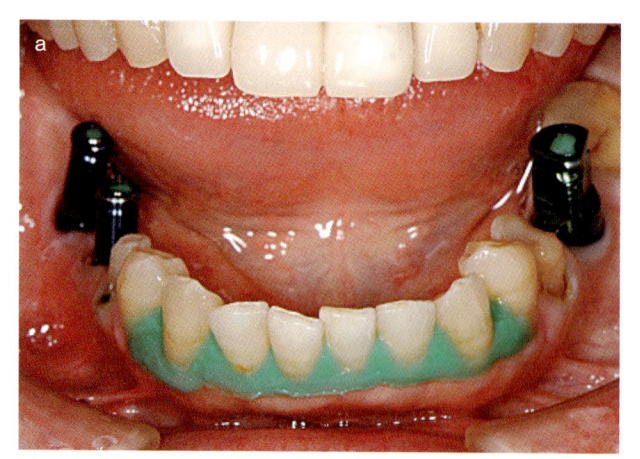

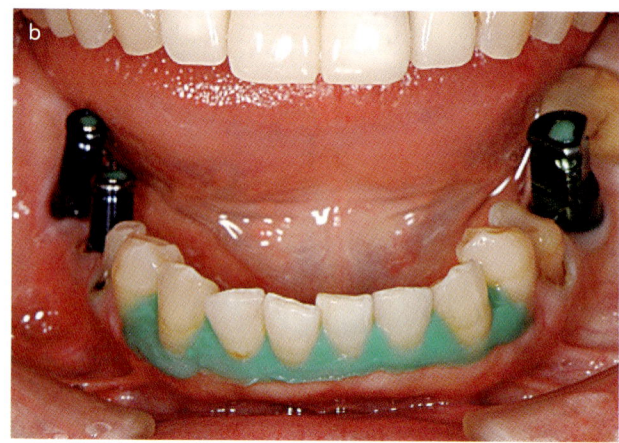

図 4a, b　口腔内で試適を終えたら，パラフィンワックスでポストの穴の部分を塞ぎ，接着剤を塗布する．

図 5a, b　インプレッションポストを装着し，印象用寒天などで確実にブロックアウトを行い，アンダーカットを取り除いておく．唾液，滲出液などをエアーで吹き飛ばしておく．

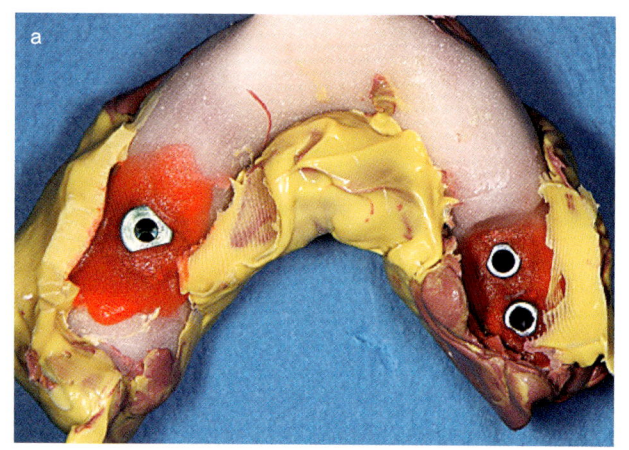

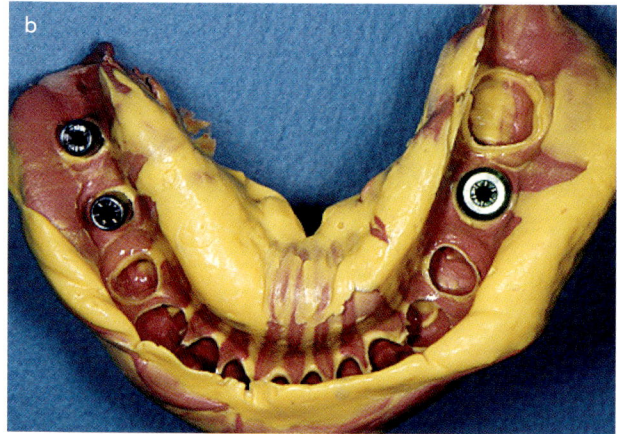

図 6a, b　ライトボディをポストの周りに注入し，トレーをゆっくりと沈めていく．操作時間は十分あるので慌てないことである．パラフィンで塞いだ部分からポストがはみ出てくるので，パラフィンと印象材を拭っておく．突き出しているポストと各個トレーをパターンレジンでしっかりと固定する．完全硬化を待ってから，リテイニングスクリューを外し，口腔内から取り出す．60分以上経過して，水素ガスの発生が収まってから石膏を流し込む．

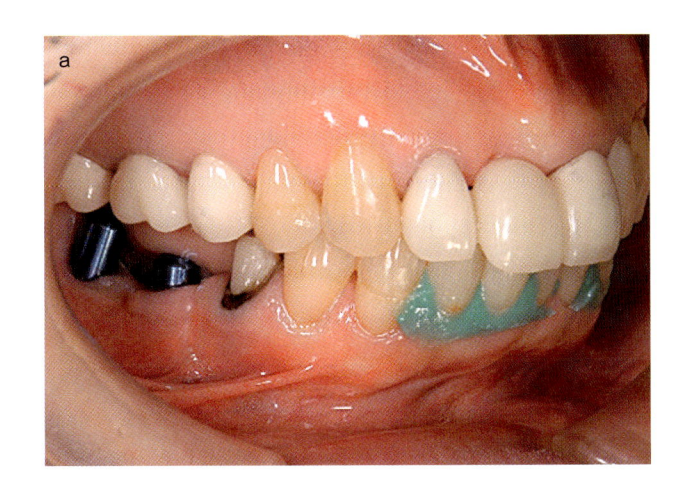

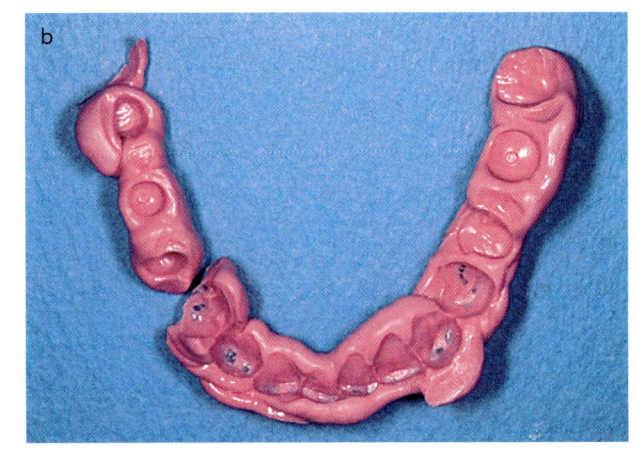

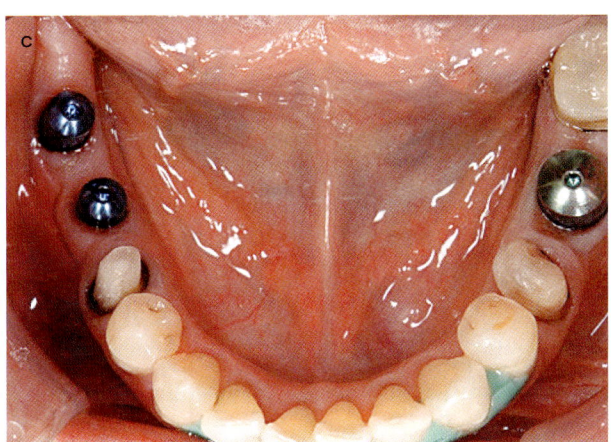

図7a～c 手を加えていない新品のジンジバルカフを装着し，咬合採得する．バイトマテリアルは硬化後の寸法精度がよく，トリミングしやすいシリコンバイトを使用．ラボも同部位，同サイズのジンジバルカフを用意し，模型に装着して咬合器にマウントする．

〔シリコン印象材および印象材自動練和器〕

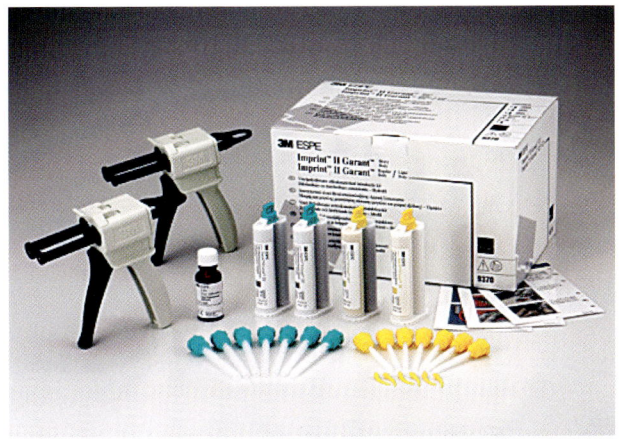

図8 現在，シリコン印象材は，親水性付加重合型シリコン印象材，インプリント™II（3 M ESPE社）を使っている．これは，ライトボディ（ウォッシュ）の流れがよく，高い細部再現性を有し，シャープな印象採得が可能である．また，トレー用は非常に硬く，寸法安定性に優れ，正確な作業模型の獲得ができる．

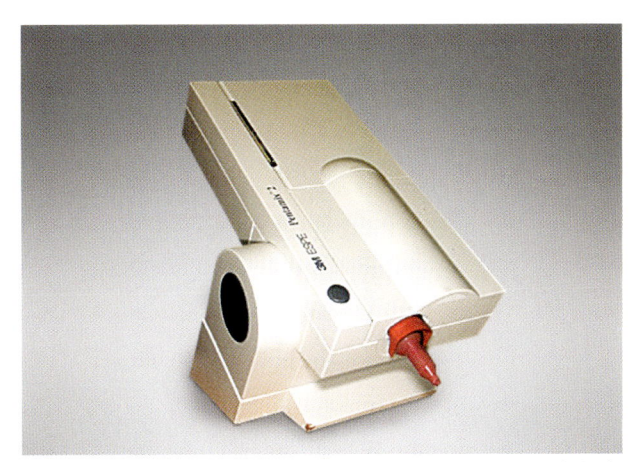

図9 トレー用盛り付けにはペンタ™ミックス2印象材自動練和機（3 M ESPE社）を用いる．

印象採得術式②（多数歯）

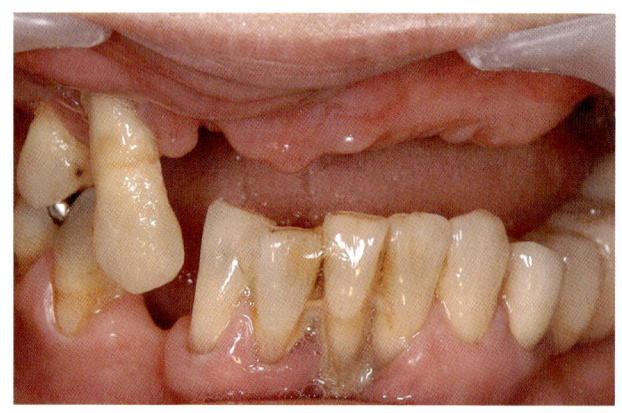

図10 上下顎ともに局部義歯が装着されていたが，鉤歯の動揺により来院した．

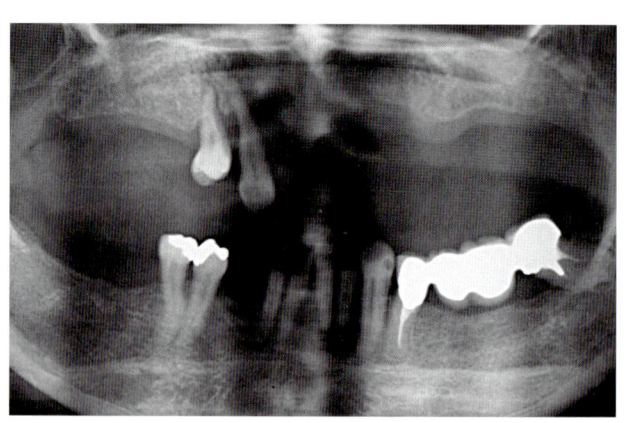

図11 初診時のパノラマエックス線写真．上顎は右側第一小臼歯部から左側第一小臼歯部まで即時埋入，即時荷重．左側第一大臼歯部は垂直骨量が5 mm以下のためソケットリフト後，非荷重を計画した．

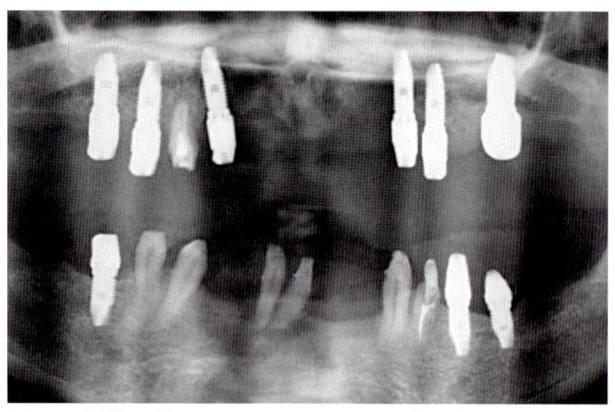

図12 術後16週でのパノラマエックス線写真．上顎即時荷重部とソケットリフト部は，強固なインテグレーションが得られていた．この時点で右側第一小臼歯は抜歯した．

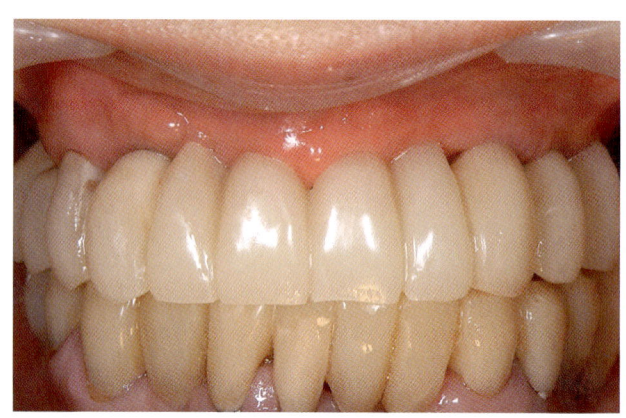

図13 術後24週で咬合の安定と歯肉の成熟を待って印象採得を行った．

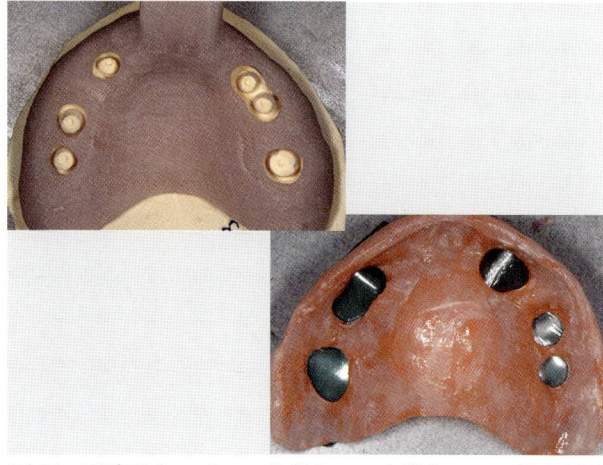

図14 即時重合レジンで各個トレーを製作し，口腔内試適後，オクルーザルインディケーターワックスでポスト部を閉鎖した．

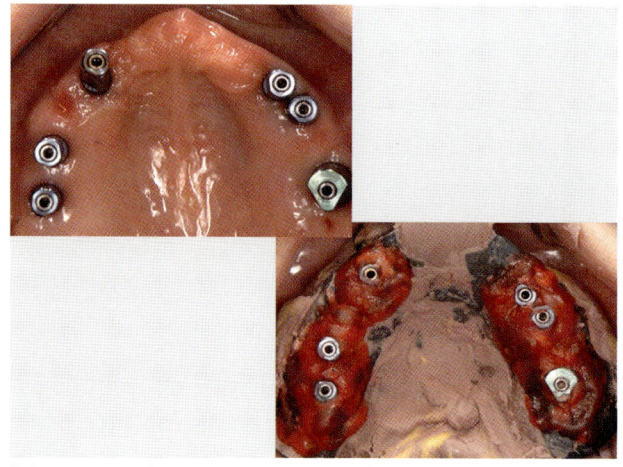

図15 インプレッションポストを装着後，エックス線写真でインプラントの適合を確認し，印象硬化中にポストと各個トレーをパターンレジンで固定した．

印象採得

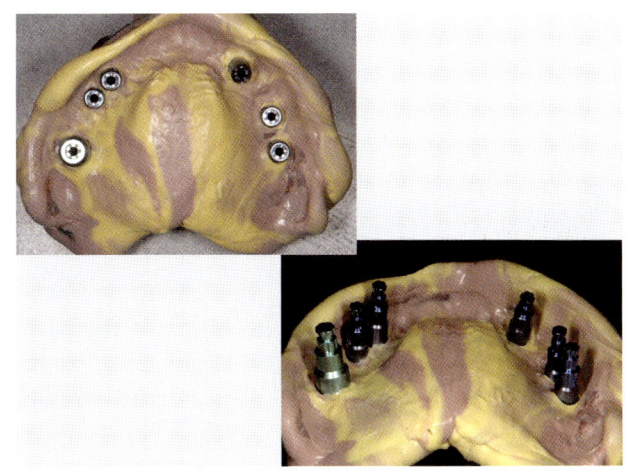

図16 印象採得後，スプライン構造の利点を生かした正確な印象を取ることができた．その後，ダミーフィクスチャーをインプレッションポストに装着し作業模型を作製する．

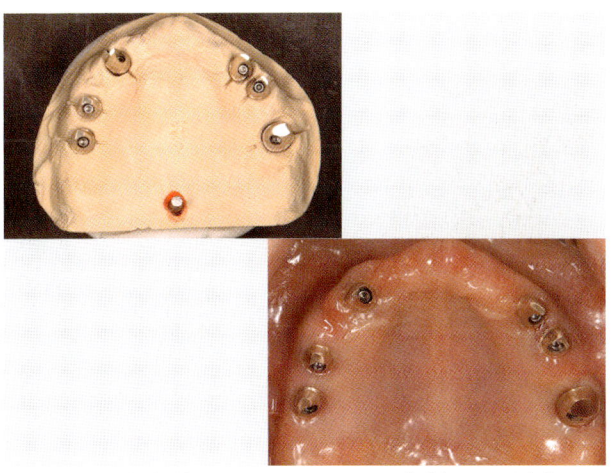

図17 咬合採得後，アバットメントを作製し，口腔内でサブジンジバルカウントァとマージンの位置確認のために試適を行った．

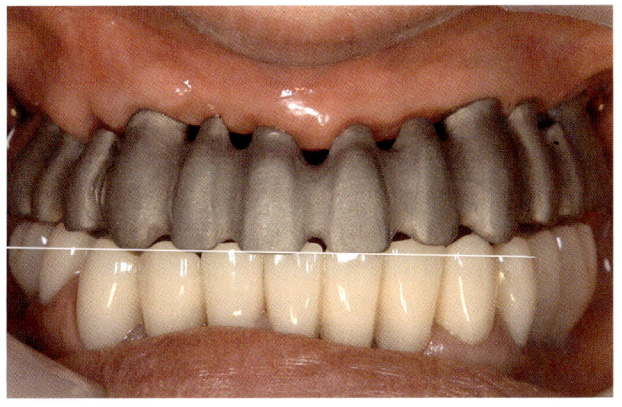

図18 メタルフレームの完成後，口腔内で試適し，適合の確認とポンティック下部の印象と咬合チェック．その後オーバー印象を行い，ポーセレンを焼成し上部構造を完成させる．

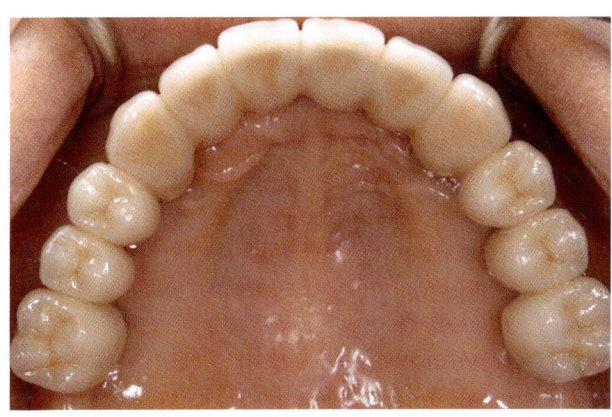

図19 上部構造装着．上顎は外側方に力がかかるため，クロスアーチで連結した．

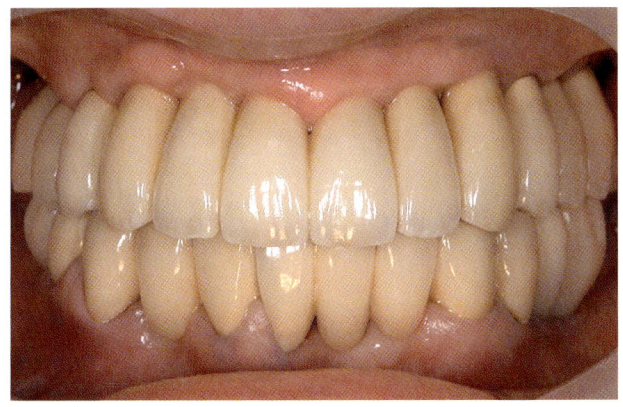

図20 上部構造装着後前方面観．

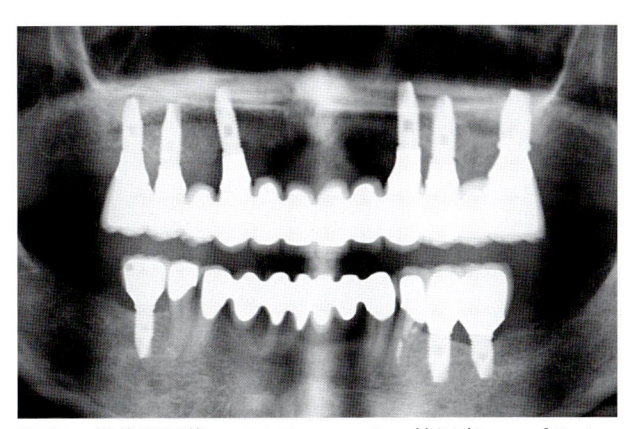

図21 術後36週後のパノラマエックス線写真．スプライン構造でのフィクチャーレベルの正確な印象によりマージン適合は良好であった．

補綴処置

はじめに

　従来のインプラント上部構造体における補綴物形態は，さまざまな概念をもとに報告されてきた．そのほとんどが，インプラントフィクスチャーの形態・大きさ・埋入位置や上部構造体の形態については，天然歯を基準に考えられた．
　本稿では，生体との調和と審美性を獲得するための補綴操作と形態のあり方を整理したい．
　なお，補綴様式については，プロビジョナルレストレーションとファイナルレストレーションの2つのタイプに分けて解説する．

〔プロビジョナルレストレーション〕

　製作方法としては以下のパーツを使用する．
○ヒーリングスクリュー＋オベイドポンティック
　（図1, 2a）
○テンポラリージンジバルカフ＋レジンクラウン
　（図1, 2b）
○テンポラリーアバットメント＋レジンクラウン
　（図1, 2c）
　・エンゲージング
　・ノンエンゲージング

　インプラント埋入後，審美的要素を確立するため，以下の形態をとる．

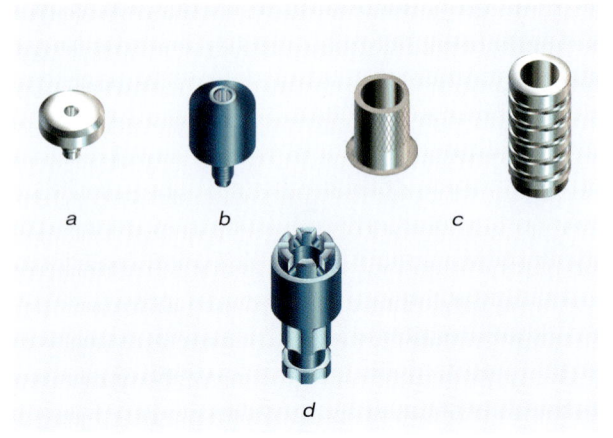

図1　a：ヒーリングスクリュー，b：テンポラリージンジバルカフ，c：テンポラリーアバットメント（左：エンゲージング，右：ノンエンゲージング），d：インプラントボディアナログ．

図2a　ヒーリングスクリュー＋オベイドポンティック．

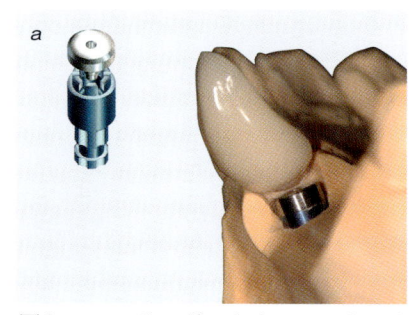

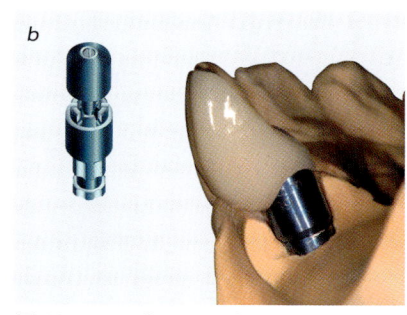

図2b　テンポラリージンジバルカフ＋レジンクラウン．

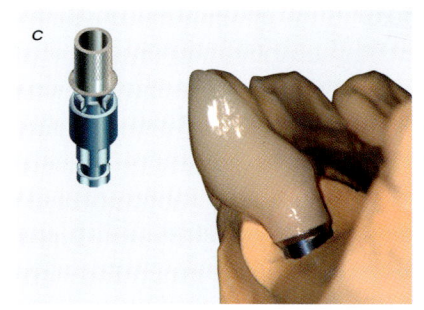

図2c　テンポラリーアバットメント（エンゲージング）＋レジンクラウン．

補綴処置

〔ファイナルレストレーション〕

○セメント固定方式(図3, 4a～c)
・フィックスアバットメント
　ストレートタイプ
　17°角度付
・カスタムアバットメント
　ダイレクトゴールドコーピング
　ダイレクトプラスティックコーピング
○スクリュー固定方式(図3, 4d)
・ショルダーアバットメント
　ショルダーアバットゴールドコーピング
　ショルダーアバットワクシングスリーブ
○O-リングアタッチメント方式(図3, 4e)

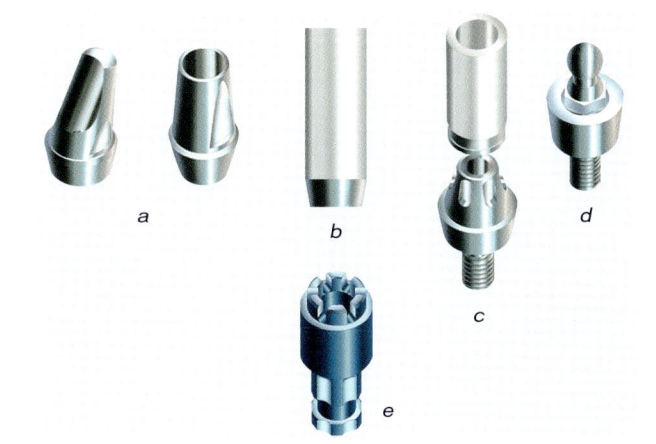

図3　a：フィックスアバットメント(左：17°角度付, 右：ストレートタイプ), b：カスタムアバットメント, c：ショルダーアバットメント, d：O-リングアタッチメント, e：インプラントボディアナログ.

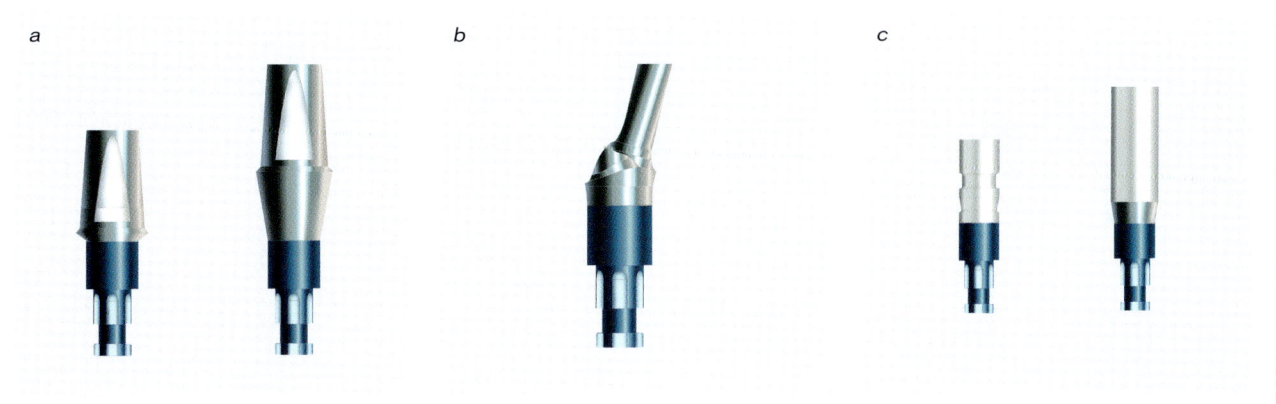

図4a　フィックスアバットメント(0.5, 1, 2, 3, 4 mm カフ).

図4b　17°角度付フィックスアバットメント(1, 3 mm カフ).

図4c　カスタムアバットメント.

図4d　ショルダーアバットメント.

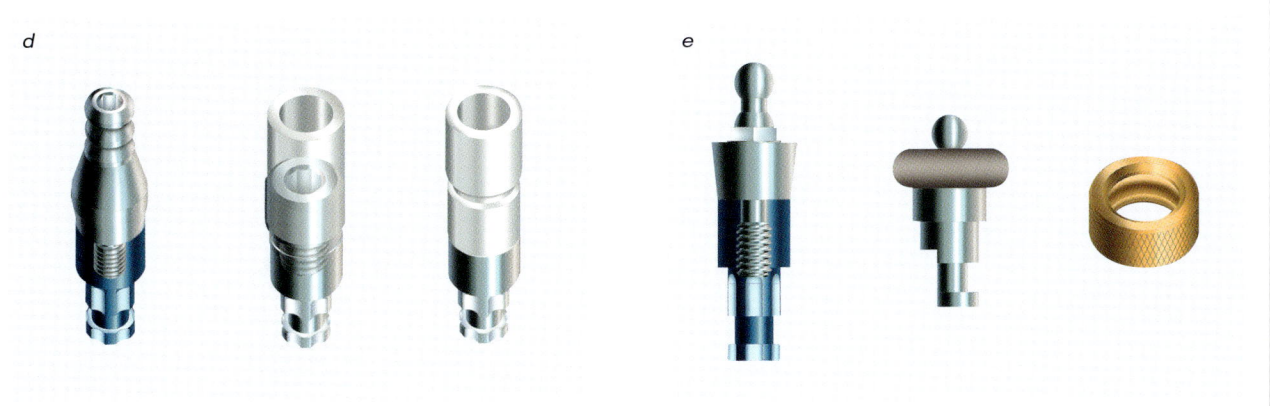

図4e　O-リングアタッチメント.

外科処置から補綴処置までの流れ

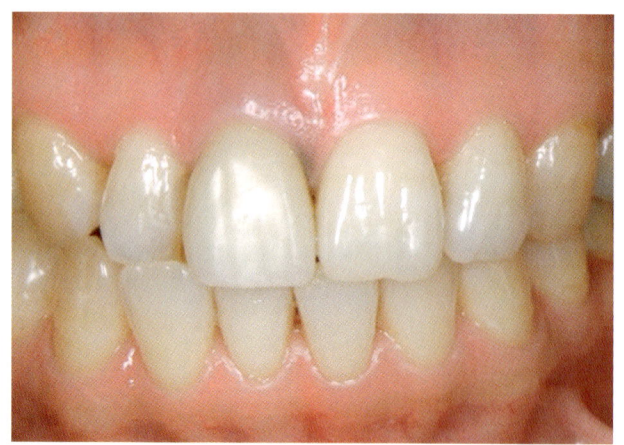

図5 1|の抜歯即時埋入例. 患者は30歳, 女性. 初診時の正面観.

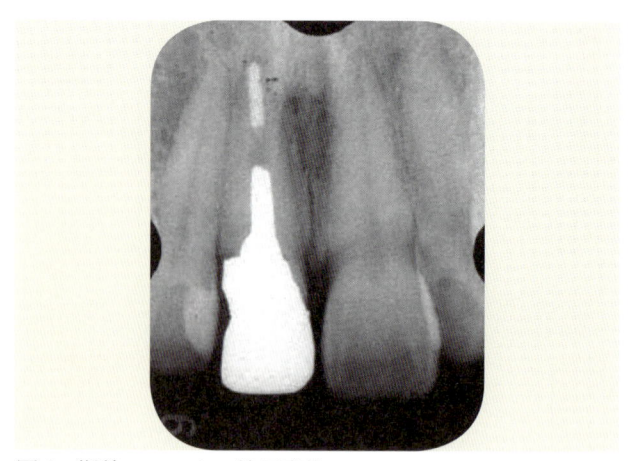

図6 術前のエックス線写真像.

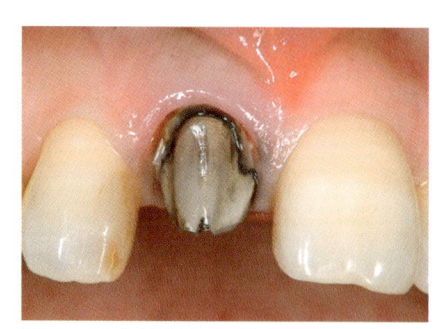

図7 不良補綴物を撤去した口腔内所見.

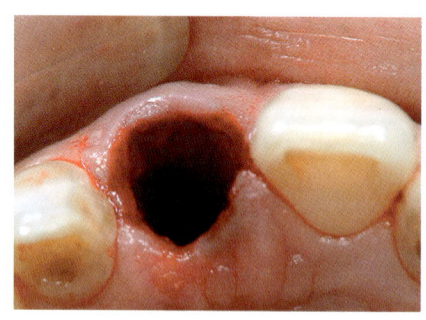

図8 抜歯窩周囲の骨壁を破壊しないように慎重に抜歯を行った.

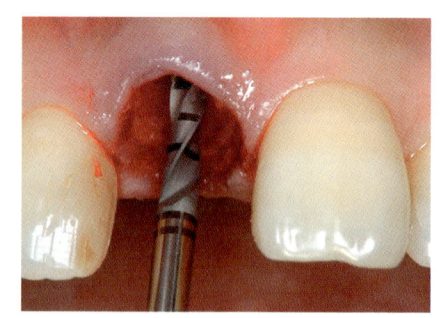

図9 抜歯窩の口蓋骨壁に沿わせるようにしてインプラント床を形成した.

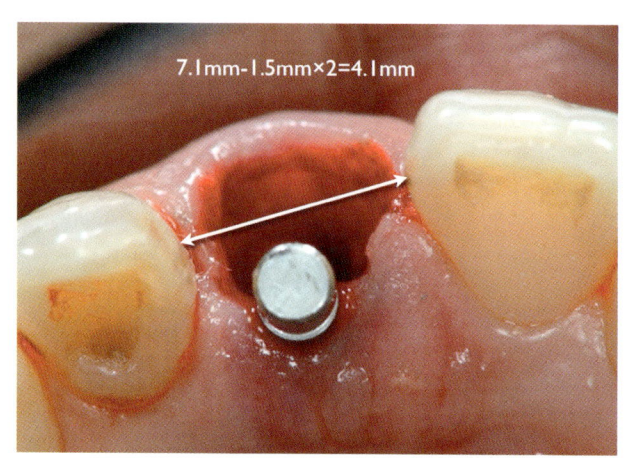

図10 インプラント床を形成後にトライ-インを挿入して埋入方向および深度を確認する. このケースでは, 欠損部位の近遠心的距離が7.1mmだったので, インプラントから天然歯までの適切な距離1.5mmを近遠心的双方で確保することになる. したがって, 選択できるインプラント径は, 7.1mm−3mm=4.1mm以下となる. ここでは, 直径3.75mmのスプラインツイストMP-1を選択した.

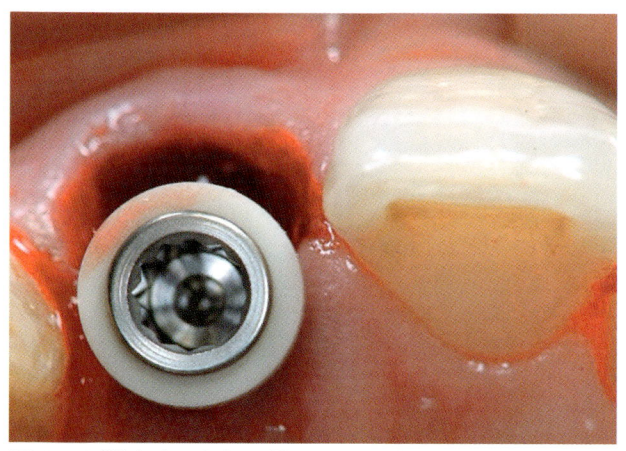

図11 両隣在歯の切縁を結んだ仮想線より舌側に立ち上げる. この位置にフィクスチャーが埋入されることにより, 唇側の骨量が確保される.

＊図5, 6, 9, 10は「林 揚春, 武田孝之編: イミディエートインプラントロジー. ゼニス出版, 東京, 2007」より引用.

補綴処置

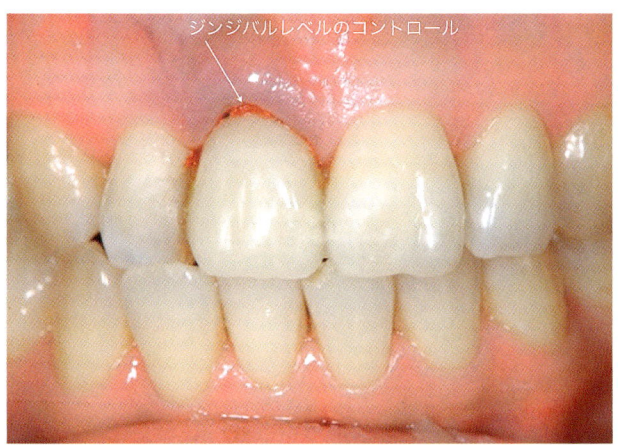

図12 インプラント埋入後はオベイトポンティックを装着して歯肉縁レベルをコントロールした．

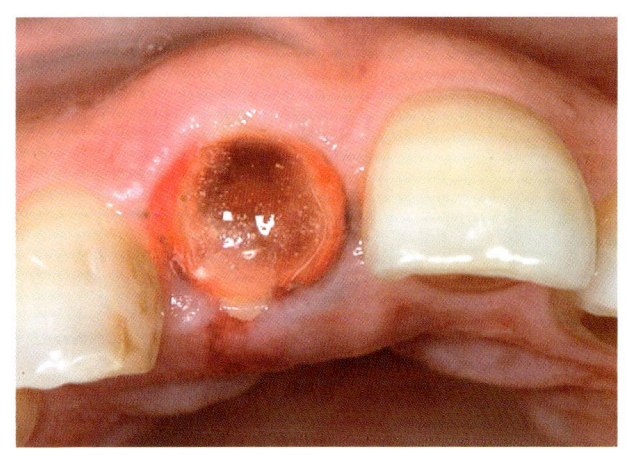

図13 術後1週間，咬合面観．

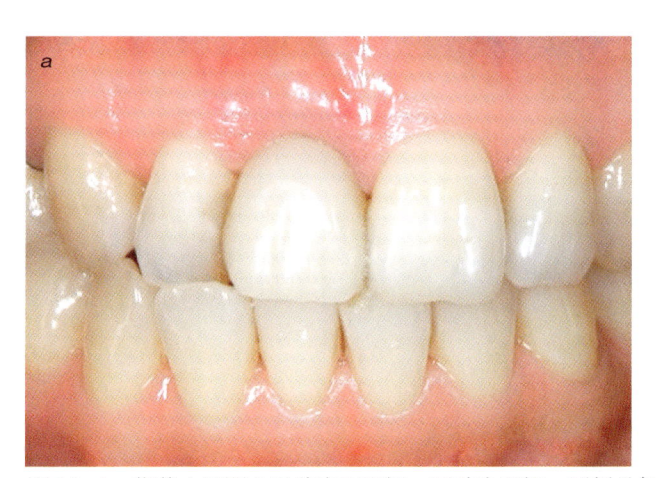

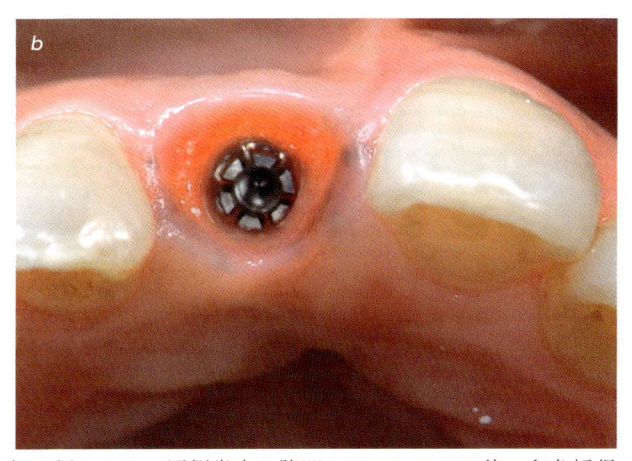

図14a, b 術後4週間の口腔内正面観，同咬合面観．唇側骨盤の吸収が認められ，唇側歯肉が陥凹している．この後，印象採得を行いプロビジョナルレストレーションの製作を行う．

プロビジョナルレストレーションの製作

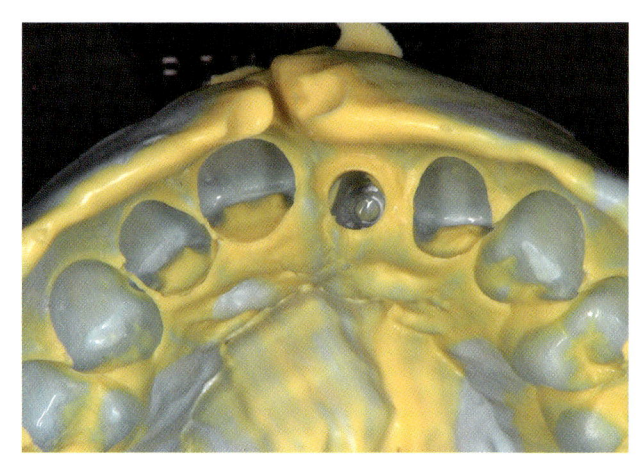

図15 クローズドトレーにてプロビジョナルレストレーション製作のための印象を行う．

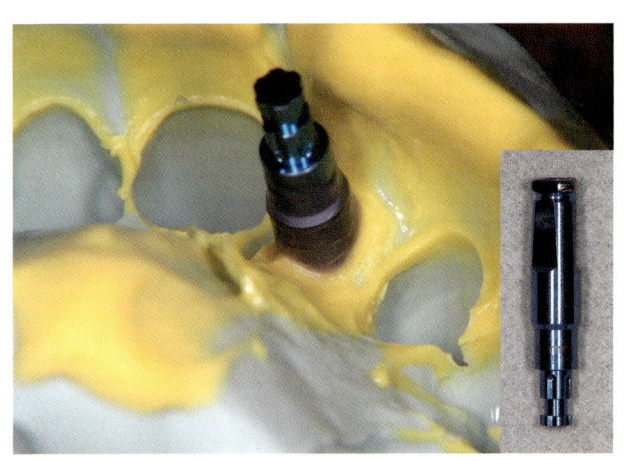

図16 インプレッションポストにインプラントアナログをセットし，印象内に戻す．

115

CHAPTER 9

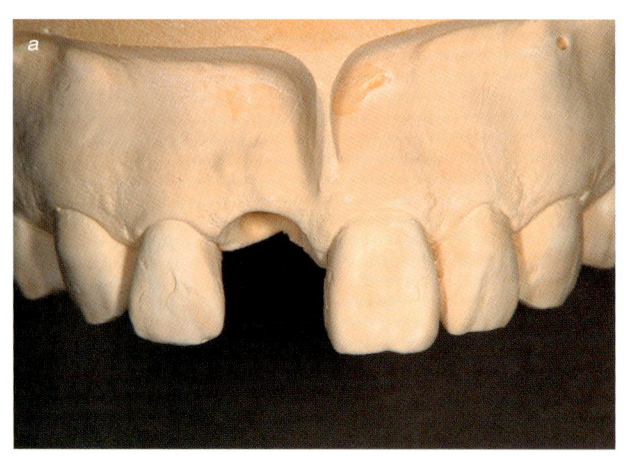

図 *17a, b* 作業用模型を製作する.

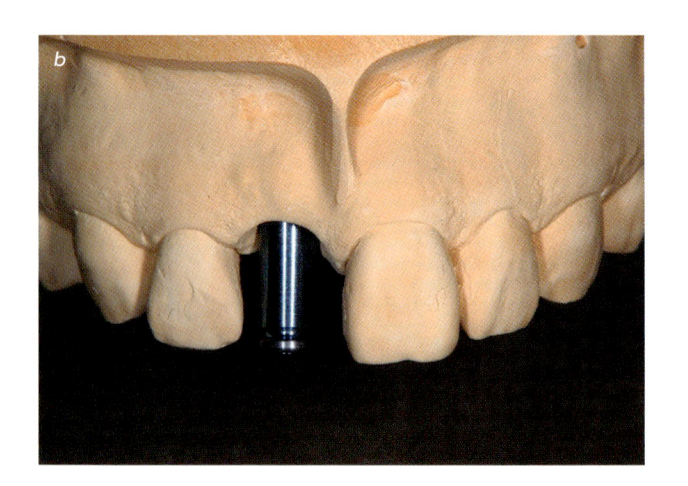

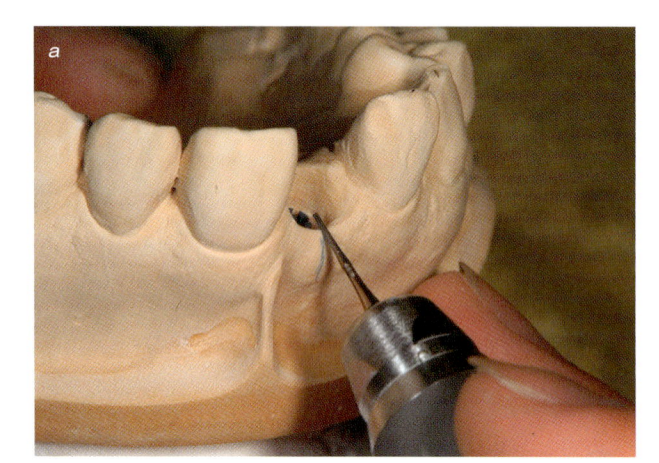

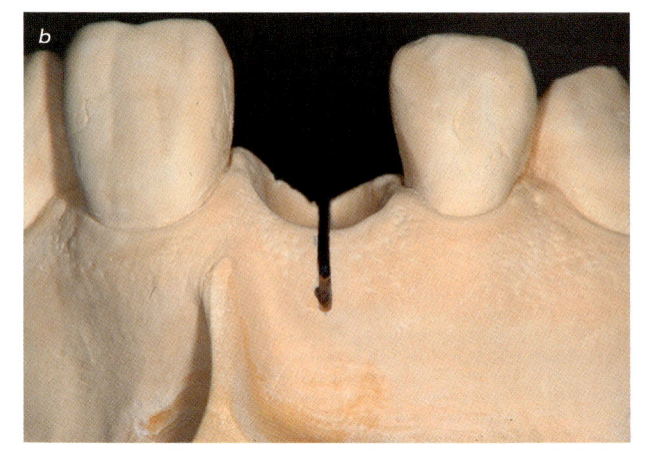

図 *18a, b* 従来はガム模型を採用していたが，精度の問題や辺縁歯肉に対する補綴物形態のあり方の問題で現在では石膏模型を使っての製作を行っている．辺縁歯肉エリアの模型修正については，反対側同名歯の形態を模倣する．ただし，インプラントアナログ接合部の確認のためのスリットを入れる．

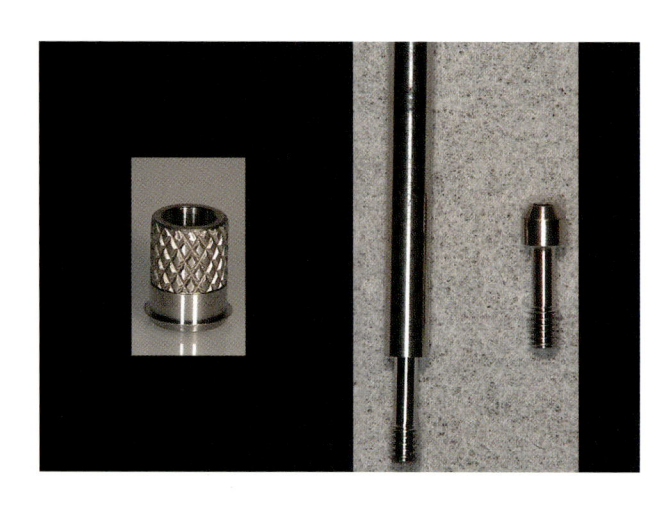

図 *19* テンポラリーアバットメント（エンゲージング）.

116

補綴処置

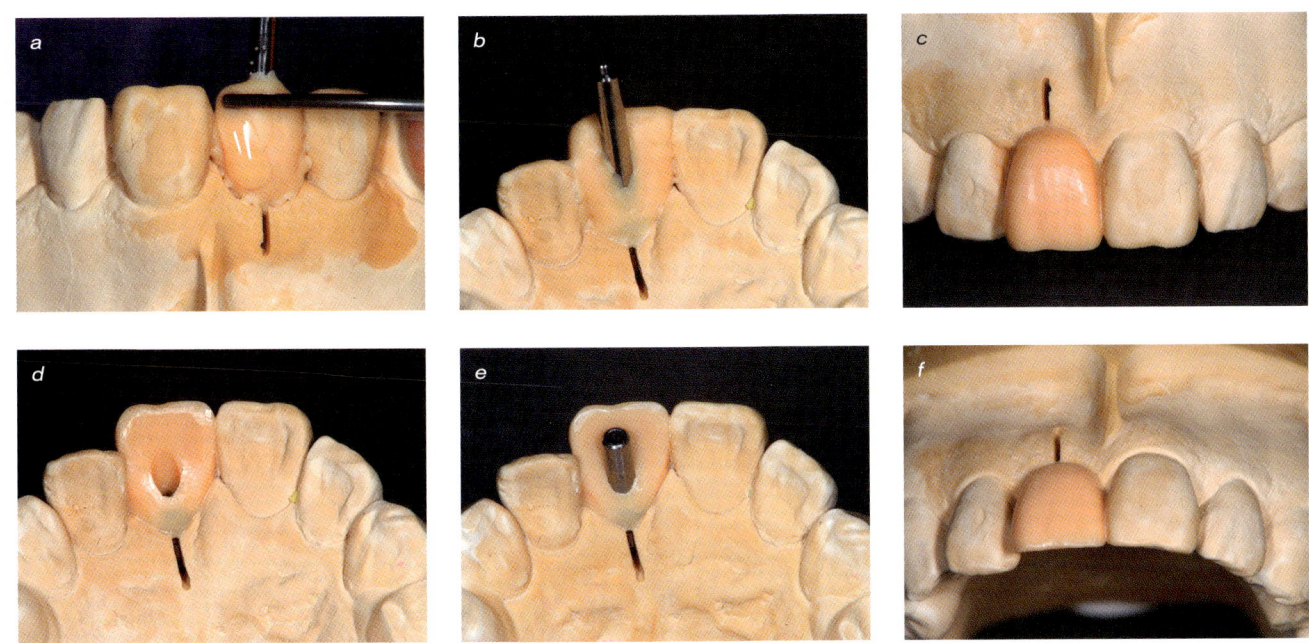

図20a〜f　レジンプロビジョナル製作用ワックスアップ．形態については，歯肉縁下部（サブジンジバルカントゥア）は可及的に歯肉に対して圧がかからないようにレスカントゥアとする．辺縁歯肉より立ち上がるエリア（エマージェンスプロファイル）から最大豊隆部までは，歯肉形態に対して相似形をとる．最大豊隆部から切縁までは，反対側の歯冠形態に合わせる．

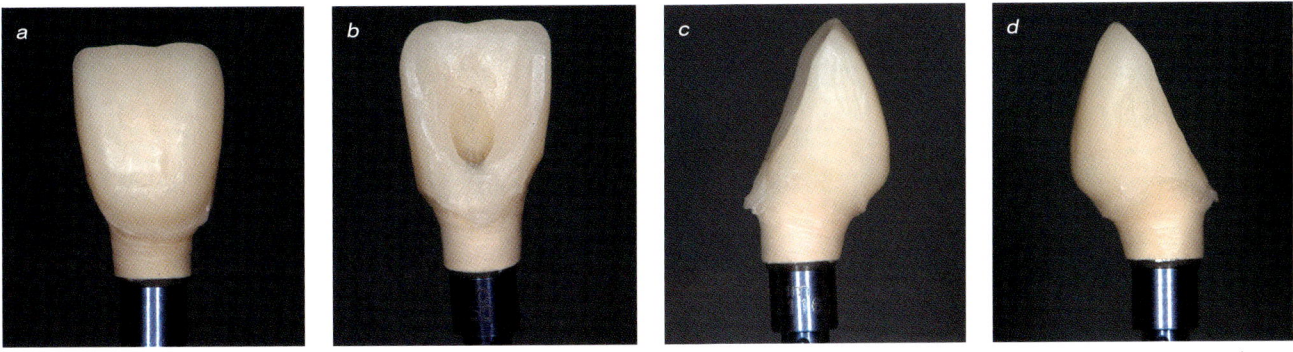

図21a〜d　レジン填入後．チタン製テンポラリーシリンダーと即時重合レジンを強固に接着させるため，ロカテック処理を行う．本ケースにおいては，松風プロビナイスA1，A2を1：1で混合させている．

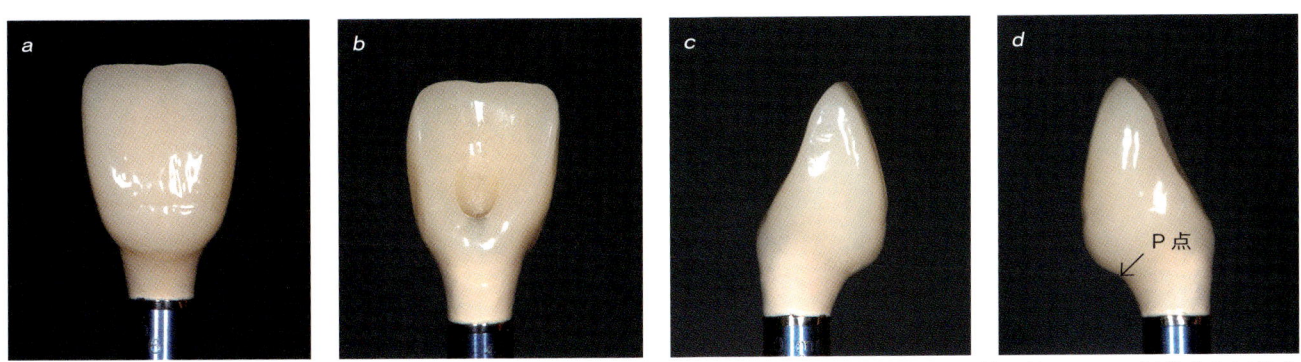

図22a〜d　形態修正後．プロビジョナルの歯頸線ラインの形態を利用して歯肉辺縁や高さの形態を整える．辺縁歯肉を切縁方向に誘導するケースであれば，P点（矢印）を切縁方向に上げる．辺縁歯肉を歯根側方向に誘導するケースであれば，P点を歯根側方向に付与する．

117

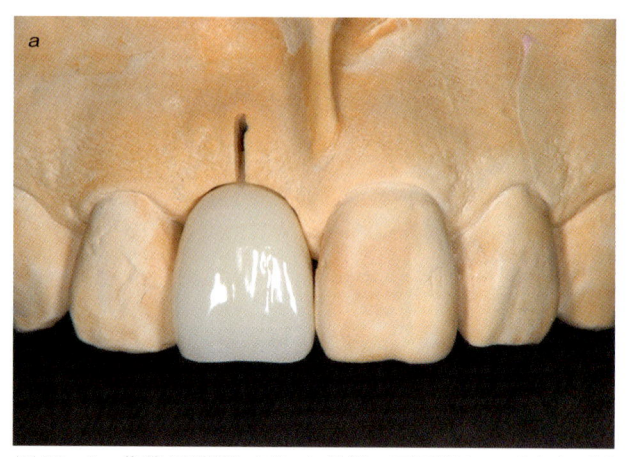

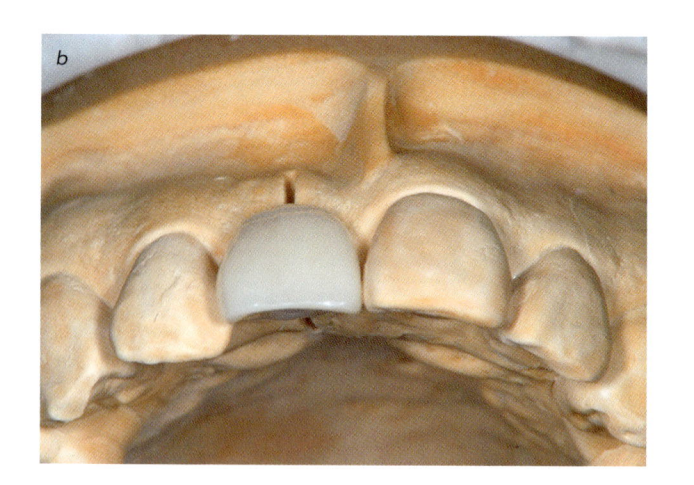

図23a, b　作業用模型に戻した状態．正面観および咬合面観．

カスタムアバットメントの製作

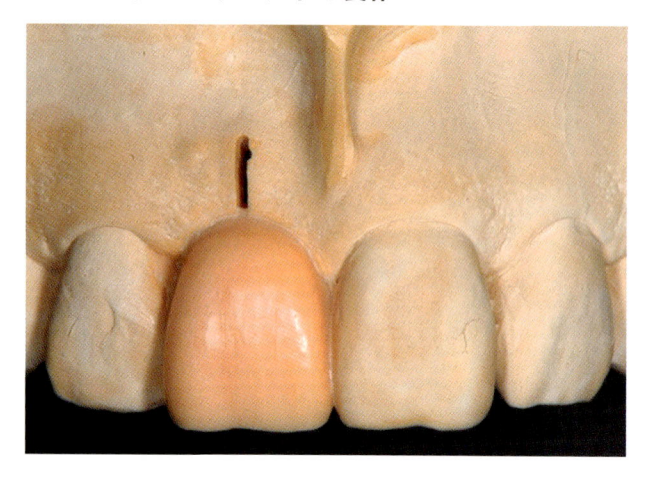

＜アバットメントの選択基準＞
・フィニッシュラインが歯肉縁下0.7mm以上に設定できるか．
・上部構造クラウンがアバットメントに対して十分に把持する形態をとれるか．
※生体に対してはチタンが最も優れていると考えられるが，注意を払いさえすれば，鋳接タイプのカスタムアバットメントを選択することは，臨床的に問題ではない．

図24　カスタムアバットメントの製作およびポーセレンエリアのクリアランスを確認するために，最終外形を確実にワックスアップする（ガイドワックスアップ）．

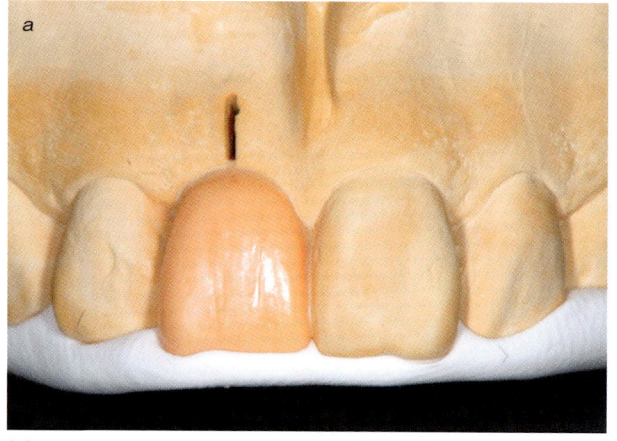

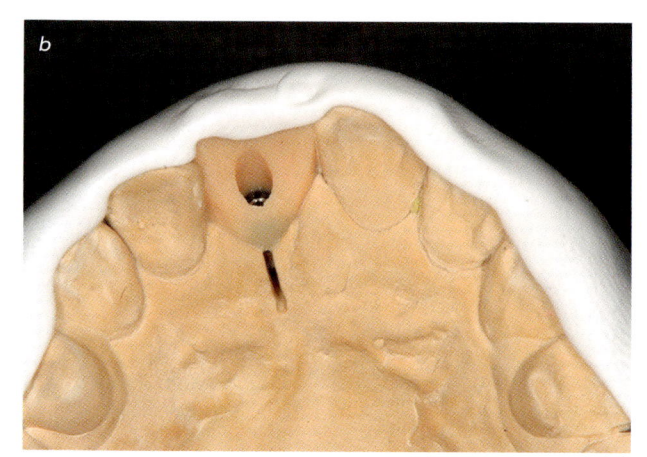

図25a, b　ガイドワックスアップを，頬舌側的にシリコンコアで採得する．

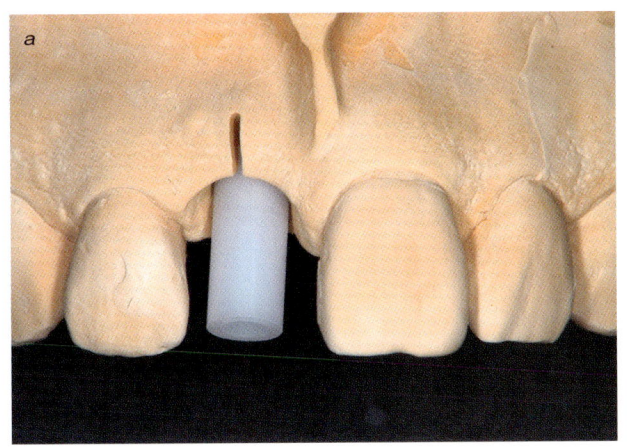

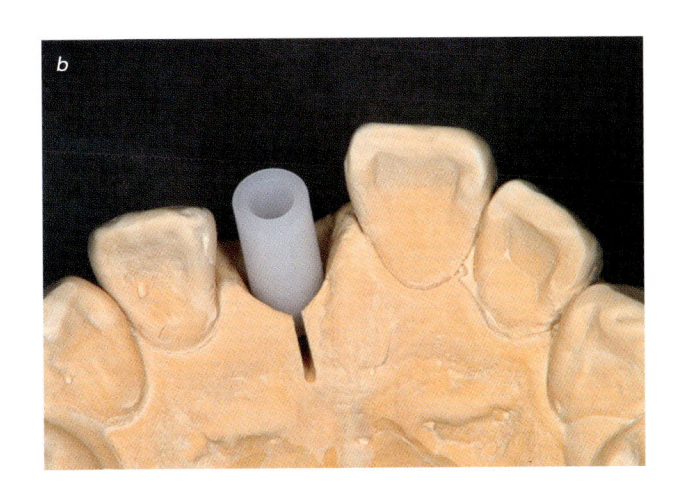

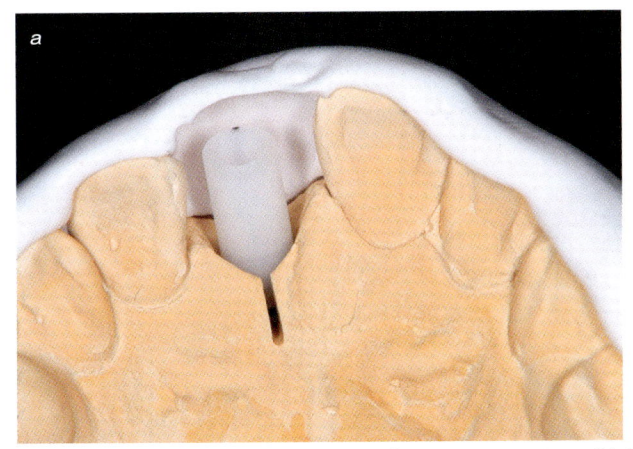

補綴処置

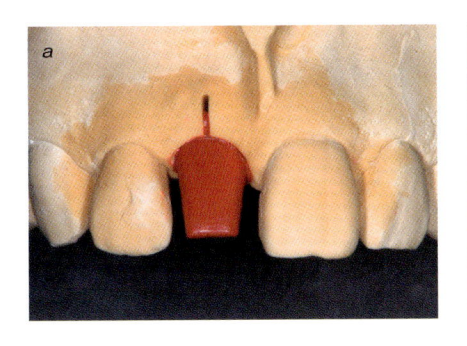

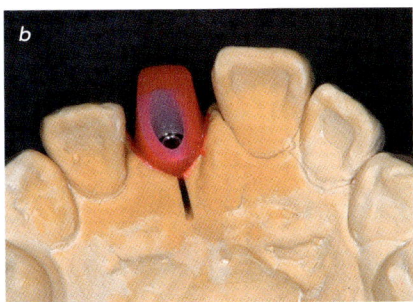

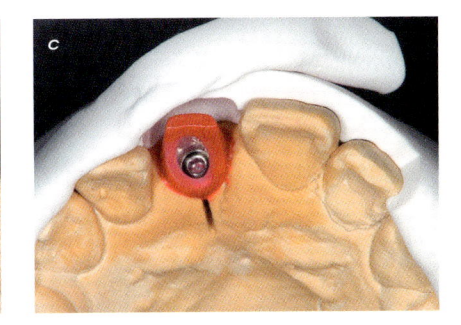

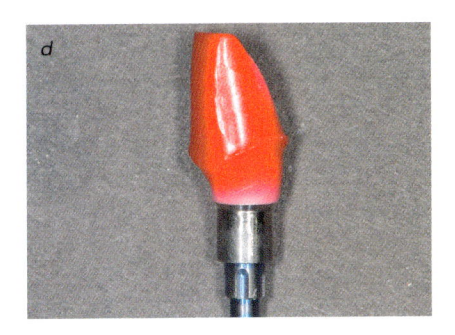

図26a, b　ダイレクトゴールドコーピングを模型に合わせる．

図27a, b　シリコンをガイドにしてプラスチックスリーブを調整する．

図28a〜d　ワックスアップ完成．シリコンコアでの確認．本ケースにおいては，切縁エリアで3mm，唇側エリアで2.5mmのクリアランスを確保した．

119

CHAPTER 9

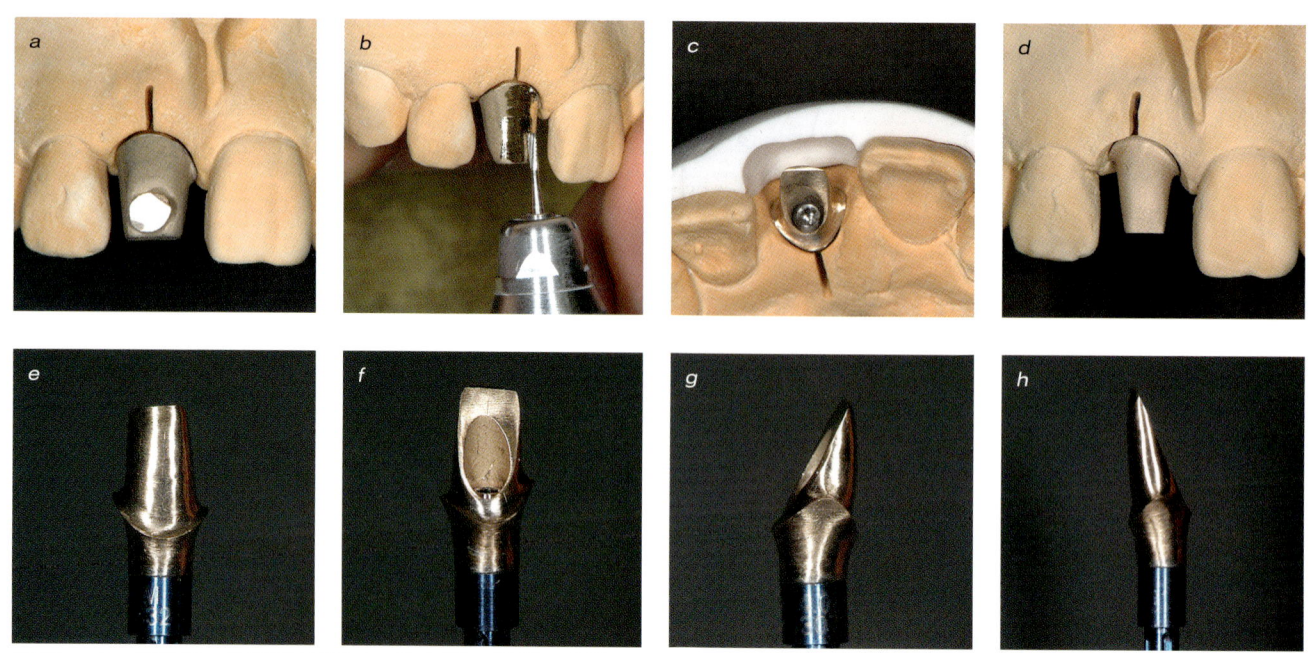

図29a〜h 鋳造後，歯肉縁下部ならびに切縁，唇側，舌側のクリアランスを確保しながら形態を整える．

クラウンの完成

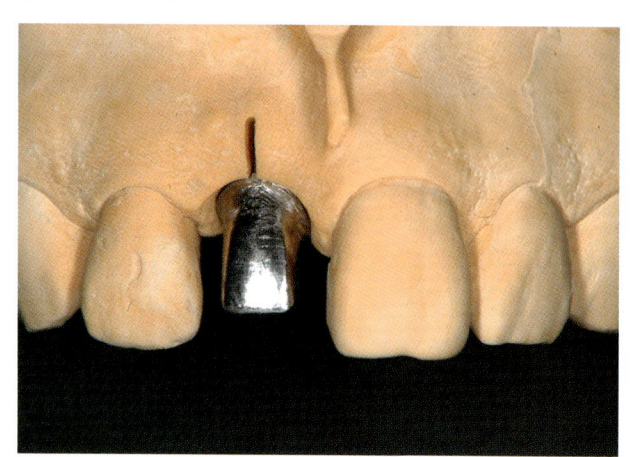

図30 ポーセレン焼き付け用メタルコーピング．

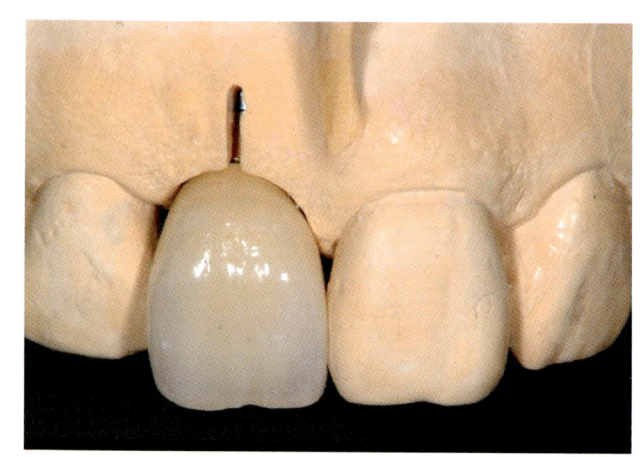

図31 ポーセレンの完成．

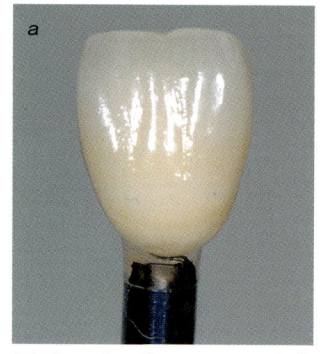

図32a〜d ポーセレンの完成．

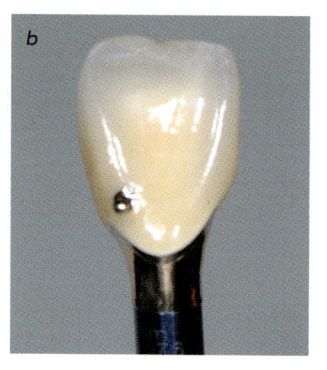

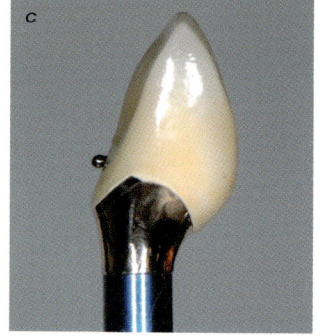

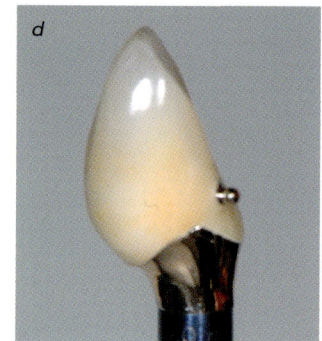

120

補綴処置

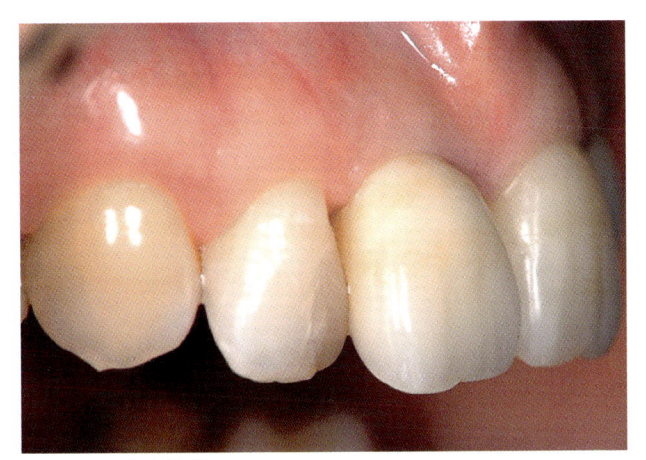

図33 口腔内装着.

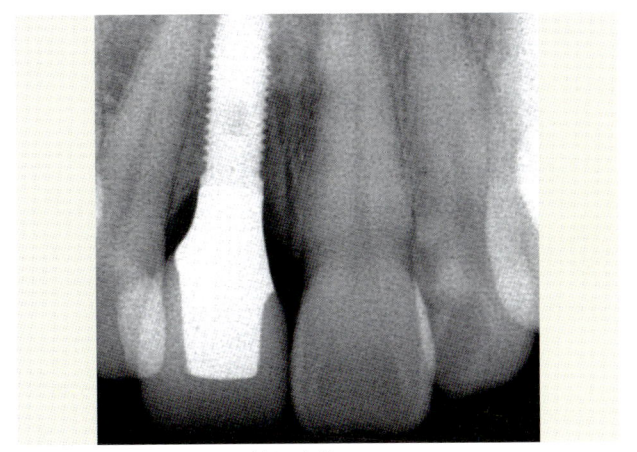

図34 術後のエックス線写真像.

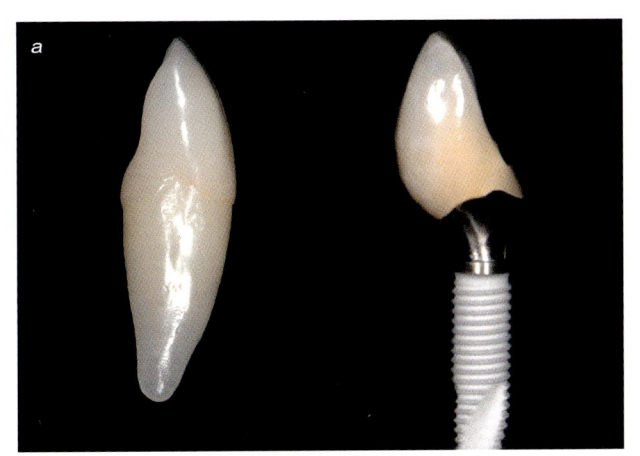

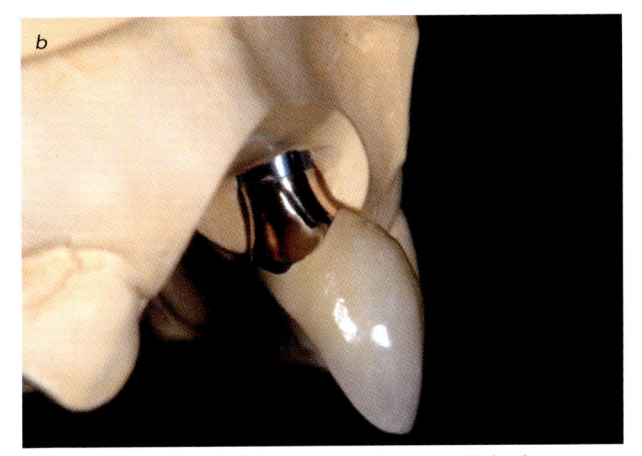

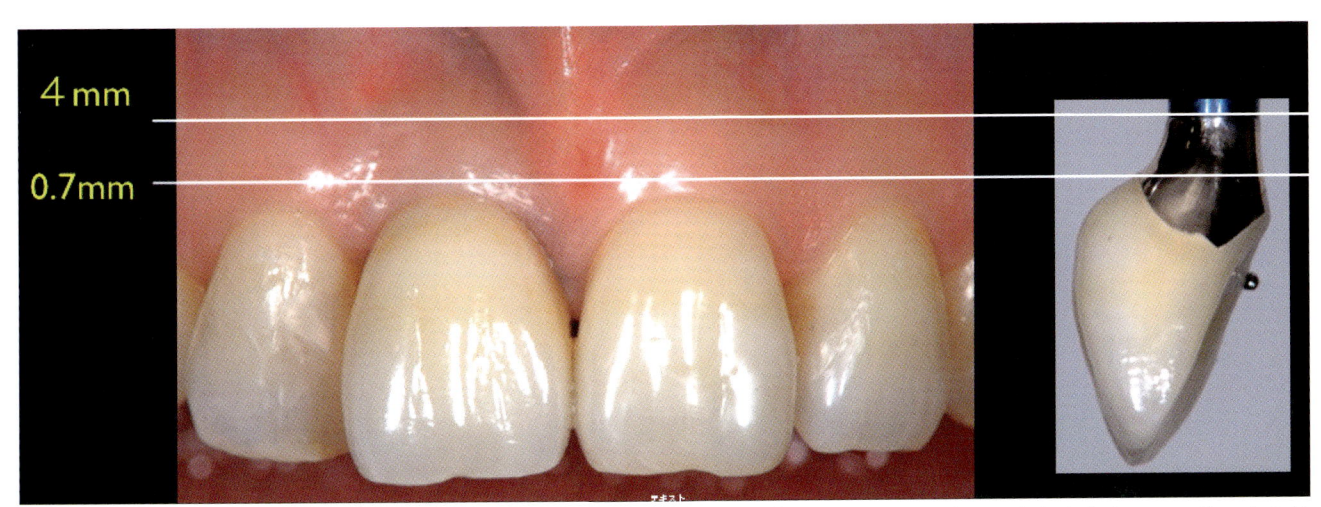

図35a, b 天然歯とインプラント上部構造の違い．アバットメントレベルにおいては可及的にレスカントゥアに仕上げる．

図36 インプラントフィクスチャーから唇側歯肉縁までは4mm．インプラントフィクスチャーからクラウンマージンまでは0.7mmである．

CHAPTER **10**

メインテナンス

はじめに

　インプラント治療における予知性は，患者のプラークコントロールによっても左右される．それゆえ治療終了後，再度天然歯とインプラントの違いを説明し，プラークコントロールの重要性を理解してもらう(図1)．メインテナンスではプラークコントロールに加えて，動揺度や咬合関係，インプラント周囲炎の有無等もみていく必要がある(図2a～f)．

〔天然歯とインプラントの違い〕

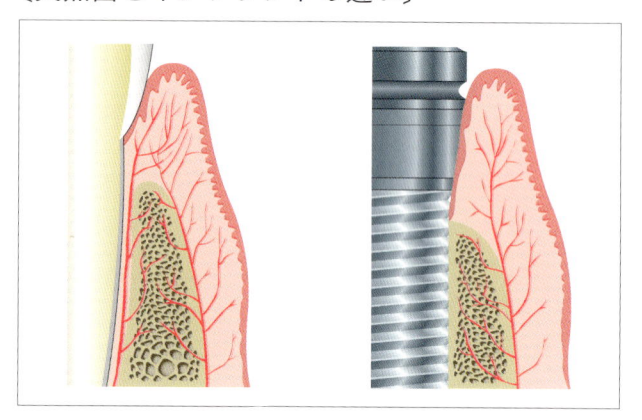

図1　インプラント(右)は天然歯(左)と違い，歯根膜もなく歯周組織への血液供給量も少ない．またインプラント周囲を取り巻く結合組織線維の量や，その走行にも差がある．上皮付着部においてもアバットメントのマテリアルにもよるが，天然歯と比較すると付着は強固とはいえない．メインテナンスにあたる歯科衛生士は，その違いを熟知してより繊細なチェックを行わなければならない．

〔メインテナンスの実際〕

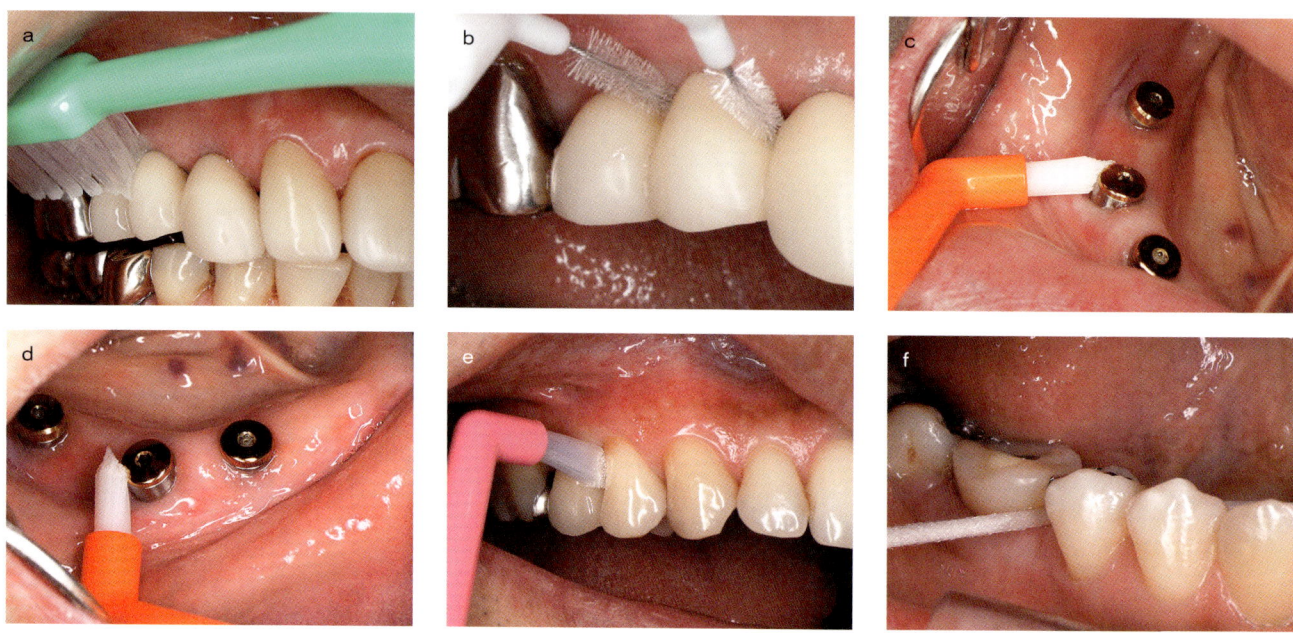

図2a～f　*a, b*：患者がなるべくメインテナンスしやすいような補綴物の形態に仕上げる．歯間ブラシも少ない種類で済ませられるようにする．*c～f*：磨きにくい部位やメインテナンスが難しい補綴物形態であれば，補助道具としてフロスや歯間ブラシを患者に正しく使ってもらえるよう指導する．

〔メインテナンス時のインプラントの動揺度のチェック〕
　インテグレーションの程度をみるペリオテスト．＋2以上の数値であれば，アバットメントの緩みや咬合関係の診査がインプラントにおいては重要になってくる．

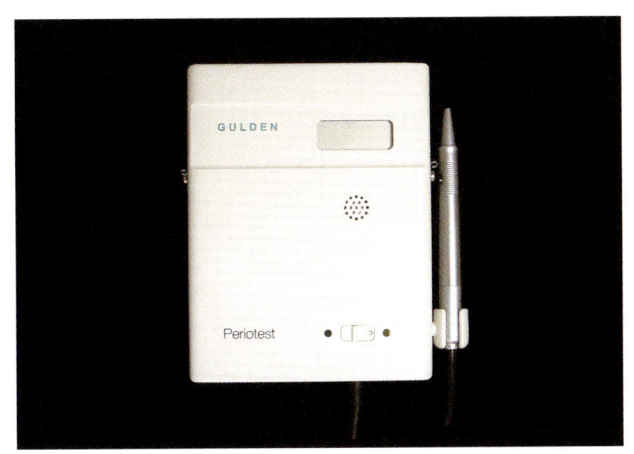

図 3a　インテグレーションの程度をみるペリオテスト（東京歯科産業）．

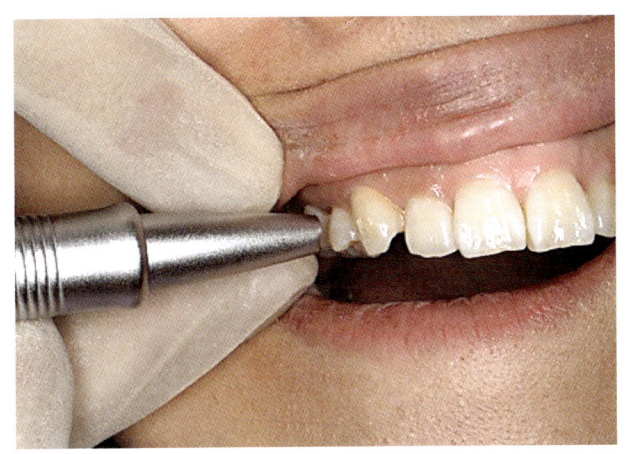

図 3b　測定時はペリオテストの先端が水平でないと正しいデータが得られない．

〔咬合関係のチェック〕
　インプラントでは，確実なバーティカルストップとアンテリアガイダンスは非常に重要である．個々の咬合力や対合歯の状態，補綴物のマテリアル等によっても咬合関係は大きく影響を受けることになる．そのため，メインテナンス時は天然歯に比べてより詳細な診査が求められる．とくにペリオテスト値が＋2を超えている場合は慎重に診査しなければならない．

〔アバットメントの緩み〕
　アバットメントが緩んでいる場合は，一度完全に口腔内から外して洗浄するとともに，フィクスチャーのショルダー部のプラークや軟組織を確実に除去した後，適正なトルク値でネジ締めを行う．

〔アバットメントの緩みに伴うトラブルについて〕
　アバットメントが緩んだままの状態で放置すると，つぎのようなトラブルが発生することがある．
　1）フィクスチャー内部のネジ溝の破損
　2）アバットメントのネジ部分のフィクスチャー内部の破折残存
　このようなトラブルの解決のためにレスキュー用ツールが存在する．

123

CHAPTER 10

〔アバットメントスクリューの破折片の撤去法〕

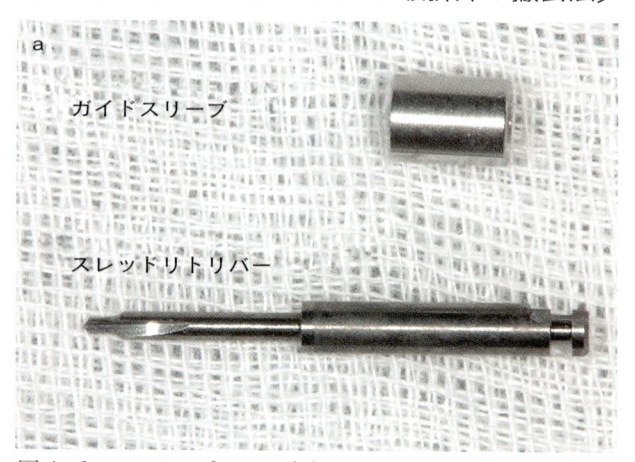

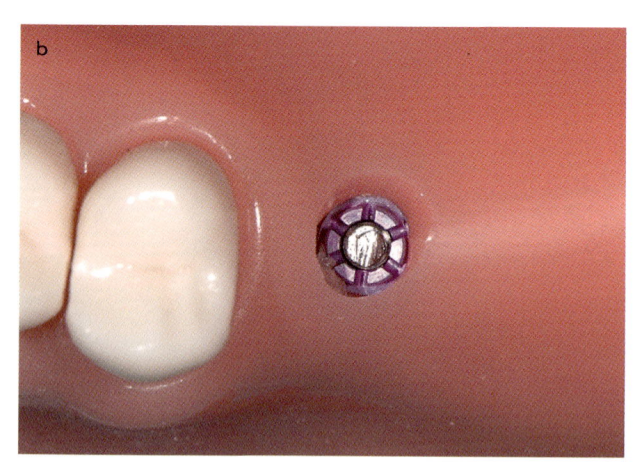

図 4a, b　*a*：インプラント内部のスクリュー破折片の除去．アバットメントスクリューが破折を起こし，インプラントボディー内部のスクリュー片を撤去する場合，スレッドリトリバーとガイドスリーブを使用する．*b*：アバットメントスクリューの破折．

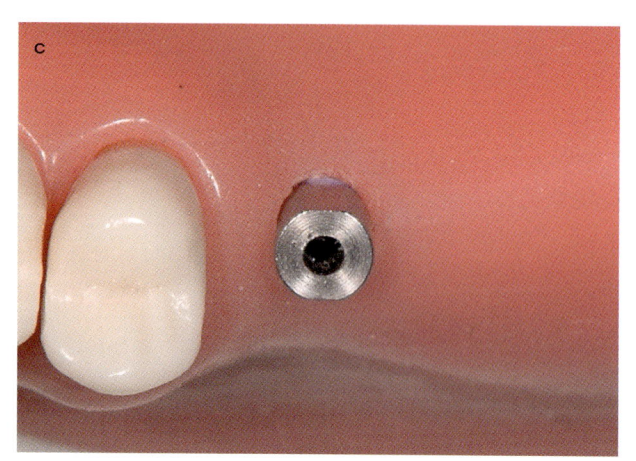

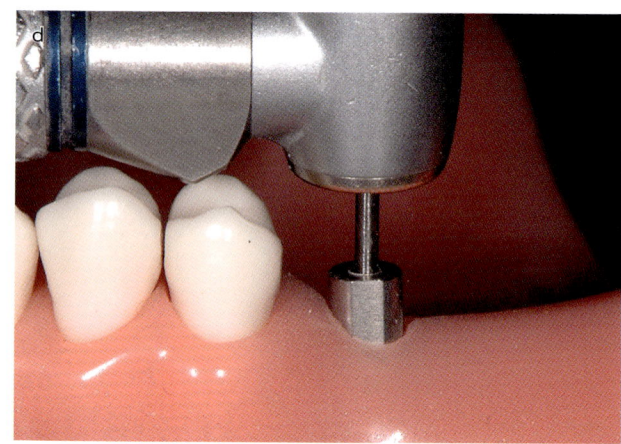

図 4c, d　*c*：ガイドスリーブの装着．径3.75mm以上のインプラントでは，ガイドスリーブ(#2221)を止血鉗子などで挟んで装着する．*d*：スレッドリトリバーをハンドピースに装着し，ガイドスリーブに挿入する．注水下で750～1250rpmの間で，横方向の力がかからないようにまっすぐに時計と逆周り方向に回転させる．

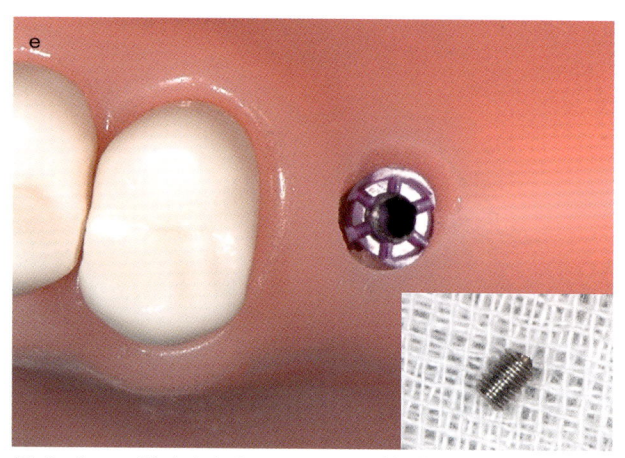

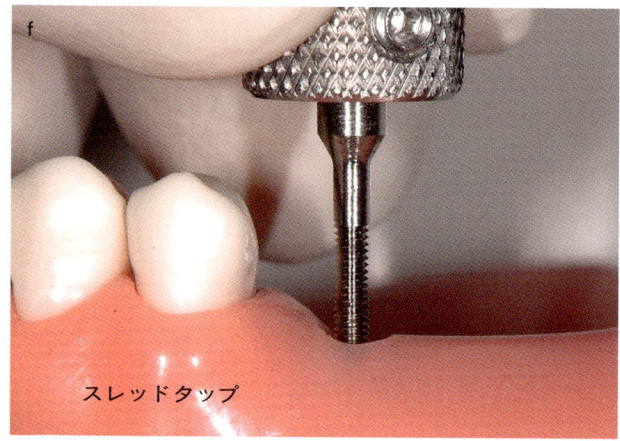

図 4e, f　*e*：除去されたスクリュー破折片．*f*：傷ついたネジ溝の修理．スレッドタップ(#0493)を使用して，ゆっくり1/8回転して1回転逆転させながら，タッピングしてスムーズにネジが再挿入できるように数回行う．

〔メインテナンス時のインプラント周囲炎への対応〕

　インプラント周囲の炎症は，天然歯とは異なった構造の周囲組織のため，患者のメインテナンスの状態によって左右されるといっても過言ではなく，より厳しいプラークコントロールが必要とされる．しかし，不幸にしてポケットが形成されて炎症症状が発現し，インプラント周囲炎が疑われる場合には，プロービング値，出血の有無，レントゲンによる骨吸収の程度等を精査し，下図に基づいて処置方針を決めていく．

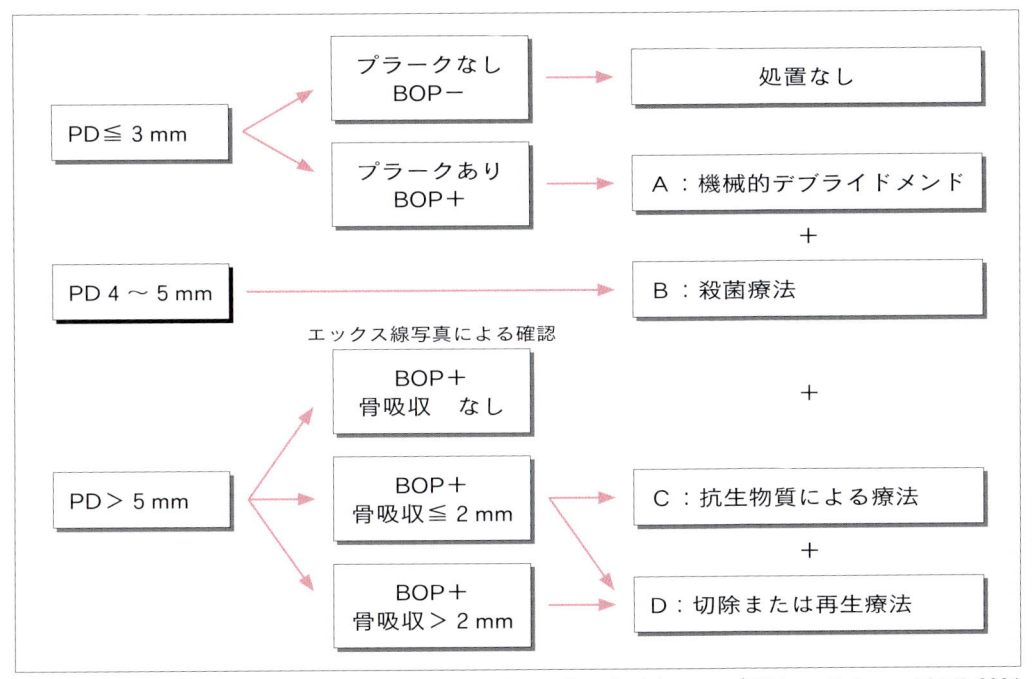

図5　CIST(cumulative interceptive supportive therapy)の decision tree(Niklaus P. Lang JOMI 2004 ITI コンセンサス会議議事録「インプラント治療における最新プロトコールの全容」より抜粋).

INDEX

索　引

ア

アクセスホール	78
アドソンプライヤー	55
アバットメントスクリューの緩み	21
アバットメントの回転	21
アンダーカット	24

イ

1回法埋入	96
Inverting suture	55
インターメディエートドリル	63, 67, 76
インプラント周囲組織の自然治癒	103
インプラントボディアナログ	33
インプレッションポスト	33, 88
一次手術用ボーンカウンターツール	31
印象材自動練和器	109
印象採得	106

エ

Everting suture	55
HAコーティングインプラント	10
──の適応症	17
Xツール	43
エキスパンジョンドリル	74
エクスターナルヘクス	21
エマージェンスプロファイル	117

オ

Osseointegration	10
O-リングアタッチメント	34, 113
──方式	113
オープントレー法	107
オステオトーム	18, 24, 43, 83, 90
オベイド	78

カ

カウンターシンク	77
──ドリル	64, 67
──の形成	64, 67
カウンタートルクツール	30, 64
カスタムアバットメント	113
──の製作	118
カバースクリュー	85
下歯槽管	66
替え刃メス	53
開口量のチェック	39
外側性骨欠損	71
外反縫合	55
外部6角回転防止維持機構	21
角度のチェック	39

キ

狭窄歯槽堤	71

ク

クラウンレングスニング	100
クローズドトレー法	107

ケ

結紮法	58

コ

個人トレーの作製	107
口輪筋の緊張度	39
抗コリン性鎮痙剤	40
抗生剤	40
骨幅	60
骨補填材	86, 87
骨膜剥離子	54

サ

サージカルオートクレーブキット	29
サブジンジバルカントゥア	117
最終深度	66

シ

17°角度付フィックスアバットメント	35, 113
シュナイダー膜	84, 91
ショルダーアバットメント	34, 113
シリコン印象材	106, 109
ジンジバルカフ	88
歯槽頂切開部	61
歯槽堤の幅	73
歯肉溝切開	52
持針器	56, 69
手術時の体位	42
十字縫合	57
術後管理	44
術前管理	38
診断用ワックスアップ	47, 50

ス

スクエアノット	58, 70
スクリュー固定方式	113
スタディモデル	46
スタンダードカフ	32
ステント	47
スプライン回転防止維持機構	23
スプライン構造	16
スプリットクレスト	43
スプリットコントロール	43, 71
スレッドフォーマー	71
垂直懸垂マットレス縫合	57

セ

セパレーティングディスク	71
セメント固定方式	113
セルフタップ	63, 77, 87
切開線の種類	52
洗口剤	41

ソ

ソケットリフト	19, 83, 89, 90, 110

タ

ダイセクター	54
ダイヤモンドタービンバー	76
ダイレクトゴールドコーピング	34

INDEX

多数歯抜歯即時埋入，即時荷重	24

チ

治療計画	45

ツ

ツイスト用タップ	31

テ

テンションフリー	65
テンポラリーアバットメント	34
テンポラリージンジバルカフ	32

ト

Dr. コッシのサイナスリフティングバー	43, 87
トライ-イン	63, 67, 77
トルクレンチ用ショルダーアバットメント着脱用ドライバー	35
投薬	40
動揺度のチェック	123

ナ

ナローカフ	32
内側性骨欠損	71
内反縫合	55

ニ

2回法埋入	100
二次手術用ボーンカウンターツール	32

ネ

粘膜剝離子	54

ハ

Balcony	75
Biointegration	10, 17
バーティカルスリングマットレス縫合	57, 65, 68, 91
ハイドロキシアパタイト	10
パイロットドリル	62, 66, 72, 76
パラフィンワックス	108
ハンドレンチ	71
剝離	54
抜歯窩とインプラントのギャップ	20
抜歯後即時埋入	20
瘢痕形成の防止	61

ヒ

ヒーリングスクリュー	62, 65, 78, 85

フ

platform switching	92
ファイナルドリル	67, 77
ファイナルレストレーション	113
——用アバットメント	34
フィクスチャー	16, 28
——保護機構	23
フィックスアバットメント	34, 113
フェイスボウトランスファー	46
プラークコントロール	38
プラズマ溶射	10
プラットフォーム	60, 64, 101
フラップレス	18, 73
——サージェリー	74
プロビジョナルレストレーション	74, 112
付着歯肉の量	60

ヘ

β-TCP	80, 86
ヘックスドライバー	35, 64, 78
ペリオテスト	123
平行測定器	66

ホ

ボーンキャリパー	60
ボーンサウンディング	60
補綴用トルクレンチ	35
縫合	55
——糸	56

マ

マーキングドリル	71
マイクロギャップ	95, 102
マイクロムーブメント	22
マクロギャップ	95, 102
マニュアルインサート	30
マニュアルマウントハンドピースアダプター	30
マルチプルユニット	22, 25
マレッティング	84

メ

メインテナンスの実際	122
メスの使用法	53

ラ

ラチェット	30, 64
ラッチロックドライバー	30

リ

Limited flap	52
リッジエキスパンジョン	71, 73

レ

レスキューキット	123
連続ロック縫合	57

ワ

Widely mobilizes flap	52
ワックスアップ	119
若木骨折	83

スプライン インプラントシステム臨床マニュアル

2007年12月10日　第1版第1刷発行

著　者　林　揚春／荒垣　一彦／桜井　保幸
　　　　田中　收／森田　耕造／吉竹　弘行

発行人　佐々木　一高

発行所　クインテッセンス出版株式会社
　　　　東京都文京区本郷3丁目2番6号　〒113-0033
　　　　クイントハウスビル　電話 (03)5842-2270(代表)
　　　　　　　　　　　　　　　　(03)5842-2272(営業部)
　　　　　　　　　　　　　　　　(03)5842-2279(書籍編集部)
　　　　web page address　http://www.quint-j.co.jp/

印刷・製本　サン美術印刷株式会社

©2007　クインテッセンス出版株式会社　　　禁無断転載・複写
Printed in Japan　　　　　　　　　　落丁本・乱丁本はお取り替えします
　　　　　　　　　　　　　　　　ISBN978-4-87417-991-8　C3047

定価はカバーに表示してあります